Beltz Taschenbuch 903

W0035267

Kaum jemand in unserer Gesellschaft ist nicht in irgendeiner Weise vom Thema Sucht berührt. Rauchen, Alkohol, Haschisch und Marihuana, Partydrogen, aber auch Ess-Störungen oder Computersucht sind in einem solchen Maß Allgemeingut, dass wir alle direkt oder indirekt damit zu tun haben. Und weil die Betroffenen immer jünger werden, sind insbesondere Eltern mit den Problemen von Sucht und Selbstgefährdung bei ihren Kindern konfrontiert.

In seinem Buch beschreibt Helmut Kuntz die Sucht unter anderem als eine Beziehungskrankheit und setzt sich kritisch mit einer Gesellschaft auseinander, die vielfach selbst süchtig agiert. Ein ausführlicher Wegweiser durch die Welt der Rauschdrogen gibt einen Überblick über ihre Substanzen, ihren rechtlichen Status, ihre Funktionsweise und ihr Suchtpotenzial. Der Autor verweist außerdem auf therapeutische Ansätze, die der jeweiligen Droge angemessen sind. Handreichungen für Eltern und ein Kapitel, wie die Betroffenen selbst mit ihrer Sucht umgehen und sie überwinden können, runden dieses Buch ab.

Der Autor:
Helmut Kuntz ist Familientherapeut und erfahrener Suchtexperte. Seit Jahren führt er an Schulen Kurse zur Suchtprophylaxe durch und arbeitet zusammen mit Jugendlichen im Rahmen von präventiven und therapeutischen Maßnahmen. Im Beltz Verlag erschienen auch seine Bücher »Ecstasy – auf der Suche nach dem verlorenen Glück« (2. Auflage 2001), »Der rote Faden in der Sucht« (3. Auflage 2006) und »Cannabis ist immer anders« (4. Auflage 2007).

Helmut Kuntz

Drogen & Sucht

Alles, was Sie wissen müssen

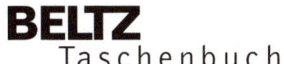

Für
Karl-Hans

Das Buch erschien erstmals 2005 unter dem Titel
»Das SuchtBuch – Was Familien über Drogen und
Suchtverhalten wissen müssen«.

Beltz Taschenbuch 903
© Beltz Verlag, Weinheim und Basel 2007

www.beltz.de

© 2005 Beltz Verlag · Weinheim und Basel
Umschlaggestaltung: Federico Luci, Odenthal
Umschlagillustration: Mauritius, Mittenwald
Satz: WMTP, Birkenau
Druck und Bindung: DruckPartner Rübelmann, Hemsbach
Printed in Germany

ISBN 978-3-407-22903-8

Inhalt

Vorwort zur Taschenbuchausgabe

Bald zwanzig Jahre Arbeit in der Drogen- und Suchtprävention, in Beratung und Therapie – und noch kein bisschen müde oder mutlos. Das vorliegende Buch ist gerade zwei Jahre alt, und schon wird erfreulicherweise die vorliegende Taschenbuchausgabe nötig. Fast zwei Jahrzehnte in diesem schwierigen Arbeitsfeld, das bedeutet Begegnungen mit Tausenden von Menschen beiderlei Geschlechts, aller Altersstufen, jeder sozialen Herkunft und Schicht, jeglichen Bildungsstandes und aus allen beruflichen Bereichen, vielerlei Nationen und unterschiedlicher Hautfarbe. Tausende Menschen, das sind Tausende von Gesichtern, die mir über Sprache, Blicke, Mimik, Gestik und körperlichen Ausdruck ihre ganz persönliche Lebensgeschichte berichteten. Da kein Mensch eine Insel ist, und fühle er sich innerlich noch so einsam und isoliert, beinhalten Lebensgeschichten immer auch Familien- und Beziehungsgeschichten sowie Aussagen zum Zustand der Gesellschaft, in welcher wir alle leben.

Täglich neuen Menschen in der Drogen- und Suchtarbeit zu begegnen, bringt einen täglichen Zuwachs an Erfahrungen mit sich: menschlich wie fachlich bereichernde; heitere, humorvolle und leichte ebenso wie schwere, tief ernste, leidvolle und traurige; hoffnungsvolle wie enttäuschte; friedvolle wie aggressiv aufgeladene. In Zeiten, in denen wir als Drogenberater oder Suchttherapeut Erfolge beobachten dürfen, weil Klienten einen schädlichen Substanzgebrauch aufgeben oder sich von einer süchtigen Abhängigkeit zu befreien vermögen, geht uns die Arbeit leichten Herzens von der Hand. Erleben wir indes, dass wir Klienten trotz allem menschlichen wie fachlichen Bemühen an Drogen und Suchtverhalten verlieren, braucht es die wohl verstandene professionelle Distanz, um zwar mitzufühlen, aber niemals mitzuleiden.

In der Drogen- und Suchtarbeit bleibt keine Gefühlsqualität, keine Intensität, Tönung und Farbe des menschlichen Gefühlsspektrums ausgespart. Insofern ist jeder, der in diesem Bereich erfolgreich arbeiten möchte, gehalten, außergewöhnlich gut für sich selbst und seine eigene feste Positionierung zu sorgen. Der achtsame, selbstfürsorgliche Umgang mit der eigenen Psychohygiene ist ein unverzichtbares »essential« in helfenden Berufen, insbesondere in der Drogen- und Suchtarbeit, bei der wir uns mit einem schwierigen Gegner anlegen. Da ich persönlich von Beginn an nicht nur Prävention »gemacht«, sondern immer bereits ein Stück private Prävention »gelebt« habe, sind mir die Lektionen von Achtsamkeit und Selbstfürsorglichkeit in Fleisch und Blut übergegangen. Ein Grund mehr, dass die Freude an meiner Arbeit ungebrochen weiter besteht.

Die »Sucht«, ohne sie freilich zu dämonisieren, als schwierigen Gegner zu bezeichnen, hat einen sehr realen Hintergrund. Potentielle Suchtmittel vermögen höchst eigenmächtige Wirkungen nach sich zu ziehen, wodurch ihren Nutzern die Kontrolle über das jeweilige Konsumverhalten zu entgleiten vermag. Bei bestimmten Genuss- und Rauschmitteln können Konsumenten zeitweise durchaus das Gefühl haben, dass sie wie ein guter Freund oder angenehmer Gefährte ihr Leben begleiten, ohne dass sie dadurch in Schwierigkeiten gerieten. Bei Unbedacht vermögen aus guten Freunden oder Gefährten allerdings unversehens erbitterte Gegner zu werden. Die Eigenmächtigkeit potentieller Suchtstoffe zu unterschätzen, ist in jedem Falle ein Fehler, welcher teuer zu bezahlen sein kann. Sucht vermag überaus mächtig zu werden und zahlreiche individuelle, familiäre sowie soziale Dramen zu produzieren.

Unsere Zeit ist eine schnelllebige – übrigens auch ein suchtartiges Symptom. Mit ihrer Schnelllebigkeit ändert sich auch die Drogen- und Suchtarbeit. Es ist nicht möglich, sich als »erfahrener, alter Hase« bequem zurückzulehnen und in der Arbeit unbeseelte Routine walten zu lassen. Klienten ändern sich, Drogen und Suchtmittel ändern sich, theoretische Konzepte werden weiterentwickelt, praktische Arbeitsmethoden und Therapieansätze wachsen und reifen mit der Veränderung der eigenen Persönlichkeit, welche sich im Fluss der Zeit gleichfalls entwickelt.

Persönlich arbeite ich heutzutage in vielen Belangen deutlich anders, als zu Beginn meiner Tätigkeit im Drogen- und Suchtbereich. Trotz eines bewährten Fundus an sucht-, psycho- und körpertherapeutischen sowie familiendynamischen Methoden probiere ich zum Nutzen meiner Klienten immer wieder Neues aus, sei es, weil ich durch anregende Lektüre, eigene Fort- und Weiterbildung oder durch Supervision Inspiration erfahren habe, oder weil neue Methoden sich aus der eigenen Intuition herauskristallisieren. Seit einigen Jahren setze ich sowohl in der Einzel- wie in der Gruppenarbeit verstärkt die verändernden Kräfte von Imaginationen ein. Die durch eine wachsende Zahl von Klienten bestätigten Erfolge bekräftigen die Sinnhaftigkeit der Methode auch in der Suchtarbeit. Erste Fallbeispiele finden sich in meinem Buch: »Sucht – eine Herausforderung im therapeutischen Alltag« (Klett-Cotta, 2007).

Veränderungen, neue Moden und Trends gebiert letztlich auch die Drogen- und Sucht(un)kultur selbst:

Eine absolute Modeerscheinung ist das derzeit unter Jugendlichen grassierende Shisha-Rauchen, also das Rauchen von aromatisiertem Tabak in der Wasserpfeife. Eine der aktuell am häufigsten gestellten Fragen von Jungen und Mädchen lautet folglich: »Was ist schädlicher, Shisha-Rauchen oder Zigaretten?«. Deren Wunsch ist aber weniger, zu hören, dass beides Risiken birgt, sondern ihren fälschlichen Glauben daran gestärkt zu bekommen, dass Wasserpfeife-Rauchen unschädlich sei, um damit ein Argument für das eigene Handeln an die Hand zu bekommen. Als Drogenberater muss ich bei der Erklärung dieser Frage daher Sorgfalt walten lassen und überprüfen, was von meinen Antworten bei den Jugendlichen tatsächlich ankommt. Es gilt zu vermeiden, dass sie nur das heraushören, was sie hören möchten, um ungebremst ihrem Shisha-Ritual nachgehen zu können.

Ein Besorgnis erregender Trend, den wir derzeit verzeichnen, ist das um sich greifende »Kampf-« und »Koma-Trinken« unter Jugendlichen, welches sich durch alle Altersstufen, soziale Gruppierungen und Schichten hindurchzieht. »Flat-Rate-Trinken« und »All-You-Can-Drink-Partys« heizen den Trend an. War exzessives Alkohol-Trinken bis vor einigen Jahren eher eine Domäne von männlichen Jugendlichen, so stehen die Mädchen oder jungen Frauen ihren männlichen Altersgenossen heutzutage kaum noch nach. Wer offene Augen hat zu sehen, sieht sie fast allerorten und nahezu zu jeder Tages- und Nachtzeit: Jungen und Mädchen mit Flaschen, Tragetaschen und Kästen in der Hand. Mit welchen Mengen an Bier, alkoholischen Mixgetränken, Wodka, Apfelschnaps, Strohrum und sonstigem Hochprozentigem sich bestimmte Cliquen verproviantieren, beweist einmal mehr, dass Alkohol mit Abstand die Droge Nummer Eins in unserer Gesellschaft ist. Nicht selten gleichzeitig konsumiert mit Cannabis, der am weitesten verbreiteten illegalisierten Substanz.

Der Trend, dass Cannabisprodukte auf hohem Niveau gebraucht werden, setzt sich unverändert fort. Auf Grund veränderter Parameter und Bedingungen rund um den Cannabisgebrauch junger Menschen wachsen aber auch die sich negativ auswirkenden Folgeerscheinungen an. Eine Beobachtung bei etlichen meiner jungen Klienten ist zudem die gegenüber früheren Generationen von Cannabisgebrauchern bisweilen überraschend frühzeitige Bereitschaft, auf härtere Stoffe in der Drogenhierarchie zuzugreifen.

Eine noch relativ neue Form süchtigen Verhaltens zeigt sich in der rapide steigenden Zahl junger Männer, welche in süchtig abhängiger Art und Weise Computerspiele praktizieren. Nicht bloß »Ballerspiele«, sondern mehr noch Spiele, die im Netz zusammen mit anderen Spielern gespielt werden, oder auch Poker um Geld. Obwohl gelegentlich auch junge Mädchen viel Zeit mit »Gesichterpartys«, Spielen und Surfen am Computer verbringen, sind es fast ausschließlich männliche Jugendliche, die nach einem süchtigen Modus operieren. Den unbeschränkten Zugang von Jugendlichen zu PC und Internet zu begrenzen, ist in zahlreichen Familien mittlerweile ein ebenso großer oder sogar noch größerer Zankapfel als der Konsum von Alkohol oder Cannabis.

Es gibt nicht nur bedenkliche Nachrichten, sondern letztlich auch eine positive Entwicklung. Nach langem Hin und Her sowie einem veritablen politischen Possenspiel haben sich Bundesregierung und Länder doch noch darauf verständigt, auch in Deutschland einen konsequenteren Nichtraucherschutz zu verfolgen, der umfassende Rauchverbote im öffentlichen Raum vorsieht. Dass dies indes weniger einer gesundheitspolitischen Einsicht, als wachsendem europäischem Druck zu verdanken ist, beweisen die lauten Rufe nach Ausnahmegenehmigungen für die Gastronomie. Was in anderen europäischen Ländern längst klaglos funktioniert, lässt deutsche Politiker wie Lobbyisten immer noch Untergangsphantasien beschwören. Geben wir uns keiner Illusion hin: Mit einem Rauchverbot ist es längst nicht getan, wie das Beispiel vieler Schulen zeigt, die zwar schon länger per Verordnungen zu rauchfreien Zonen erklärt wurden, die mit der konkreten Umsetzung wirklicher Rauchfreiheit aber kläglich gescheitert sind oder sich schwer damit tun. Bis sich hinsichtlich des Rauchens von Zigaretten die innere Haltung der Menschen langfristig verändern wird, bleibt noch viel präventive Geduldsarbeit zu leisten. Es ist wohl mehr als nur ein Gerücht, dass das Rauchverbot in den Einrichtungen der Europäischen Union schon wieder stillschweigend einkassiert wurde, weil es von Widerständlern permanent unterlaufen und boykottiert wird und sich über Kontrollmechanismen nicht erzwingen lässt. Ein weiteres Gerücht besagt, dass in der vormals alkoholfreien Kantine der Europäischen Zentralbank König Alkohol wieder Einzug gehalten hat, seit ein Franzose dort das Sagen hat. Selbst solche Anekdoten unterstreichen, wie unverzichtbar langfristig eine präventive Strategie ist, die das Selbstbestimmungsrecht von Menschen, ihre innere Freiheit sowie ihr Streben nach Genuss mit wohl verstandener Gesundheitspolitik zu vereinen versteht, weil sie eine Veränderung im Denken wie Handeln bewirkt.

Um den Verlockungen psychoaktiver Stoffe und dem Gegner Sucht etwas entgegensetzen zu können, braucht es durchdachte und stimmige Strategien. Ebenso braucht es Materialien, auf welche professionelle Helfer, Eltern und Angehörige von Drogen gebrauchenden oder süchtig abhängigen Menschen, Lehrer sowie schließlich die Konsumenten selbst mit Nutzen zugreifen können. Mit der vorliegenden Taschenbuchausgabe des »Sucht-Buches« halten Sie als Leser gerade eine solche Materialie in der Hand.

Helmut Kuntz   Saarbrücken, im April 2007

Vorwort

Nichts ist schwerer und nichts erfordert mehr Charakter,
als sich in offenem Gegensatz zu seiner Zeit zu befinden
und laut zu sagen: NEIN.

(Kurt Tucholsky)

Ob es uns gefällt oder nicht, Fakt ist, dass es in unserer Gesellschaft
praktisch keine einzige Familie mehr gibt, die nicht in irgendeiner
Weise direkt oder indirekt vom Thema »Sucht« berührt ist. Zwar
fühlen sich immer noch erstaunlich viele Menschen in keiner Weise persönlich angesprochen, wenn es um Drogen oder Sucht geht.
Doch wer der festen Meinung ist, er habe in dieser Gesellschaft eine
Chance, dem Thema zu entgehen, gibt sich einer trügerischen Verkennung hin und wiegt sich in falscher Sicherheit.

Rauchen, Alkohol, Cannabis, Partydrogen oder die vielen
Ausprägungen nichtstofflichen Suchtverhaltens sind in einem
derart hohen Maße Allgemeingut, dass wir alle direkt oder auf
Umwegen damit zu tun haben. Und selbst dort, wo eine Familie
als lebendiges Miteinander völlig frei von jedwedem eigenen
Genuss- oder Rauschmittelgebrauch ist, drängt ihr die Konsumgesellschaft mit aller Macht ihre nach suchtartigen Gesetzmäßigkeiten organisierten Strukturen auf.

Dies voraus geschickt, ist das vorliegende »SuchtBuch« tatsächlich als familientaugliches Handbuch mit einem Angebot
für alle gedacht: für Mütter und Väter, Söhne und Töchter,
Frauen und Männer, Jungen und Mädchen, für Erwachsene
gleichermaßen wie für heranwachsende Menschen in ihrer jeweiligen alterstypischen Betroffenheit, für Gebraucher und Konsumenten potenzieller Suchtmittel wie für Nichtkonsumenten,
für Selbstbetroffene wie Mitbetroffene, für Gefährdete, Abhängige und Coabhängige.

Jede und jeder findet in diesem praktischen Handbuch das, was er an seinem Platz in der Familie oder in seinem sozialen Umfeld braucht, um bestimmungsgemäß mit Genussmitteln oder Drogen bzw. sachgerecht mit dem Thema »Sucht« umgehen zu lernen. Jeder Leser kann das Buch wahlweise als nützliche Informationsquelle oder als praxisorientierte Handlungsanleitung für alltägliche Situationen nutzen, je nach eigener Interessen- und Bedürfnislage sowie innerer Bereitschaft, sich auf die Inhalte und Botschaften des Textes einzulassen.

Lesern gleich welcher Altersstufe, welche selbst Genuss- oder Rauschmittel benutzen, werde ich nahe treten, unabhängig davon, ob es sich um den Gebrauch legaler oder illegalisierter Stoffe handelt. Ich gedenke das in einer Art und Weise zu tun, die es den Gebrauchern potenzieller Suchtmittel innerlich ermöglicht, mein Ihnen-nahe-Treten zuzulassen, ohne auf Abwehr zu schalten. Ich werde an keiner Stelle des Buches mit erhobenem Zeigefinger oder moralisierendem Absolutheitsanspruch daherkommen. Ich werde klare Positionen beziehen, aber Raum lassen für andere Sichtweisen der Dinge. Ich werde jederzeit eine deutliche Sprache sprechen, aber mich niemals abwertend oder verurteilend zeigen.

An zahlreichen Stellen beziehe ich den Leser über drei Wege direkt in das Buch mit ein. Erstens, indem ich Sie als erwachsenen Leser oder dich als jugendlichen Benutzer des Buches persönlich anspreche. Zweitens, indem ich zu Denkpausen sowie zu interaktiven Übungen bzw. Handlungsproben anrege, und drittens, indem ich mich dafür einsetze, unmittelbare Veränderungsschritte auch wirklich anzugehen. Von daher weist das Buch neben der Sachebene eine Beziehungsebene auf sowie eine Ebene, welche einiges an Unterhaltungswert zu bieten hat.

Ich lege in allen Kapiteln Wert auf leichtes Verständnis und flüssige Lesbarkeit. Mein Buch über Drogen, Suchtverhalten und Vorbeugung »für die ganze Familie« soll von Jugendlichen ebenso verstanden werden wie von Erwachsenen. Theoretisches Fachchinesisch ist genauso wenig meine Sache wie überdrehter oder sich gar anbiedernder Szenejargon.

Wenn uns als sozialen Wesen der Humor vergeht, sterben die innere Lebendigkeit und Glücksfähigkeit mit ab. Daher hat Lachen einen eigenen menschlichen wie therapeutischen Wert. Wiederholt sind Textpassagen deshalb mit einem humoristischen Augenzwinkern geschrieben. Die Melodie der Sprache nimmt ihnen dennoch nichts von ihrem thematischen Ernst. Sie verdeutlicht jedoch, dass es auch einen »leichten Umgang« mit einem »schweren Thema« geben kann, der ohne unangemessene Verniedlichung in der Sache das Recht auf gesunden, heilsamen Frohsinn bejaht.

Inhaltlich schlage ich in meinem Buch den Bogen von der theoretischen Seite der Sucht zur alltäglich gelebten Praxis im Umgang mit Genuss- und Rauschmitteln sowie zur menschlichen Begegnung mit den Nutzern von Substanzen aller Art. Ich lege die Strukturen der nach suchtartigen Mustern funktionierenden Gesellschaft offen und beschreibe das Wesen sowie die Dynamik der süchtigen Beziehungsstruktur. Das geschieht weniger theoretisch-abstrakt, sondern anhand zahlreicher aus dem Leben gegriffener Beispiele, die Jugendlichen wie Erwachsenen an etlichen Stellen vertrauter vorkommen dürften, als ihnen jeweils lieb sein mag. Nur bringen sie es bisher vermutlich nicht in Verbindung mit den typischen Gesichtern der süchtigen Beziehungsstruktur. Dieses Kapitel liegt mir deshalb am Herzen, weil es unmittelbar geeignet ist, die Handlungsfähigkeit des Lesers gegenüber dem Thema »Sucht« zu erhöhen. Es ermöglicht nicht bloß, die »Grammatik« der süchtigen Abhängigkeit vom Kopf her besser zu verstehen, sondern bereitet darüber hinaus den Boden, sie auf einer tieferen Ebene gefühlsmäßig zu erfassen. Das mindert private wie professionelle Gefühle von Rat- und Hilflosigkeit im Umgang mit Rauschmittel gebrauchenden Menschen. Insofern ist das entsprechende Kapitel gedacht als eine Maßnahme gegen die Ohnmacht.

Man kann natürlich auch direkt zum Thema kommen, indem man das Buch wie ein Nachschlagewerk oder als Ratgeber zur konkreten Hilfestellung benutzt. Die entsprechenden Seiten haben einen roten Randbalken und die Abschnitte sind im Inhaltsverzeichnis ebenfalls farbig hervorgehoben. Danach sollte man sich aber in jedem Fall den eher allgemeinen Mechanismen von Sucht und Suchtverhalten zuwenden, wie sie in den ersten Kapiteln beschrieben werden. Denn ohne eine Kenntnis der »Suchtgrammatik« bleiben nicht nur Erklärungsversuche, sondern auch konkrete Schritte zur Unterstützung und Hilfe von Süchtigen auf halbem Wege stehen, und auch viele der Schwierigkeiten und Enttäuschungen, mit denen man sich unweigerlich konfrontiert sieht, bleiben ohne Erklärung.

Die Basisinformationen zu legalen wie illegalen bzw. illegalisierten Genuss- und Suchtmitteln liefern alle wesentlichen Informationen zum schnellen Nachschlagen. Das Eingehen auf nichtstoffliche Verhaltenssüchte zeigt auch einige weniger vertraute Gesichter der Sucht auf, die in unserer Gesellschaft maßlos verkannt werden.

Der Umgang mit den verbreitetsten Genuss- und Rauschmitteln sowie die damit einhergehenden psychosozialen Probleme werden aus Sicht von Kindern und Jugendlichen wie aus dem Blickwinkel Erwachsener behandelt. Alle Alters- und Zielgruppen, selbst betroffene Konsumenten psychoaktiver Stoffe sowie mittelbar berührte Familienangehörige oder anderweitig coabhängig verstrickte Menschen erhalten konkrete Hilfestellungen, welche geeignet sind, erstarrte Beziehungsstrukturen wieder in Bewegung zu bringen. Hinweise auf Kennzeichen und Warnsignale für Drogengebrauch beantworten häufig gestellte Fragen von Müttern und Vätern, Lehrern, Sozialarbeitern oder sonstigen Angehörigen helfender Berufsgruppen. Die ausführlichen Handreichungen in gesonderten »Servicekapiteln« für jugendliche wie erwachsene Nutzer des Buches sind ebenso konkret und handfest wie praxistauglich verfasst. Sie bleiben nicht im Unverbindlichen, sondern geben detaillierte Hinweise zum angemessenen Vorgehen in kritischen Alltagssituationen.

»Unterhaltsames mit Hintersinn« eröffnet als Blick nach vorne Wege zur Selbsterkenntnis sowie zu individueller, familiärer oder auch zu professionell motivierter Veränderung.

Für die »Vermännlichung« der deutschen Sprache habe ich leider keine Lösung parat, welche die *Leserinnen* meines Buches wirklich zufrieden stellen könnte. Es widerstrebt mir, Satzungeheuer zu bilden, welche in schöner Regelmäßigkeit die männliche wie weibliche Schreibweise wiederholen. Ebenso wenig befriedigend finde ich andere, in der Schriftsprache notdürftig verbreitete Halbheiten, um dem Dilemma der Gleichberechtigung von weiblicher wie männlicher Form im Sprachgebrauch zu entgehen. Insofern benutze ich der Lesbarkeit wegen meist durchgängig die männliche Schreibweise im Text. Nur wo es der Inhalt nahe legt, werden Frauen und Männer, Mädchen und Jungen, Mütter und Väter oder Töchter und Söhne jeweils für sich angesprochen. Bei allen *Leserinnen* des Buches kann ich für diese pragmatische Vorgehensweise nur um Verständnis werben. Lassen Sie den Inhalt des Buches für sich sprechen.

Aufgrund der Aufmachung des Buches komme ich im Text völlig ohne Anmerkungen aus, so dass auch auf ein Literaturverzeichnis am Ende verzichtet werden kann. Den Leser wird es freuen, da der Lesefluss nicht beeinträchtigt wird. Wo ich auf Gedanken anderer Autoren zurückgreife, finden sich die entsprechenden Hinweise in den »Büchertipps zum Weiterlesen«, welche direkt an die entsprechenden Kapitel anschließen. Die Buchhinweise sind von kommentierenden Buchstaben begleitet: A verweist auf allgemeinverständliche Bücher, während F eher ausgesprochene Fachbücher bezeichnet. Mit einem J versehene Bücher sind in ihrer Schreibweise auch für Jugendliche verständlich. Ein E markiert dagegen die Lesehinweise, welche sich in erster Linie an ein erwachsenes Publikum richten.

Einen herzlichen Dank richte ich an meine direkten Teamkollegen der »Fachstelle für Suchtprävention« der »Aktionsgemeinschaft Drogenberatung e. V.« in Saarbrücken: Stefanie Mohra, Karin Berty und Fernando Espinoza. Wir sind in unveränderter personeller Zusammensetzung seit über 15 Jahren gemeinsam durch private Höhen und Tiefen wie durch die konzeptionellen Weiterentwicklungen unserer Arbeit gegangen. Das verbindet menschlich und ist für die Qualität der fachlichen Arbeit im Suchtbereich ein seltener Glücksfall. Auch bei den übrigen Mitarbeitern der »Aktionsgemeinschaft Drogenberatung« bedanke ich mich für manchen fachlichen wie privaten Austausch.

Großen Dank und Respekt bringe ich meinen Klientinnen und Klienten entgegen, die nicht nur ein hohes Maß an Vertrauen in unsere gemeinsame Arbeit setzen, sondern mir zum Teil auch sehr private Anregungen, Kommentare und Lebensgeschichten zur vertrauensvollen Verwendung in diesem Buch zur Verfügung gestellt haben. Die Fülle an lebensechten Fallberichten im Text macht das Buch daher zu einem richtigen »Lesebuch«. Von heftigen Gefühlen bewegte Klienten drücken sich allerdings nicht immer gewählt aus. Manche Originalzitate klingen für zarter besaitete Gemüter in Form und Inhalt daher vielleicht etwas drastisch. Sie stehen jedoch trefflich für manche Abbilder unserer gesellschaftlichen Realitäten. Hätte ich derlei Statements an irgendeiner Stelle entschärft oder geschönt, würde ich das Vertrauen meiner Klienten missbrauchen und sie um ihr Recht betrügen, die Dinge so beim Namen zu nennen, wie sie sie empfinden. Einige Berichte, die nicht von eigenen Klienten stammen, sondern die ich mir aus dem Internet geliehen habe, sind allgemein zugänglich.

Ein besonderer Dank geht an dieser Stelle noch an meinen Lektor Dr. Claus Koch vom Beltz Verlag, der mir beim Schreiben des Buches wiederum die größtmöglichen Freiheiten ließ. Die bereits langjährige Zusammenarbeit mit ihm trägt immer aufs Neue lesbare Früchte.

»Meine Position zu Drogen und Sucht« – Eine Einstiegsübung

Bevor Sie sich in das Lesen des Buches vertiefen, nehmen Sie sich bitte einige Minuten Zeit für eine kleine Einstiegsübung. Sie vermag mehr zu verdeutlichen als viele Worte.

Lesen sie zunächst in Ruhe die Schritte 1–3 zur Anleitung der Übung. Führen Sie die Übung anschließend durch. Erst danach widmen Sie sich den Hinweisen zum Sinn und Zweck des Ganzen.

1. Nehmen Sie das SuchtBuch und legen Sie es in der Mitte des Raumes, in welchem Sie sich gerade befinden, auf den Fußboden. Betrachten Sie es als Symbol für das Thema »Sucht und Drogen«.

2. Überlegen Sie: Wie nahe dran am Thema »Sucht und Drogen« fühlen Sie sich, wie stark rückt es Ihnen auf die Pelle? Oder wie weit glauben Sie vom Thema entfernt zu sein? Sie dürfen nach privaten, beruflichen oder nach beiden Kriterien entscheiden. Drücken Sie Ihre Nähe oder Distanz zum Thema aus, indem Sie sich in den Grenzen des Raumes eine Stelle suchen, welche Ihrer Nähe oder Distanz zum Thema entspricht. Ihr räumlicher Bezugspunkt ist das »Suchtbuch« in der Raummitte. Probieren Sie so lange aus, bis Sie das zuverlässige Gefühl haben, am richtigen Platz zu stehen.

3. Nachdem Sie Ihre Nähe oder Distanz zum Thema reguliert haben, wenden Sie sich bitte Ihrer inneren Haltung

zum Thema zu. Sie haben eine Fülle von Gedanken, Vorstellungen und Gefühlen in Bezug auf Sucht und Drogen. Ihre inneren Bilder schlagen sich nieder in einer ganz persönlichen Haltung gegenüber dem Thema. Drücken Sie Ihre Haltung aus, indem Sie eine Körperhaltung einnehmen, welche Ihrer inneren Haltung zum Thema entspricht. Lassen Sie sich von Ihrer Körpersprache führen. Wenn Sie ein wenig ausprobieren, wird Ihr Körper die Übersetzungsarbeit zielstrebig für Sie ausführen. Sobald sich das Gefühl einstellt, dass Ihre Haltung stimmig ist, frieren Sie Ihre Position ein und verharren einen Moment. Nehmen Sie ganz bewusst wahr, was Ihre Körperhaltung ausdrückt und machen Sie zum Schluss ein inneres Polaroidbild von sich selbst. Speichern Sie das Bild detailgetreu im Gedächtnis ab.

Sie haben die Einstiegsübung gerade zu Ende gebracht. Lesen Sie jetzt den Sinn und Zweck der Übung: Wir alle haben eine mehr oder minder feste Position gegenüber dem Thema »Sucht und Drogen«. Oft bleibt unsere Position allerdings gänzlich unreflektiert. Die eingenommene Körperhaltung während der Übung verdeutlicht die persönliche innere Haltung daher oft besser als tausend Worte.

Wie haben Sie Nähe und Distanz reguliert? Hatten Sie Abstand zum Thema oder waren Sie ganz dicht dran? Haben Sie sich vielleicht sogar auf das »Suchtbuch« gesetzt, weil Sie vom Thema besetzt sind? Welche Haltung hat Ihr Körper eingenommen? Hatten Sie einen festen, sicheren Stand? Oder standen Sie eher in den Kniebeugen eingeknickt? Möglicherweise sind Sie gleich ganz vor dem Thema in die Knie gegangen? Signalisierte Ihr Körper angespannte Unentschiedenheit, weil Sie wie auf dem Sprung standen? Waren Sie dem Thema voll zugewandt und hatten es fest im Blick? Oder haben Sie ihm den Rücken gekehrt? Hatten Sie die Hände frei, die Handflächen geöffnet, oder waren sie zu Fäusten geballt? Steckten die Hände, Halt suchend, fest in den Hosentaschen versenkt? Waren vielleicht die Arme ganz hinter dem Rücken verschränkt, so dass Sie jederzeit schutzlos von vorne angreifbar gewesen wären? Oder umgekehrt: Waren Ihre Arme wie eine schützende Barriere vor der Brust verschränkt? Wollten Ihre Hände überraschenderweise sogar auf verlockende Rauschmittel zugreifen? Ihr Körper spricht in jedem Falle seine eigene, klare und deutliche Sprache.

> **Seine eigene feste Position zum Thema zu finden vermittelt Handlungssicherheit. Es versetzt in die Lage, die der süchtigen Dynamik innewohnenden Beziehungsfallen rechtzeitig wahrzunehmen und somit gar nicht erst hineinzutappen. Es ist ein fundamentaler Kunstfehler, seine innere Haltung gegenüber Sucht und Drogen nicht ebenso frühzeitig wie sicher durch Selbstreflexion zu klären.**

Nachdem Sie eine erste Übung zu diesem Zweck durchgeführt haben, können Sie nunmehr in die weitere Lektüre des Buches einsteigen. Im Verlauf der Lektüre werden Sie immer wieder auf gezielte Anregungen zur Selbstreflexion stoßen. Neben dem Informationsgehalt des Buches werden insbesondere diese kommunikativen Ermunterungen, welche Sie als Leser unmittelbar zur Interaktion einladen, dabei unterstützen, Ihre Position gegenüber Sucht und Drogen weiter zu festigen. Es ist meine erklärte Absicht, dass Sie nach der Verinnerlichung der Buchinhalte an drogen- und suchtspezifischer Handlungskompetenz gewonnen haben.

2 Die süchtig agierende Gesellschaft

Wer oder was macht Jungen oder Mädchen, Männer oder Frauen süchtig abhängig? Sucht fällt nicht vom Himmel und sie ist auch kein zwangsläufiges Lebensschicksal. Aber nichtsdestotrotz werden weltweit immer mehr Menschen vom Virus der Sucht befallen.

Um süchtig abhängig zu werden, müssen Menschen in der Regel zunächst selbst aktiv tätig werden. Bisweilen kostet es geradezu Anstrengung, sich in den Zustand der süchtigen Abhängigkeit vorzuarbeiten und sich ihm auszuliefern. Wer als Kind oder Jugendlicher anfängt zu rauchen, muss willentlich die naturgegebenen Schutzmechanismen seines Körpers übergehen. Er muss den anfänglich als schlecht empfundenen Geschmack der Zigaretten bewusst ausblenden und die durch die Wirkungen des Nikotins hervorgerufenen Schwindelgefühle unter Kontrolle bringen. Um irgendwann im Brustton der Überzeugung behaupten zu können: »Ich rauche gerne«, muss ein Raucher sich erst geschmacklich umerziehen. Auch gegenüber Alkohol verfügen Kinder und Jugendliche zu Beginn noch über natürliche Schutz- und Abwehrreaktionen. Bier ist ihnen in aller Regel zu bitter, Wein zu schwer oder zu »muffig« und härtere Alkoholika sind zu scharf. Die um ihr eigenes Wohl besorgte Alkoholindustrie kommt Kindern und Jugendlichen allerdings nur allzu bereitwillig entgegen mit einem breit gefächerten Angebot von alkoholhaltigen Mischgetränken, die solche Schutzmechanismen unterlaufen und Jugendliche an den Gebrauch von Alkohol gewöhnen. Haben sie erst die Wirkungen dieses »sozialen Schmiermittels« schätzen gelernt, gibt es vielfach kein Halten mehr. Katergefühle und selbst Alkoholvergiftungen werden in Kauf genommen und ignoriert. Rausch- und sogar »Kampftrinken« ist unter Jugendlichen weiter verbreitet, als uns lieb sein kann.

Tabak oder Alkohol weniger als Rauschmittel denn als *kontrolliert eingesetzte* Genussmittel benutzen zu können bedingt einen geschmacklichen, persönlichen und sozialen Lernprozess, welchen es erst einmal zu bewältigen gilt.

Wer die Grenzen zum Gebrauch illegaler Drogen überschreitet, mag durch die Vielfalt möglicher Drogenwirkungen schnelle und vor allem mühelose Belohnungen erfahren. Konsumenten, welche die »faszinierenden« Wirkungen mächtiger psychoaktiver Rauschdrogen suchen und finden, denken ungern an ihr persönliches Risiko. Die Eigenmächtigkeit und das Suchtpotenzial vieler Stoffe werden regelmäßig unterschätzt.

Der Verstand tut sich schwer damit, zu begreifen, dass Menschen Suchtstoffe zu sich nehmen, welche sie körperlich wie seelisch in schwerste Abhängigkeit zu führen vermögen, oder dass sie sich an ein süchtiges Verhalten ausliefern, das ihre gesamte Existenz nicht bloß gefährden, sondern in der Tat vernichten kann. Der Verstand tut sich möglicherweise auch deshalb schwer, das Phänomen »Sucht« in all seinen Dimensionen zu begreifen, weil es in seiner heutigen Ausprägung immer noch relativ unvertraut ist. Menschheitsgeschichtlich ist die süchtige Abhängigkeit des modernen Menschen etwas Neues.

Zwar existieren seit Jahrtausenden in allen Erdteilen unseres Globus die vielfältigsten Rauschmittel. Doch unsere heutigen Probleme mit Rauschgiften sind eindeutig hausgemachte der Neuzeit. Erst die unersättliche Profitgier und eine weit verbreitete, zwanghafte Überheblichkeit haben uns veranlasst, aus den verhältnismäßig verträglichen Rauschdrogen der Natur mit Hilfe der schier unerschöpflichen Möglichkeiten der modernen Labortechnik die Rauschgifte zu synthetisieren, welche in ihrer hochgradigen Konzentration zu einer Geisel der Moderne geworden sind. Und was die Natur noch nicht geliefert hat, erschafft die Kreativität findiger Drogendesigner. Rauschgifte und

Designerdrogen neueren Datums sind Produkte der Marktwirtschaft.

Über Jahrtausende hinweg hatte sich die Wirkmächtigkeit existierender Rauschdrogen in Grenzen gehalten, weil die Menschen sie bestimmungsgemäß zu beherrschen wussten. Entweder hatten Medizinmänner, Schamanen, Priester, Druiden, weise Frauen oder andere hochrangige Persönlichkeiten das Monopol auf ihre gezielte Anwendung. Oder der kollektive Gebrauch der magischen Stoffe war sozial verbindlich geregelt durch kulturelle Gebräuche und sakrale Riten. Die archaischen Drogenriten dienten dem Wohle der Gemeinschaft und weniger dem individuellen Vergnügen. Den ausufernden Drogengebrauch in den vorwiegend materialistisch orientierten Gesellschaften könnten unsere Vorfahren nur mit verständnislosem Kopfschütteln zur Kenntnis nehmen. Probleme mit süchtiger Abhängigkeit, wie sie in der Moderne an der Tagesordnung sind, waren ihnen fremd.

Der sich modern verstehende Mensch schaut nur noch mit zivilisatorischer Überheblichkeit auf die »Primitivität« der weisen Drogenrituale seiner Vorfahren. Von *bestimmungsgemäßen* Drogenritualen hat er sich gänzlich entfremdet. Der ordnende Zusammenhang zwischen Drogengebrauch und sozialer Kultur existiert nicht mehr. Heutzutage ist die Indienstnahme von Rauschmitteln profan und alltäglich geworden, von jedweder weisen Zeremonie losgelöst. Die Motive der Berauschung sind der Beliebigkeit anheim gefallen: Lustgewinn, Realitätsflucht, Schaffung von Gegenwelten, Schmerzvermeidung, Langeweile, Orientierungslosigkeit oder pathologische »Störungen« lassen Menschen je nach seelischer Befindlichkeit mit den allseits verfügbaren Substanzen in die Steuerung ihrer Gefühlswelt eingreifen.

Weshalb fühlen sich immer mehr Menschen genötigt, ihr Leben mit den Wirkungen potenter Rauschmittel zu »bereichern«? Sind die Drogen schuld, die sich den Menschen durch ihre pure Existenz geradezu aufdrängen? Oder sind die Menschen als einzelne Drogen gebrauchende Akteure die alleinigen Verantwortlichen für ihr Tun? Suchen wir treffender woanders: Die Hauptverantwortung für den verbreiteten Suchtmittelmissbrauch und die Virulenz des süchtigen Virus liegt ohne Frage bei einer Gesellschaft, die aufgrund ihrer wirtschaftlichen, sozialen und politischen Gegebenheiten ihre Mitglieder geradezu zu suchtartigem Verhalten nötigt.

Die moderne Konsum-, Leistungs- und Kommunikationsgesellschaft ist in ihrem innersten Kern ein kranker Organismus. Sie funktioniert auf fast allen Ebenen nach süchtigen Gesetzmäßigkeiten. So wie suchtkranke Menschen wenig fürsorglich mit sich und ihren Gefühlen umzugehen imstande sind, sind vom materiellen Denken geprägte Gesellschaftsvorstellungen unfähig, tiefste menschliche Bedürfnisse wie Liebe, Geborgenheit, Sicherheit, Kontakt und Beziehung zu uns nahen Menschen sowie Selbstentfaltung in konstruktiver Abgrenzung von anderen angemessen zu befriedigen. Sie zwingen die Menschen, in sekundäre Konsumbedürfnisse auszuweichen. Die Konsumgesellschaft lebt so von der seelischen Not ihrer Mitglieder. Sie kann überhaupt nur dadurch existieren und überleben. Als Gesellschaft der Maßlosigkeit ist sie in ihrem Wesen eine Suchtgesellschaft par excellence. Sucht ist das maßlos übersteigerte Verlangen nach »etwas«, das wir schmerzlich vermissen. Demnach sind süchtige Menschen perfekt angepasste und funktionierende Menschen. Sie konsumieren maßlos, nur eben das Falsche und nicht sozial verträglich. Süchtig agierende Menschen möchten beständig ihre gefühlsmäßige Befindlichkeit verändern. Das ist ihre sie treibende Sehn-Sucht. Das Objekt der Begierde, die Droge oder das Suchtverhalten ihrer Wahl, ist ihnen Mittel zum Zweck. Ihr tiefes Verlangen wird gespeist aus dem inneren Reich mächtiger, meist unbewusster oder nicht bewusst gemachter Gefühle. Beharrlich suchen sie angestrengt und sehnsüchtig das, was die Konsumgesellschaft ihnen an echten, primär menschlichen Gefühlen immer dreister »abkauft«. Im kalten, materialistischen Klima der »Mehrwert«-Gesellschaft hungern die Menschen nach großen Gefühlen. Ihr Leben, ihr gesamtes »Da-Sein«

soll sich ändern. Vielerlei Drogen liefern ihnen das Versprechen, sich anders in der Welt fühlen zu können. Letztendlich suchen sie dabei sich selbst als wertvolle Menschen, welche mit sich und ihrer Umwelt im Reinen zu sein vermögen.

Wir müssen nur die Augen öffnen, um zu erkennen, dass wir in einer Gesellschaft leben, die nach suchtartigen Mechanismen funktioniert. Ein süchtig abhängiger Mensch benötigt beständig seinen Stoff. Das Bild lässt sich nahtlos auf unser Gemeinwesen übertragen. In nahezu allen Bereichen leben wir nach dem Motto »Immer weiter, immer höher, immer schneller, immer mehr«. Die Wachstumsgesellschaft muss beständig ihre Dosis steigern, um als solche überleben zu können. Bleibt das wirtschaftliche Wachstum als Dosissteigerung aus, gibt es gar Stagnation oder Rezession, wird die Dosis also reduziert oder bleibt der »Stoff«, welcher die Wirtschaft treibt, ganz aus, drohen ernsthafte Entzugserscheinungen bis hin zum totalen wirtschaftlichen Kollaps. Mittlere Entzugserscheinungen erleben wir in den letzten Jahren alle. Dem wirtschaftlichen Motor geht die Puste aus. Wir können vieles, an das wir uns gewöhnt haben, nicht mehr bezahlen. Kaum sind wir aber genötigt, »den Gürtel enger zu schnallen«, bekommt das ganze System bereits Funktions- und Rhythmusstörungen. Geht der Entzug weiter, sind unsere sozialen Sicherungssysteme akut gefährdet. Der gesamte »Stoffwechsel« unseres Wirtschaftskreislaufs droht zu entgleisen. Eine noch größere erzwungene Abstinenz beim Konsum- und Kaufverhalten würde zum völligen Zusammenbruch und zum Exitus unserer Gesellschaft in ihrer aktuellen Organisationsform führen. Schon bei geringer Einschränkung der Dosis jagt eine Wirtschaftskrise die andere. Wollten wir der weltweiten Verschwendung von Ressourcen entscheidend Einhalt gebieten, würde die globale Ökonomie zusammenbrechen. Verschwendung und ungebremster Konsum sind der Treibstoff dieser Ökonomie. Der Kaufrausch der Verbraucher muss daher notgedrungen und um jeden Preis in Gang gehalten werden. »Shopping« und »Schnäppchenjagd« sind Freizeitbeschäftigung wie Lebensinhalt zugleich. Frustrationskäufe im Affekt der Unzufriedenheit nutzen der Wirtschaft und dem Handel, verleihen aber keinen tieferen Lebenssinn.

Hinter dem massenhaften Konsum von Rauschmitteln aller Art verbergen sich in aller Regel wirtschaftliche und sozialpolitische Ursachen mit tief greifenden psychosozialen Auswirkungen auf unser aller Leben. Die individuellen, ganz persönlichen Motive, weshalb Menschen zu Drogen greifen, erwachsen einerseits aus deren einzigartigem Wesen, andererseits vermischen sich die individuellen mit den gesellschaftlichen Ursachen der Sucht. Die gemeinsame gesellschaftliche Verantwortung wird jedoch nur allzu gerne verdrängt oder kollektiv verleugnet. Gnadenlos, wie die Gesellschaft ist, werden Verantwortung und »Schuld« einseitig verteilt. Süchtige Abhängigkeit wird immer noch vorwiegend als das persönliche Problem des Einzelnen gesehen. Es sind seine pathologische »Störung«, die mangelnde seelische Reife, die defizitäre Ich-Struktur, welche das Verhalten des suchtkranken Menschen steuern. Zwar ist es richtig, dass Sucht als »Beziehungskrankheit« aus menschlich gestörten sozialen Beziehungen erwächst, aber wir müssen die Verantwortlichkeiten zutreffender verteilen. Es ist höchste Zeit, die süchtige Abhängigkeit aus dem anrüchig beleumdeten individuellen oder familiären Verschuldungsraum herauszuholen und ihr den gebührenden Platz im öffentlichen Leben einzuräumen. Wo die Ellenbogengesellschaft unbarmherzige Auslese betreibt und junge, in die Zukunft strebende Menschen ohne qualifizierten Schulabschluss, Ausbildungsplatz, Arbeitsstelle oder Wohnung hinter sich zurücklässt, wo Wirtschaft, Politik und Arbeitsverwaltung in geradezu zynischer Weise »freigesetzten« Arbeitnehmern die persönliche Verantwortung für ihre Arbeitslosigkeit zuschieben, finden wir wieder die Funktionsmechanismen der süchtigen Dynamik. Die Gesellschaft wird gespalten. Wir haben längst eine neue Zweidrittelgesellschaft, in der immer mehr Menschen in neuer Armut zu leben gezwungen sind, während sich die obersten Schichten sowie führende Kräfte in Wirtschaft und Politik oftmals hemmungslos bereichern. Mit ihrem vielfach unterentwickelten sozialen Gewissen sind sie ihrer Aufgabe menschlich nicht gewachsen. Das politische wie wirtschaftliche Leben gebärdet sich auf vielerlei Art physisch wie psychisch grenzverletzend und übergriffig. Das gesamte gesellschaftspolitische Handeln wird einem einzigen Primat untergeordnet: dem Dogma der wirtschaftlichen Notwendigkeit. Das entspricht perfekt dem süchtigen Mechanismus der Verengung jeglicher Lebensführung. Nach dem Diktat des Geldes werden Menschen auf ihren Nutzen für die Wirtschaft reduziert. Sie werden als Arbeitskräfte genutzt oder weggeworfen. Das unbarmherzige Primat der Wirtschaft beraubt die Menschen vielfach ihrer Grundsicherung sowie ihrer Würde und damit ihres Selbstwerts. Fehlendes Selbstwertgefühl ist der ideale Nährboden für ein Abgleiten in die süchtige Abhängigkeit. Wie soll jemand gut und fürsorglich mit sich selbst umgehen, wenn er kaum die Erfahrung gemacht hat, respektvoll behandelt zu werden? Wo unser Gemeinwesen als solches kläglich versagt, hat es allen Grund, vor der eigenen Türe zu kehren.

Die Gesellschaft ist eine anonyme Veranstaltung. Sie hat keine Adresse. Bei ihr kann man nicht klingeln. Doch jeder weiß, was »Gesellschaft« ist und meint. Wir gehören ihr alle an, haben aber als einzelne Menschen wenig bis gar keinen Einfluss auf die vielfältigen Gesellschaftsstrukturen, deren höchstes Organisationsmerkmal die totale systemische Abhängigkeit des einen vom anderen ist. Das macht positive Veränderungsprozesse zu einem mühsamen Unterfangen. Überdies scheitern viele menschlich gut gedachte Reforminitiativen an der »Mauer des Geldes«.

Damit keine Missverständnisse aufkommen: Vergleichen kann man immer nach unten oder nach oben. Deshalb bin ich immer noch der Ansicht, dass uns die gemeinsam geschaffene Gesellschaft westlicher Prägung in vielerlei Hinsicht und in bisher nie gekanntem Maße ein gesichertes Leben ermöglicht. Gesellschaftsschelte als Selbstzweck und als purer Luxus aus der Perspektive des übersättigten Kulturpessimisten heraus ist daher nicht angebracht. Doch an ebenso berechtigter wie notwendiger Gesellschaftskritik führt kein Weg vorbei.

Es ist unsere auf grenzenlosen Konsum und dürftige Beziehungen getrimmte Lebensweise, welche zunehmend mehr von Natur aus offene, begabte, kreative und glücksfähige Menschen zum Rückzug in die Welt der Drogen und Süchte zwingt.

Das ist die Wunde, auf die wir den Finger legen müssen. Ein süchtig abhängiger Mensch kann in dem Moment beginnen, sein Leben neu zu organisieren, in dem er innerlich bereit ist, seine süchtige Struktur anzuerkennen. Ebenso kann auch unser Gemeinwesen erst nach neuen wirtschaftlichen wie sozialen Organisationsformen und alternativen Zukunftsperspektiven Ausschau halten, wenn es bereit ist wahrzuhaben, dass es in seiner jetzigen Form nach suchtartigen Mechanismen funktioniert. Erst dann könnte auch qualitativ etwas fundamental anderes erfolgen als die bloße »Verwaltung« suchtkranker Menschen durch staatliche Institutionen oder Einrichtungen des Suchthilfesystems unter dem Diktat der Kostendämpfung mit dem gleichzeitigen Ziel, sie therapeutisch wieder funktionstüchtig zu machen für die nächste Runde im Kampf um Arbeit und Existenz.

Buchtipp zum Weiterlesen:
Helmut Kuntz: Der rote Faden in der Sucht. Neue Ansätze in Theorie und Praxis. Weinheim, 3. Auflage 2006 (F + A/E)

Der rote Faden **3** in der Sucht

Die Persönlichkeit eines Menschen, seine Ich-Funktionen sowie seine Lebensbewältigungsmechanismen bilden sich aus den Erfahrungen, die er als sozial bezogenes Individuum in seinem Leben macht. Erfahrung für Erfahrung setzt sich so das Kerngefühl zusammen, das ein Mensch für sich selbst als individuelles Lebewesen verspürt. Ohne dass er es in der Regel bewusst wahrnimmt, wirken vier Selbst-Erfahrungsbereiche zusammen, um seinen inneren Wesenskern sowie die Struktur seiner Persönlichkeit zu organisieren. Diese vier Arten, das eigene Selbst zu erfahren, sind: das Empfinden von Urheberschaft und Wirksamkeit, die Selbst-Kohärenz, die Selbst-Affektivität und die Selbst-Geschichtlichkeit.

- *Selbst-Geschichtlichkeit* meint das Gefühl eines Menschen für Kontinuität und Beständigkeit. Er erlebt sich als eingebunden in den Lauf der Zeit. Auch wenn selbst verursachte oder von außen bewirkte Veränderungen im Lebensfluss eintreten und die Zeit verrinnt, bleibt das Gefühl für das eigene Da-Sein erhalten.

- *Selbst-Affektivität* bedeutet, dass ein Mensch ein Gespür für seine unterschiedlichen Gefühlsqualitäten besitzt und dass er eindeutig zwischen seinen eigenen Gefühlen und den Empfindungen anderer Menschen zu unterscheiden vermag.

- *Selbst-Kohärenz* bezeichnet die Gewissheit eines Menschen, ein eigenes körperlich abgegrenztes Wesen zu sein, welches der Ort von Empfindungen und der Ausgangspunkt für Le-

bensaktivitäten ist. Der Mensch kann seinen Körper begreifen, die Eigenart seiner Bewegungen erfahren und seinen persönlichen Lebensrhythmus ausprägen.

● Das *Gefühl der Urheberschaft und Wirksamkeit* ist die vierte
Art, sich selbst zu erfahren. Es meint das sichere Gefühl eines
Menschen, selbst der Urheber der eigenen Handlungen zu
sein. In Einheit mit der eigenen Willensbekundung wird die
Welt unterteilt in Handlungen, welche das eigene Selbst bewirkt, und in Auswirkungen von Aktivitäten auf die eigene
Person, die von anderen verursacht werden. Ein Mensch
braucht die Zuversicht, durch sein eigenes zielgerichtetes Zutun im Leben etwas erreichen zu können. Bestandteil des Gefühls für die eigene Wirkmächtigkeit ist das innere Vermögen, andere Menschen gefühlsmäßig erreichen und in
befriedigende Beziehungen zu ihnen treten zu können.

Die Verbindung zwischen den vier Arten des Selbst-Erlebens
verläuft völlig unterbewusst und selbstverständlich. Sie wird in
keiner Weise bewusst vollzogen. Das Entscheidende ist das persönliche Empfinden eines Menschen für sein Selbst als leiblich-
seelische Einheit, so wie es als Kern-Wahrnehmung durch das
ordnende Zusammenwirken der Selbst-Erfahrungsbereiche entsteht. Ins Bewusstsein gerufen wird einer Person der ordnende
Akt eigentlich nur dann, wenn in irgendeiner Weise in einem
oder in mehreren der beteiligten Selbst-Erfahrungsbereiche eine
empfindliche Störung auftritt.

Alle Selbst-Erfahrungsbereiche, welche den inneren Kern eines Menschen bilden, bleiben ein Leben lang aktiv. Zwar gründen die Wurzeln des Selbst sowie der empfundenen Persönlichkeit eines Menschen in den prägenden Lebenserfahrungen der
frühen Kindheit. Den roten Faden zu einer nachvollziehbaren
Erklärung der unterschiedlichen erklärungsbedürftigen Gesichter von Suchtverhalten finden wir hier jedoch nicht. Die in der
Psychologie und Psychiatrie viel beschworene »frühe Störung«
in der Kindheit kann eine Grundlage für späteren Suchtmittel-

missbrauch oder für süchtige Abhängigkeit legen. Aber sie ist in großen Teilen ein entwicklungspsychologischer Mythos. Weder muss eine frühe Störung zwangsläufig in späteres Suchtverhalten münden noch muss schädlichem Suchtmittelgebrauch oder süchtiger Abhängigkeit überhaupt eine frühe Störung zu Grunde liegen. Eine Fixierung auf die frühe Kindheit, mit der wir alle weiteren Lebenswendungen erklären wollen, führt in die Irre. Abweichendes Verhalten wie Suchtmittelmissbrauch oder süchtige Abhängigkeit leitet uns auf direktem Wege in völlig andere Phasen des Lebens: mitten hinein in die Turbulenzen von Pubertät, Adoleszenz und Erwachsenwerden sowie schließlich in die bisweilen harte Realität des reifen Erwachsenenlebens und in die Zeit der sich neigenden Lebenskurve im höheren Alter, welche das »Hinübergehen« ankündigt. In allen Phasen des Lebens können die Selbst-Erfahrungsbereiche und damit der komplette Lebensfluss von einer gänzlich veränderten Dynamik erfasst werden.

Wird durch die Lebenserfahrungen der ersten Lebensjahre das Fundament der Persönlichkeit eines Menschen gelegt, werden während der Reifungszeit von Pubertät und Adoleszenz tragende Wände hochgezogen und die Vollendung des Innenausbaus in Angriff genommen. Während der neuen Lehrjahre drängen alle ungelösten Konflikte und Entwicklungsaufgaben der bisherigen Lebensgeschichte erneut heftig an. Durch die adoleszente Entwicklung kommen jedoch bisher nicht verfügbare Entwicklungsmöglichkeiten ins Spiel. Die Lebensthemen bleiben die gleichen, stellen die Lebensaufgaben allerdings in veränderten Varianten.

Zur erfolgreichen Bemeisterung der andrängenden Entwicklungsaufgaben erhält das Selbst eines Menschen einen gewaltigen Schub durch das sprunghafte Anwachsen neuer hirnorganischer, intellektuell-verstandesmäßiger, emotional-affektiver und ethisch-moralischer Verfügungsmöglichkeiten. Der heranwachsende Mensch tritt in eine neue Phase organisierender Selbst-Entfaltung, Individuation sowie zwischenmenschlicher Bezogenheit ein. Nicht nur die sich vollziehende Integration aller

Selbst-Erfahrungsbereiche führt zu einem merklichen Umbau in der persönlichen Struktur des Adoleszenten. Auch neue Um- und Ausbauprozesse in der feinen Architektur des jugendlichen Gehirns bewirken gewaltige Veränderungen. Die Zeit der Lebensstürme, Krisen, Risiken und Chancen bringt im Endeffekt den reifen Erwachsenen hervor, welcher sein Leben konsolidiert. Doch da Entwicklungsthemen Lebensthemen sind, erfahren durch alle Lebensalter hindurch insbesondere die Themen Trennung, Bindung, Individuation und Selbst-Entfaltung ständige Neuauflagen. Sie können entweder zu Endlosdramen werden oder zu stimmig bemeisterter Lebensführung beitragen. Davon zu sprechen, ein Lebensthema ein für alle Mal erfolgreich zu bewältigen oder gar zu lösen, unterläge einem Missverständnis, da es sich zu jeder Zeit im Leben in einem neuen Gewand zu präsentieren vermag.

An dieser Stelle werden wir fündig, wenn wir versuchen, den roten Faden in der Sucht zu greifen. Entscheidend für die Organisation und Struktur der Persönlichkeit eines Menschen sowie für sein daraus erwachsendes Lebensgefühl ist zu allen Lebenszeiten die überdauernde Gewissheit, mit dem eigenen Handeln wirksam und erfolgreich Einfluss auf den Gang der Dinge nehmen sowie andere Menschen emotional erreichen zu können. Ich fasse es sogar noch enger: Es reicht nicht einfach aus, mit Erfolg Einfluss auf Beliebiges zu nehmen, sondern zur Stabilisierung eines positiven, lebensbejahenden Selbst-Gefühls ist es unabdingbar, langfristig etwas Konstruktives und Positives zu bewirken. Damit steht und fällt die Fähigkeit, unseren Selbst-Wert stabil zu regulieren. Zerstörerische Macht und Überlegenheit können das Selbstwertgefühl zwar trügerisch stützen, vermögen aber keine lebensbejahende innere Achtsamkeit hervorzubringen.

Zur dauerhaften Stabilisierung des Selbst-Gefühls von Urheberschaft und Wirksamkeit tragen eigenständiges Denkvermögen, praktische Handlungsfähigkeit, soziale Kompetenz, emotionale Beziehungsfähigkeit, private wie berufliche Bestätigung sowie erfolgreiche Chancenwahrnehmung bei. Das »Ja« zum Leben ist die selbstverständliche Konsequenz. Der Lebensmodus wird von Aktivität getragen. Enge im Denken, Misserfolge, Ablehnung, Beschämung, brüchige Beziehungen sowie sozialer Abstieg unterhöhlen das tragende Selbst-Gefühl und machen in wachsendem Maße anfällig für abweichendes Verhalten wie Suchtmittelmissbrauch, süchtige Abhängigkeit, Gewaltbereitschaft oder Kriminalität. Das »Nein« zum Leben mit seinem Rückzug in einen passiven Lebensmodus gewinnt in wachsendem Maße die Oberhand.

Grundsätzlich gilt: Zu jedem Zeitpunkt im Leben kann unter entsprechend ungünstigen Voraussetzungen der Selbst-Empfindungsbereich von Urheberschaft und Wirksamkeit durch spezifische Lebensthemen oder soziale Veränderungen derart beansprucht werden, dass seine Funktionsfähigkeit leidet. Wird das tragende Selbst-Gefühl von Urheberschaft und Wirksamkeit über seine Toleranzgrenzen hinaus strapaziert und beschädigt oder geht es gar als Lebenszuversicht verloren, machen sich Versagensgefühle und Scham breit. Jugendliche benutzen als brandmarkendes Schimpfwort untereinander gerne das gnadenlose »Loser« (Verlierer, Versager), um einen entsprechenden Lebensfilm zu verdeutlichen. Die Zuflucht in die Gegenwelt der psychoaktiven Rauschmittel kann als Selbst-Heilungsversuch eine Folge sein. Aussagen von Drogen missbrauchenden oder süchtig abhängigen Menschen führen uns unmittelbar zu den tieferen Ursachen ihres Verhalten. Die Lebensüberzeugung: »Ich kann doch gar nichts mehr tun«, ist Ausdruck rückzüglicher Resignation. »Ich sitze so tief im Loch, dass ich nicht einmal mehr oben herausschauen kann«, verdeutlicht Ohnmacht und Hilflosigkeit. »Ich sehe jeden Tag nur noch das schwarze Loch, in dem ich gefangen bin«, lässt jegliche Lebensfreude und Eigenaktivität vermissen. »Vor mir türmt sich ein riesiger Berg auf, da schaffe ich es nie und nimmer drüber«, verweist auf die Mutlosigkeit, einen nächsten Schritt im Leben zu tun. Und »Ich ziehe immer nur die Arschkarte« enthält die zum Lebensfazit geronnene Erfahrung, immer und überall nur auf Ablehnung zu stoßen und Misserfolge zu ernten. Allen Aussagen gemeinsam ist der mehr oder minder ausgeprägte Verlust des fundamentalen Lebensgefühls von Urheberschaft und Wirksamkeit. Das ist nach meiner festen Überzeugung der rote Faden in der Sucht.

In meiner Arbeit mit Drogen gebrauchenden oder gar süchtig abhängigen Menschen konzentriere ich mich seit Jahren konsequent auf den Selbst-Empfindungsbereich, in dem die eigene Willensbekundung, Urheberschaft und Wirkmächtigkeit wurzeln. Mit diesem Fokus habe ich in der praktischen Arbeit gute Erfahrungen gemacht. Auf der präventiven Ebene entsprechen dem im Grundsatz alle Programme, welche die Lebenskompetenz von Kindern und Jugendlichen bestärken möchten und in dem Motto der »Bundeszentrale für gesundheitliche Aufklärung« anklingen: »Kinder stark machen. Zu stark für Drogen«.

Wir dürfen nicht den Fehler machen, uns den Verlust des Selbst-Gefühls von Urheberschaft und Wirksamkeit unbedingt als einen Totalausfall vorzustellen. In der Regel entstehen und überdauern nahezu immer Lebensbereiche, in denen Menschen erfolgreich handeln. Jemand mag sogar in lebenspraktischen Angelegenheiten überaus kompetent sein, ist aber nicht in der Lage, mit anderen Menschen befriedigende Beziehungen zu leben. Umgekehrt beweist jemand soziale Fähigkeiten im zwischenmenschlichen Bereich, verfügt aber nur sehr eingeschränkt über praktische Handlungsfähigkeit. In einem weiteren Fall mag jemand in beiden Bereichen lange Zeit erfolgreich zu leben und später dennoch in Suchtverhalten zu entgleiten, weil sein Gefühl für Wirkmächtigkeit eine übergroße Verletzung erfährt durch ein ohnmächtiges »Sich-ausgeliefert-Fühlen« an übermächtige wirtschaftliche, politische und gesellschaftliche Rahmenbedingungen. Er fühlt sich zunehmend von der strukturell ausgeübten Gewalt verschlungen, ohne länger wirksam widerstehen zu können. In unserer Gesellschaft werden zunehmend mehr Menschen Opfer des sozialen Drucks. Sie ballen die Faust in der Tasche, wissen sich aber ansonsten gegen die soziale Auslese oder gegen die Fremdbestimmung durch staatliche Verwaltungsakte sowie durch wirtschaftliches und politisches Abenteurertum nicht mehr zu behaupten. Wieder andere Menschen vermögen eine nach außen hin erfolgreiche Karriere zu durchlaufen, bleiben innerlich allerdings von der heimlichen Überzeugung getrieben, ihren Erfolg eigentlich nicht verdient zu haben und folglich früher oder später in einem peinlichen Versagen entdeckt zu werden.

Ein Grundproblem in unserer Gesellschaft ist die Brüchigkeit und die Verödung der sozialen Beziehungen. Immer mehr Männer, Frauen, Jugendliche und Kinder erleben das schmerzhafte Scheitern in Beziehungen zu Menschen, denen sie sich nahe fühlen. Als soziale Wesen können Menschen nur dann ein wirklich zufriedenes, erfülltes oder gar ein Leben mit vielen glücklichen Augenblicken leben, wenn sie sich in befriedigenden, menschlich bereichernden Beziehungen aufgehoben fühlen. Genau daran krankt aber unsere Gesellschaft. Je stärker der soziale Druck steigt und je gnadenloser die Auslese forciert wird, desto weniger werden unsere primären zwischenmenschlichen Bedürfnisse erfüllt. Umso mehr wächst parallel der Wunsch, den harten gesellschaftlichen Bedingungen private, beglückende Räume entgegenzusetzen. Unsere Sehnsüchte nach privater Erfüllung in von Zuneigung getragenen Beziehungen wachsen ins Unermessliche. Beziehungswünsche werden ebenso unrealistisch wie unrealisierbar überhöht, Liebespartner zwangsläufig überfordert. Die Scheidungs- und Trennungsraten sowie die Anzahl der Singlehaushalte sprechen eine deutliche Sprache. Das Leiden an der Unfähigkeit, befriedigende zwischenmenschliche Bezogenheit zu gestalten, wächst, weil die Mechanismen der Konsum- und Suchtgesellschaft den Menschen ihr höchstes Gut, nämlich ihre Beziehungsfähigkeit, immer gewaltsamer und unverblümter abkaufen. Die als politische Reformen der Sozialsysteme verkauften Grausamkeiten auf dem Arbeitsmarkt verlangen im Endeffekt den sozial völlig ungebundenen, kinderlosen, jederzeit mobilen, umzugsbereiten Arbeitnehmer. Soziale Beziehungen sowie emotionale und örtliche Bindungen, Gefühle von heimatlicher Verwurzelung also, werden zum Hemmschuh auf dem Arbeitsmarkt und im Falle von Arbeitslosigkeit obendrein noch mit Sanktionen belegt.

Im Ursachengeflecht von Sucht müssen wir uns folglich ganz ausdrücklich den gesellschafts- und arbeitsmarktpolitischen Gegebenheiten zuwenden. Wo globale Abhängigkeit zum hervorstechendsten Merkmal wirtschaftlicher wie politischer Systeme wird, wo Menschen wiederholt die Erfahrung ohnmächtiger Wirkungslosigkeit erleiden müssen, wo ihre Würde angreifbar ist und mit Füßen getreten wird, wo die Perspektivlosigkeit in das Lebensgefühl mündet, nichts mehr zu verlieren zu haben, wo die tragenden Beziehungen ihre Funktionsfähigkeit einbüßen, da brauchen wir uns nach den tieferen oder unbewussten seelischen Ursachen von Suchtmittelgebrauch kaum noch zu fragen. Die offenkundigen springen uns in die Augen. In ihrer fatalen Auswirkung auf das wichtigste Selbst-Gefühl der Menschen finden wir den roten Faden in der Sucht. Die Beschädigung oder der Verlust der im Gefühl von Wirkmächtigkeit verwurzelten Lebenszuversicht öffnen dem gesteigerten Verlangen nach psychoaktiven Substanzen Tür und Tor.

> **Buchtipp zum Weiterlesen:**
> Helmut Kuntz: Der rote Faden in der Sucht. Neue Ansätze in Theorie und Praxis. Weinheim, 3. Auflage 2006 (F + A/E)

Sucht als Beziehungskrankheit

Der weit verbreitete Gebrauch psychoaktiver Drogen sowie die Entwicklung der süchtigen Abhängigkeit wurzeln in einem ebenso weit verbreiteten Kranken an zwischenmenschlichen Beziehungen. Sucht ist der sichtbare Ausdruck ungesunder, funktional wie emotional gestörter Beziehungen auf allen Ebenen. Die Umgangsweisen auf gesellschaftlicher Ebene sind ebenso in Mitleidenschaft gezogen wie die Beziehungen im familiären Bereich oder auf der Paarebene. Dem direktesten Einfluss auf Veränderung unterliegt die Beziehung, die ein Mensch zu sich selbst pflegt.

Statt mich in aller Breite theoretisch über Sucht als Beziehungskrankheit auszulassen, greife ich lieber zurück auf die vieles erklärende, kurze Erzählung einer Sozialarbeiterin, deren 24-jähriger Klient sie an einem bestimmten Punkt seiner Drogenkarriere ernsthaft fragt:

> »Was ist eigentlich Liebe? Wie fühlt sich das an, dieses Gefühl Liebe? Wie macht man das, dass man geliebt wird? Darauf hätte ich gerne eine Antwort.«

Ich gebe seine suchende Frage an Sie als Leser weiter:

Was ist eigentlich Liebe? Wie fühlt sich dieses Gefühl für Sie an? Wie machen Sie das, dass Menschen Sie lieben? Oder werden Sie um Ihrer selbst willen geliebt, weil Sie sind, wie Sie sind? Oder umgekehrt: Was tun Sie dazu, dass Sie es Menschen schwer machen, Sie zu lieben? Schenken Sie genug Liebe in Ihrem Leben, bekommen Sie ausreichend Liebe entgegengebracht? Mit welchem Mittel ersetzen Sie ein Zuwenig an Zuwendung?

Mit welchen Worten, mit welchen Gesten, mit welchen Berührungen und mit welcher inneren Haltung vermitteln Sie Ihren Kindern oder anderen Ihnen nahe stehenden Menschen, dass Sie sie lieben?

Sucht ist das Kranken an dem, was wir menschlich schmerzlich entbehren, was uns innerlich frieren macht, was uns erstarren, die Faust in der Tasche ballen oder vor Wut und Zorn ausrasten lässt, was uns unermüdlich sehnsüchtig suchen lässt. Alles Weitere ist bloß Mittel zum Zweck.

5
Davon ist die Rede: »Konsum«, »Sucht«, »Abhängigkeit«, »Süchtige Abhängigkeit«

Wenn wir von »Sucht« und »Abhängigkeit« sprechen, müssen wir uns ab einem bestimmten Punkt genauer darüber verständigen, was wir mit den Begrifflichkeiten meinen, damit wir halbwegs vom Gleichen sprechen.

Fragt man Jugendliche oder Erwachsene, woran sie spontan beim Thema »Sucht« denken, fällt vielen auf Anhieb das Wort »Suche« ein. Damit treffen sie intuitiv den Kern süchtigen Verhaltens.

Von der ursprünglichen Wortbedeutung her hat »Sucht« mit »Suche« allerdings nichts gemein. Der Begriff stammt etymologisch, also wort- und sprachgeschichtlich, vom alt- bzw. mittelhochdeutschen Wort »suht« für Krankheit ab. Außerdem gibt es eine Verbindung zum mittelhochdeutschen »siech«. Diese ursprünglichen Zusammenhänge klingen noch heute in Krankheitsbezeichnungen wie »Gelbsucht«, »Schwindsucht« oder »Fallsucht« an. Damit wird erkennbar, dass der Sucht eine körperliche Schwäche mit Krankheitscharakter zugesprochen wurde. Im modernen klinischen Sinne bezeichnet »Sucht« einen mehr oder weniger scharf umgrenzten krankhaften oder zwanghaften Zustand stofflicher wie nichtstofflicher Abhängigkeit. Der neutrale Begriff »Abhängigkeit« meidet zwar die negativ wertenden Beimengungen, welche der »Sucht« anhaften, ist aber nicht in der Lage, das charakteristische süchtige Geschehen abzubilden. »Abhängigkeit« klingt statisch und erfasst in keiner Weise den aktiven Handlungs- und Verhaltensanteil des süchtig agierenden Menschen. Wo die Weltgesundheitsorganisation (WHO) heutzutage offiziell mit dem Begriff »Abhängigkeit« arbeitet und verschiedene Typen der »Drogen-« bzw. »Substanzabhängigkeit« unterscheidet, erfasst sie folglich nur einen äußerst begrenzten Ausschnitt des Drogen- und Suchtproblems.

Vor allem Jugendliche können dem Begriff »Abhängigkeit« wenig abgewinnen, wenn es darum geht, sich mit dem Phänomen »Sucht« oder mit dem eigenen Drogengebrauch auseinander zu setzen. Sie neigen gerne dazu, den Begriff ad absurdum zu führen und das potenziell Bedrohliche am Zustand der Abhängigkeit zu verniedlichen oder absichtsvoll auszublenden. Häufig kontern sie mit so üblichen Aussagen wie: »Ich bin auch total abhängig von der Luft, die ich atme, aber deswegen doch nicht süchtig«, oder: »Ohne Essen und Trinken kann ich nicht leben, also bin ich davon völlig abhängig. Aber ich bin nicht süchtig nach Essen und Trinken.« Das Spiel geht noch weiter: »Ich bin auch abhängig von meinen Eltern und Lehrern, aber zum Glück nicht süchtig nach ihnen. Das wäre ja wohl das Allerletzte.«

Die letzte Bemerkung verdeutlicht einen Zustand, den ohne Ausnahme alle Menschen mehr oder weniger gut kennen. Als soziale Wesen leben wir in zahlreichen Abhängigkeiten von anderen Menschen. Niemand ist eine Insel. Kinder hängen von ihren Eltern ab, Mütter und Väter sind an Söhne oder Töchter gebunden. In Paarbeziehungen können sich Männer mit Frauen, Frauen mit Männern und Gleiche mit Gleichen verstricken. Schüler fühlen sich nicht selten ohnmächtig abhängig von ihren Lehrern, Arbeitnehmer von Vorgesetzten und Arbeitgebern. Manche zwischenmenschlichen Abhängigkeiten vermögen sich ebenso verheerend auszuwirken wie der stoffliche Gebrauch mächtiger Suchtmittel, weswegen sie gerne beschwiegen werden. Ein Beispiel verdeutlicht die mögliche Dynamik:

Überaus schmerzliches Lehrgeld für ihre maßlos überzogene Beziehungsabhängigkeit musste eine 53-jährige Frau bezahlen, welche über 15 lange Jahre die Geliebte eines vermögenden verheirateten Mannes war. Sie organisierte ihr gesamtes Leben um diesen einen Menschen herum. Die Frau war weder berufstätig noch ging sie sonstigen eigenen Interessen nach. Ihren Lebensunterhalt bestritt sie über die finanziellen Zuwendungen ihres Geliebten, dem sie regelrecht hörig war. Ihre Abhängigkeit von ihm blendete sie erfolgreich aus, bis zu dem Tag, an dem er sie von heute auf morgen verließ. Ohne eigenes Einkommen wurde sie plötzlich mit Lebensrealitäten konfrontiert, die sie bislang wenig zur Kenntnis genommen hatte. Innerhalb kurzer Zeit war sie verschuldet und ringt heute mit vernichtenden Schamgefühlen ob ihrer blinden Beziehungsabhängigkeit. Unter größten Schwierigkeiten versucht sie, ihr gesamtes Leben neu zu organisieren sowie ihr in Trümmern liegendes Selbstwertgefühl wieder aufzubauen.

Beziehungssucht in einem solchen Ausmaß findet zumeist hinter sehr verschlossenen Türen statt. Glücklicherweise ist eine derart übersteigerte Abhängigkeit nicht der Normalfall. In der Regel empfinden wir zwischenmenschliche Beziehungen als etwas Bereicherndes, selbst wenn der steigende Druck im Kessel der Gesellschaft uns die Befriedigung primärer Beziehungswünsche erschwert. So können wir uns als Menschen in liebevollen Beziehungen sicher und geborgen binden und uns von lieb gewonnenen gemeinsamen Gewohnheiten emotional »abhängig« fühlen, ohne dass uns dies auch nur zum geringsten Nachteil gereichen würde.

Bindungen und Abhängigkeiten erleben wir nicht nur im zwischenmenschlichen Bereich. Auf vielen weiteren Ebenen sind wir weitaus größeren Abhängigkeiten unterworfen, als uns lieb sein kann. Wir sind abhängig von anonymen Verwaltungen und dort ablaufenden Prozessen, die steuernd in große Bereiche unseres Lebens eingreifen. Auf höheren Metaebenen ist die »Abhängigkeit« heutzutage gar zu dem Hauptmerkmal in der Organisation der globalen wirtschaftlichen, politischen und kommunikativen Vernetzung geworden. Unabhängigkeit ist in jeglicher Hinsicht eine Illusion oder bestenfalls ein relativer Zustand. So verstanden, leben wir in zahlreichen Abhängigkeiten, welche mit unserem herkömmlichen Verständnis von Suchtabhängigkeit auf den ersten Blick scheinbar rein gar nichts gemein haben. Wenn wir jedoch das süchtige Virus in all seinen Dimensionen verstehen wollen, müssen wir diese Metaebenen mit bedenken und im Auge behalten. Wir finden auf allen unser Leben regulierenden Organisationsebenen zahlreiche suchtartige Prozesse, wie sie der süchtigen Dynamik eigen sind. Jedweder Verwaltungsstruktur wohnt beispielsweise seit jeher der suchtartige Mechanismus inne, sich durch Auswucherung selbst zu vergrößern und aufzublähen. Der ungebremst um sich greifende Regulierungswahn in der öffentlichen wie politischen Verwaltung ist symptomatischer Ausdruck, gleichgültig, ob auf lokaler, nationaler oder internationaler Ebene.

Da »Abhängigkeit« so universell ist, macht es uns der Begriff schwer, ihn einzugrenzen. Deshalb komme ich auf unser gutes altes Wort »Sucht« zurück. Jeder macht sich eine Vorstellung davon, was damit gemeint ist, und bezieht dabei in der Regel automatisch mehrere Ebenen mit ein. Die Menschen, die »Sucht« spontan mit »Suche« in Verbindung bringen, erfassen auf einer tiefen, gefühlsmäßigen Ebene, dass Suchtverhalten immer auch ein Suchverhalten darstellt. Gleichgültig, ob wir von Alkohol-Sucht, Drogen-Sucht, Spiel-Sucht, Kauf-Sucht, Arbeit-Sucht, Mager-Sucht, Geltungs-Sucht, Kontroll-Sucht oder Herrsch-Sucht sprechen, die davon betroffenen Menschen sind auf einer inneren Suche. Die Motive, Inhalte und Ziele dieser Suche können offenkundig und bewusst oder aber völlig unklar und unbewusst sein. In dem Falle machen sie sich in diffuser Sehn-Sucht bemerkbar. Wer »Sucht« mit »Suche« und »Sehnsucht« in Verbindung bringt, bleibt selten dabei stehen. Nahezu jeder bringt »Sucht« in einem zweiten Schritt treffsicher mit »Abhängigkeit« in Verbindung, sei es die Abhängigkeit von Suchtmitteln oder diejenige nichtstofflicher Art von praktiziertem Suchtverhalten. Selbst dort, wo der Suchtbegriff einen inflationären Gebrauch erfährt, immer weiter ausufert und an

Trennschärfe verliert, ist das nicht widersinnig. Wir verfügen damit nämlich über eine zweckmäßige Bezeichnung für die Tatsache, dass nahezu jedes menschliche Verhalten suchtartigen Charakter anzunehmen vermag. Dieses weitgefasste Suchtverständnis ist im Volksmund mittlerweile fast so etwas wie Allgemeingut. Es gibt treffend die Tatsache wieder, dass »Sucht« weitaus mehr ist als »Drogenabhängigkeit«.

Der verstehbare Drang, seelische Krankheitsbilder im Allgemeinen sowie »Sucht« und »Abhängigkeit« im Speziellen genauer zu erfassen, führt im klinischen Bereich seit Jahren zu immer angestrengteren und ausgefeilteren Versuchen, hieb- und stichfeste Diagnosekriterien zur Beschreibung der »Störungsbilder« zu formulieren. Das Ergebnis sind bis heute zwei internationale Diagnosesysteme, mit deren Hilfe auch die Erscheinungsformen einer Suchtmittelabhängigkeit aufgeschlüsselt werden. In Deutschland wird zumeist mit den klinisch-diagnostischen Leitlinien der »Internationalen Klassifikation psychischer Störungen«, kurz ICD-10, gearbeitet. Die USA und viele andere Länder bevorzugen das »Diagnostische und Statistische Manual Psychischer Störungen« (DSM) in der jeweils gültigen revidierten Fassung. Beide Diagnosesysteme führen Kriterien auf, die erfüllt sein müssen, um berechtigterweise die Diagnose »Substanzabhängigkeit« zu erstellen.

Ich gebe die entsprechenden Kriterien der besseren Verständlichkeit halber in meinen eigenen Worten wieder.

Gemäß der ICD-10 soll die Diagnose einer Drogenabhängigkeit nur erfolgen, wenn mindestens drei der nachstehenden Kriterien zutreffen:

1. der starke Wunsch oder eine Art unabwendbarer innerer Zwang, psychoaktive Substanzen zu konsumieren,
2. eine verminderte Kontrollfähigkeit bezüglich des Beginns, der Beendigung und der Menge des Substanzkonsums,

3. ein Substanzgebrauch mit dem Ziel, auftretende seelische Entzugssymptome zu vermeiden oder umgehend zu mildern,
4. merkliche körperliche Entzugserscheinungen bei Beendigung oder Einschränkung des Konsums,
5. eine spürbare Toleranzentwicklung, d. h. die Gewöhnung an höhere Dosen einer Droge, um die gleiche Wirkung zu erzielen,
6. die fortschreitende Vernachlässigung anderer Vergnügungen oder Interessen zugunsten des Rauschmittelkonsums sowie ein erhöhter Zeitaufwand, um sich von den Folgen des Konsums zu erholen,
7. ein anhaltender Suchtmittelkonsum trotz nachweislich schädlicher Folgen, wie z. B. Müdigkeit, depressiver Verstimmungen, Verschlechterung der Gedächtnisleistung, Arbeitsplatzverlust oder Beziehungsstress,
8. ein eingeengtes Verhaltensmuster im Umgang mit der Substanz.

Im derzeit gültigen DSM-IV müssen ebenfalls drei Kriterien erfüllt sein, um die Diagnose »Substanzabhängigkeit« zu stellen. Die zusätzlich eingeführte Unterscheidung »mit« oder »ohne« körperliche Abhängigkeit deutet bereits die Schwierigkeiten in Bezug auf spezielle Substanzen an.

Im DSM-IV lauten die Leitkriterien:

1. Toleranzentwicklung, die gekennzeichnet ist durch
   a. Verlangen nach einer ausgeprägten Dosissteigerung, um die gewünschten Wirkungen herbeizuführen,
   b. deutlich verminderte Wirkung bei fortgesetzter Einnahme der gleichen Dosis eines Mittels.
2. Entzugssymptome, die sich äußern durch:
   a. charakteristische Entzugserscheinungen für die Substanz;

b. dieselbe oder eine ähnlich wirkende Substanz wird eingenommen, um Entzugssymptome zu lindern oder zu vermeiden.

3. Die Substanz wird häufiger in größeren Mengen oder länger als beabsichtigt eingenommen.

4. Anhaltender Wunsch oder erfolglose Versuche, den Substanzgebrauch zu verringern oder zu kontrollieren.

5. Viel Zeit für Aktivitäten, die Substanz zu beschaffen, sie zu sich zu nehmen oder sich von ihren Wirkungen zu erholen.

6. Wichtige soziale, berufliche oder Freizeitaktivitäten werden auf Grund des Substanzmissbrauchs aufgegeben oder eingeschränkt.

7. Fortgesetzter Substanzmissbrauch trotz Kenntnis eines anhaltenden oder wiederkehrenden körperlichen oder psychischen Problems, das durch den Substanzgebrauch verursacht wurde.

Wenn Sie als Leser selbst Konsument von Rausch- oder Suchtmitteln sind, halten Sie an dieser Stelle der Lektüre bitte einen Moment inne und nehmen Sie eine erste Selbsteinschätzung Ihres Suchtmittelgebrauchs sowie Ihres Abhängigkeitsrisikos anhand der aufgeführten Kriterien vor. Lesen Sie erst anschließend weiter.

Diagnoseschlüssel vermögen Anhaltspunkte für die Einschätzung des Gefährdungsgrades oder die Feststellung einer Substanzabhängigkeit zu liefern. Sie sind allerdings in keiner Weise in der Lage, das »Wesen« der Sucht sowie die charakteristische Eigendynamik des süchtigen Geschehens und der süchtig gefärbten Beziehungsstruktur zu erfassen. Und schon gar nicht bilden sie die individuelle innere Landschaft eines Menschen ab, die seinem persönlichen Suchtmittelgebrauch zu Grunde liegt. Im Alltag der medizinischen, psychiatrischen oder beratend-therapeutischen Arbeit mit Drogen gebrauchenden oder süchtig agierenden Menschen gehen diese Aspekte nur allzu häufig völlig unter. Die übliche klinische Pathologisierung geht am Selbstbild Drogen gebrauchender Menschen meilenweit vorbei. Als negative Zuschreibung schafft sie behindernde Distanz im therapeutischen Arbeitsbündnis. Standardisierte Diagnosen im ICD-10- oder DSM-Format legen die Annahme nahe, sie könnten mit ebensolchen standardisierten Therapien behandelt werden. Sucht- und Psychotherapien folgen jedoch nicht der Norm einer routinierten Blinddarm-, Magen- oder Herzoperation. Trotz therapeutischer Technik verlangen sie ein längerfristiges individuelles Eingehen auf höchst individuelle Menschen. Der Druck zur standardisierten Kurzzeittherapie mit Evaluationskontrolle geht vom ökonomischen Denken unseres standardisierten Gesundheitswesens aus. Ein derart an »Billigkeit« orientiertes wirtschaftliches Denken ist ein vom süchtigen Virus infiziertes Denken. Die individuellen Landschaften der menschlichen Seele nehmen im Planen und Handeln von Gesundheitspolitikern, Krankenkassen, Kassenärztlichen Vereinigungen sowie besessenen Dogmatikern modischen Qualitätsmanagements keinen Raum ein. Selbst die eifersüchtig über ihre Pfründe wachenden Vertreter derjenigen therapeutischen Verfahren, die einzig zur Kassenbehandlung zugelassen sind, orientieren sich weniger am Wohl der Klienten als an ihrer Besitzstandswahrung.

Menschen pflegen einen höchst individuellen und privat geprägten Umgang mit Suchtmitteln. Im weiten Spannungsfeld zwischen einem abstinenten, suchtmittelfreien Leben und einem Leben in Abhängigkeit von Drogen finden sich zahlreiche Muster im Umgang mit Rauschmitteln. Um treffender wiederzugeben, auf welcher Stufe der Suchtleiter sich ein Drogen gebrauchender Mensch befindet, müssen wir hilfsweise auf beschreibende Begriffe zurückgreifen, die versuchen, das Maß der Graustufen und die Eigenart eines Gebrauchsmusters zu erfassen. Wir sprechen dann von Gelegenheitskonsum, von risikobehaftetem Konsum oder von gewohnheitsmäßigem und schädlichem Konsum. Am Ende einer schiefen Ebene, die immer steiler nach unten führt, steht der extreme Zustand der süchtigen Abhängigkeit mit exzessivem Konsumverhalten.

Wir müssen das Wesen der Sucht nicht nur kognitiv verstehen, sondern es vor allem emotional erfassen. Persönlich finde ich es durchaus hilfreich, mit »Sucht« und »Abhängigkeit« über zwei nebeneinander existierende Begrifflichkeiten zur Beschreibung des Phänomens »Süchtige Abhängigkeit« zu verfügen. Im Zusammenziehen der beiden Wortbezeichnungen zum gedoppelten Terminus »Süchtige Abhängigkeit« fange ich sowohl den seiner Eigendynamik unterliegenden Prozess der süchtigen Entwicklung wie den Zustand der Abhängigkeit begrifflich ein. Aber selbst diese treffende Bezeichnung ist nur ein beschreibender Kompromiss. Es bleibt unter allen Umständen festzuhalten: Das Wesentliche des süchtigen Geschehens findet sich nicht in Worten. Je länger ich im Bereich Drogen- und Suchtprävention, Beratung und Therapie tätig bin, desto weniger wichtig ist es mir, die Sucht in eine klare Definition oder Begriffsbestimmung zu zwängen. Ich »weiß«, was Sucht ist, aber ich erfasse sie zunehmend weniger vom Kopf und Verstand her. Ich spüre vielmehr, wo mir das Wesen der Sucht begegnet. Das »Spüren« des Wesentlichen macht und hält mich arbeitsfähiger als das »Bedenken« der Sucht über den Verstand. Da mir dies die unverzichtbare Voraussetzung scheint, um dem süchtigen Virus wirkungsvoll entgegentreten zu können, werde ich das Wesen der Sucht sowie die ihr eigene Dynamik im folgenden längeren Kapitel ausführlich beschreiben.

6
Das Wesen und die Dynamik der süchtigen Beziehungsstruktur

Die Dynamik der süchtigen Beziehungsstruktur spricht eine ganz eigene Sprache. Wenn Menschen als einzelne Personen, Familien als überschaubare Systeme, gesellschaftliche Institutionen sowie wirtschaftliche Unternehmen als größere Organisationsstrukturen oder gar »Global Players« als weltweit gespannte Netzwerke vom süchtigen Virus befallen und infiziert sind, wird das Geschehen von einer besonderen Dynamik erfasst. Die süchtige Beziehungs- und Organisationsstruktur unterliegt eigenen Gesetzmäßigkeiten. Bei einzelnen Menschen mit ihrer individuellen Lebensgeschichte können sie in das Vollbild der »süchtigen Abhängigkeit« münden oder sich in gemäßigter Ausprägung in den vielen Zwischenstufen von Suchtmittelgebrauch und Suchtverhalten finden. In nahezu allen gesellschaftlichen, wirtschaftlichen und politischen Organisationen gleich welcher Größe lassen sich bei sorgfältigem Hinsehen in der Organisationsstruktur und im Handlungsmodus suchtartige Mechanismen finden, welche passgenau dem Wesen eines individuellen oder familiären Suchtgeschehens entsprechen.

»Ehre, wem Ehre gebührt«: Meines Wissens kommt Rainer Baudis das Verdienst zu, als Erster die Gesetzmäßigkeiten der süchtigen Beziehungsstruktur beschrieben zu haben. In einer Art »Grammatik der Sucht« arbeitet er eine Beziehungsstruktur heraus, die einen spezifischen Erfahrungsraum absteckt. Ihre Merkmale sind die unbestimmte Vieldeutigkeit der Beziehungsinformation, untergründige Spannung und Ambivalenz, erbit-

terte Verweigerung von Kommunikation, »Sich-Einengen« auf
eine selbst geschaffene Welt durch Rückzug aus der lebendigen
Welt, Verlust von Werterfahrung, Empfindungstaubheit sowie
chronische Grenzverletzung und die Desorganisation des zwischenmenschlichen Felds. Wir haben damit die komplette
Grammatik der süchtigen Beziehungsstruktur.

Wo Menschen miteinander in Kontakt treten und ihre Umwelt
organisieren, schaffen sie Beziehungsräume. Pfleglicher Umgang
miteinander fördert verbindende Beziehungsräume. Nachlässi-
ger Umgang errichtet Zwischenräume oder gar unüberbrückba-
re trennende Gräben. Die süchtige Beziehung und Kontextge-
staltung ist von besonderer Mächtigkeit. Mit aller Macht will sie
die jeweilige Beziehung durch das »Induzieren von Inkompe-
tenz«, also durch das Herstellen von Hilflosigkeit, definieren
und lähmen. Zusätzlich entwertet sie alle Beziehungsangebote
eines Gegenübers. Beide Kommunikationsstrategien können
vom süchtig Gefährdeten oder Abhängigen aktiv wie passiv verfolgt werden. In einem schleichenden Prozess, der sich im »psychosozialen Gewebe« ausbreitet, wird das Selbst, das Gegenüber
und der gemeinsam geschaffene Beziehungsraum vom süchtigen Virus derart infiziert, dass es durch chronische Grenzverletzungen zur Eskalation kommt. Sie mündet im Prozess der
»Schismogenese«, d. h., das Selbst, die Familie, die Gruppe oder
das soziale System werden gespalten. Die zerstörerische Entwertung und Desorganisation erfasst alle zwischenmenschlichen
wie kontextuellen Bezüge. Der Suchtprozess trennt sich vom Lebensprozess.

In seiner Grammatik der Sucht widmet Baudis dem Selbst
und seinem psychosozialen Feld große Aufmerksamkeit. Seine
Analyse der süchtigen Beziehungsmuster verdeutlicht die extreme Dynamik des suchtkontaminierten Geschehens.

Seine Grundgedanken aufgreifend, führe ich Sie als Leser anhand abwechslungsreicher Beispiele aus dem »ganz normalen
Wahnsinn« täglichen Lebens mitten hinein in das Wesen und
die Dynamik der süchtigen Beziehungsstruktur. Wer nicht aus-

reichend mit den Gesetzen des süchtigen Geschehens vertraut ist, verliert in dessen Strudel nur allzu leicht den Boden unter den Füßen und tappt in sämtliche Beziehungsfallen, welche sich ihm stellen. Folglich führt für denjenigen, der in seiner persönlichen Auseinandersetzung mit den machtvollen süchtigen Prozessen seine private wie berufliche Handlungsfähigkeit bewahren möchte, kein Weg daran vorbei, sich mit den wesentlichen Merkmalen der süchtigen Dynamik vertraut zu machen.

Die unbestimmte Vieldeutigkeit der Beziehungsinformation – »Hat er oder hat er nicht?«

Wenn Menschen gewohnheitsmäßig Suchtmittel gebrauchen, weiß selbst das engste soziale Umfeld häufig nicht mehr, was der »Stand der Dinge« ist. Eltern, Angehörige, Freunde, Sozialarbeiter, Ärzte, Suchtberater oder Gutachter bei der Medizinisch-Psychologischen Untersuchung müssen vor dem Hintergrund ihres persönlichen Kenntnisstandes unablässig eine Fülle von Worten, Taten, Gesten, körperlichen Reaktionen und sonstigen Beziehungsinformationen des Konsumenten bewerten, um sich ein möglichst zutreffendes Bild von dessen Person und Konsumverhalten zu machen. Doch wer Suchtmittel missbraucht, hat in der Regel ein Interesse daran, seine Konsumgewohnheiten, so lange es geht, zu verheimlichen. Ist der Drogengebrauch offen geworden, wird der Betroffene ihn entweder verniedlichen, das Risiko verleugnen, beteuern, alles »im Griff zu haben«, die Droge seiner Wahl vehement verteidigen oder umgekehrt vorgeben, ihren Gebrauch umgehend einzustellen. Sobald Drogen ins Spiel kommen, wird die Glaubwürdigkeit des Benutzers zum Problem.

Haben Eltern Kenntnis davon, dass ihr Sohn Cannabis konsumiert, treibt sie beständig die Frage um: »Wie wird er heute wohl nach Hause kommen? Hat er gekifft oder hat er nicht ge-

kifft?« Sie werden nach eindeutigen Hinweisen im Verhalten ihres Sohnes suchen. Sagt er die Wahrheit, wenn er nach Hause
kommt und beteuert, er habe nicht gekifft? Direkt anzumerken
ist ihm nichts. Aber vielleicht hat er ja am frühen Nachmittag
gekifft und die Wirkung hat bereits nachgelassen? Entdeckt die
besorgte Mutter nicht noch einen verdächtigen Glanz in seinen
Augen? Hat sein Blick nicht etwas leicht Unaufrichtiges? Die
Mutter ist nur allzu gerne bereit, ihrem Sohn zu glauben. Doch
es bleibt ein ganz ungutes Gefühl im Bauch. Restzweifel nagen
an ihr. Sie glaubt zu spüren, dass etwas nicht stimmt, dass ihr
Sohn nicht die Wahrheit sagt. Aber sie zweifelt an ihrem Gefühl
und an ihrer Wahrnehmung, weil sie keinen sicheren Hinweis
für die Richtigkeit ihrer Intuition hat.

**In ungezählten Familien wiederholt sich die beschriebene
Situation so oder so ähnlich hundert- und tausendfach:
Eltern zweifeln daran, ob ihre Kinder wirklich die Wahrheit sagen, und genau dies führt zu wechselseitigem Be-
lauern. Und alle Beteiligten sitzen in der ersten Beziehungsfalle.**

Drogen und Suchtmittel gebrauchende Jugendliche wie Erwachsenen sind überaus geschickt im Erfinden der glaubwürdigsten
Geschichten zur Durchsetzung ihres Konsumverhaltens. Seien
es die Begründungen für erhöhten Geldbedarf, für das zu späte
Nach-Hause-Kommen oder für die absolute Notwendigkeit
eines bestimmten ärztlichen Rezeptes, ihre vorgebrachten Geschichten klingen so, als könnten sie stimmen. An keiner Erklärung sind argumentative Lücken oder Widersprüche auszu-
machen, welche die Lüge des Konsumenten offen legen würden.
Nichtsdestotrotz ist die ganze plausibel klingende Begründung
in zahlreichen Fällen schlichtweg erfunden. Sie ist nichts weiter
als eine zweckmäßig ausgedachte Story zur Erreichung eines
Zieles. Die erste erfolgreiche »Unwahrheit« oder Lüge des Drogenkonsumenten macht die zweite sowie alle folgenden leichter.

Sein Interesse ist die Vernebelung dessen, was er tatsächlich treibt. Wer das »Spiel« nicht durchschaut, geht ihm so lange auf den Leim, bis es irgendwann zwangsläufig auffliegt. Die persönliche Enttäuschung und Verletztheit des gutgläubigen sozialen Umfeldes des Konsumenten sind dann umso größer.

Wo Drogen im Spiel sind, ist der Zweifel berechtigt. Die berechtigte Skepsis gegenüber den Aussagen von Suchtmittelkonsumenten darf sich jedoch nicht zum abgrundtiefen, paranoiden Misstrauen auswachsen. Die Schwierigkeiten bestehen darin, die vielschichtigen Beziehungsinformationen richtig zu sortieren und Wahres von Unwahrem zu trennen.

Was hilft, um den Durchblick zu bewahren? Es braucht mindestens dreierlei: erstens die Erfahrung, welche das Wissen um dieses »Gesicht« der süchtigen Dynamik einschließt, zweitens Menschenkenntnis und das Sichverlassen auf die eigene Intuition, das berühmte »Gefühl im Bauch«, selbst wenn ihm hundertmal entgegengehalten wird, dass es kein objektives oder im Falle eines Falles gar gerichtsverwertbares Kriterium ist, sowie drittens Nachsicht mit sich selbst, wenn man sich trotz aller Intuition, Erfahrung oder Professionalität hat täuschen lassen. Selbst der erfahrenste Suchtberater ist nicht davor gefeit, im Einzelfall den Kürzeren zu ziehen gegenüber dem Erfindungsreichtum und der Durchsetzungsfähigkeit seines Klienten. So geschehen dem langjährigen Mitarbeiter einer Suchtberatungsstelle, der Drogenkonsumenten, welche im Zusammenhang mit ihrem Konsum ihren Führerschein verloren haben, auf die Medizinisch-Psychologische Prüfung vorbereitet. Einem mit Kokain auffällig gewordenen, beruflich noch gut integrierten und gepflegt wirkenden jungen Mann war es gelungen, ihm so überzeugend seinen vermeintlichen inneren Wandlungsprozess vorzuspielen, dass der Berater fest davon überzeugt war, sein Klient sei »clean«. Als er ihn dann aber »zufällig« zielstrebig auf eine szenebekannte Einrichtung zur Versorgung mit Koks zusteuern sah, musste er anerkennen, dass er der geschickten Täuschung seines Klienten erlegen war. Das professionelle Wissen darum, dass dies nie völlig auszuschließen ist, ermöglichte ihm jedoch den recht gelassenen Umgang mit der arglistigen Täuschung, ohne seine professionelle Kompetenz grundsätzlich in Frage zu stellen.

Untergründige Spannung und Ambivalenz im Chaos widerstreitender Gefühle – »Ich liebe dich, ich hasse dich«

Wo psychoaktive Suchtmittel ihre eigenmächtigen Wirkungen entfalten, werden sich die heftigsten und widerstreitendsten Gefühle bemerkbar machen. Der Nutzer der Stoffe selbst vermag ein breites Gefühlsspektrum zu durchmessen: »Abtanzen, bis die Seele fliegt«, »im siebten Himmel über den Wolken schweben«, »glücklich sein, wie noch nie vorher in meinem Leben«, aber auch im Gegenteil »abgrundtief im schwarzen, hoffnungslosen Loch der Depression versinken«, »in rasender Aggressivität durchknallen« oder »im psychotischen Niemandsland verloren gehen«. Wenn der Suchtmittelgebrauch eines Menschen sich verselbständigt und in wachsendem Maße zum Problem wird, muss sich das gesamte soziale Umfeld darauf gefasst machen, von den machtvollsten widerstreitenden Gefühlen durchgeschüttelt zu werden. Die süchtige Beziehungsstruktur ist geprägt von dieser Ambivalenz und dem damit einhergehenden offenen oder untergründigen Spannungszustand.

Eltern, deren Söhne oder Töchter öfters bis gewohnheitsmäßig Drogen gebrauchen, stehen ständig unter Strom. Solange die Phase andauert, in welcher Drogen im Leben ihrer Kinder eine bestimmende, schwer einschätzbare Rolle spielen, leben die Eltern in einem permanenten Zustand erhöhter psychischer wie körperlicher Anspannung. Es gelingt ihnen kaum oder nur mit Mühe, eine eigene innere Ruhe zu finden und zu bewahren. Nicht wenige Eltern geraten geradezu in Verzweiflung und Panik und verlieren ob ihrer seelischen Ausnahmezustände jegliche Handlungsfähigkeit. Aber auch jene Mütter und Väter, welche sich in ihrer elterlichen Kompetenz nicht vom süchtigen Virus entmachten lassen möchten, kämpfen mit chaotischen Gefühlszuständen. Darauf innerlich vorbereitet zu sein erleichtert das erfolgreiche Hindurchgehen durch eine so anstrengende, Nerven kostende Lebensphase. Da Jugendliche die inneren Nöte ihrer Eltern in schöner Regelmäßigkeit unterschätzen, wird die gemeinsame Verständigung zusätzlich erschwert.

Jungen und Mädchen, die zu viel Alkohol trinken, täglich kiffen, über einen längeren Zeitraum synthetische Drogen nehmen oder gar Drogenmischkonsum betreiben, liefern sich in wachsendem Maße den sehr eigenmächtigen Wirkungen der psychoaktiven Substanzen aus. Sie sind schlichtweg »drogiert«, das heißt, sie stehen ohne Unterlass unter dem Einfluss der Drogen ihrer Wahl.

Mit hoher Wahrscheinlichkeit verändern sie sich spürbar in ihrer Persönlichkeit. Sie bekommen unleidliche Züge, tun, was sie möchten, halten sich kaum an eine Regel, kommen und gehen, wie es ihnen gerade beliebt, reagieren häufiger gereizt und aggressiv bis hin zu Handgreiflichkeiten, fangen an zu lügen, sprechen Drohungen aus, und manchmal beginnen sie sogar, ihre Eltern, Geschwister oder fremde Dritte zu bestehlen. Mütter und Väter leiden unter einer solchen Veränderung ihrer Kinder. Oft müssen sie ohnmächtig zusehen, wie diese in immer größere Schwierigkeiten geraten, Schule oder Arbeit schleifen lassen, keiner sinnvollen Beschäftigung mehr nachgehen und bloß noch abhängen. Viele Eltern suchen die Schuld für das Verhalten ihrer Kinder bei sich. Sie quälen sich dauernd mit Fragen wie: »Was haben wir bloß falsch gemacht?«, oder: »Haben wir als Eltern versagt?« Ohnmachts- wie Schuldgefühle sind schwierig zu ertragen. Sie rufen häufig wütende und zornige Gegenreaktionen hervor. Die Streitigkeiten in der Familie häufen sich. Warten Eltern täglich darauf, ob ihr Sohn oder die Tochter wieder angetrunken, bekifft oder anderweitig »angeturnt« nach Hause kommen, riskieren sie zum kontrollierenden Verfolger zu werden. Kontrollversuche sind in aller Regel zum

Scheitern verurteilt. Zudem begünstigen sie bei den Eltern das Auftreten peinlicher Beschämungsgefühle.

Verläuft der Drogengebrauch von Jugendlichen nach einem unregelmäßigen Gebrauchsmuster, können sie über Tage oder gar Wochen nüchtern oder clean und gut ansprechbar sein. In den Eltern keimt das zarte Pflänzchen Hoffnung, dass der Spuk und das Schlimmste überstanden seien. Die positiven Liebesgefühle für die Kinder gewinnen vorübergehend wieder die Oberhand. Doch Mütter wie Väter stürzen heftig ab, wenn das Treiben erneut losgeht, die Kinder vermehrt und stärker konsumieren, keine Regel und Bastion mehr zu halten scheinen. Verschärft sich die Situation durch wachsende Provokationen, aggressiv vorgetragene Verbalattacken und Diebstähle oder im Extremfall gar durch tätliche Übergriffe, sehen sich die Eltern mit wachsenden Gefühlen von Ablehnung oder gar Hass konfrontiert. Die mütterliche oder väterliche Liebe zu den Kindern hält der Belastung nicht oder nur schwer stand. Die Beziehung ist kaum noch zu halten. Sich zeitweilige Hassgefühle gegenüber den eigenen Kindern zuzugestehen fällt Eltern schwer. Solche Gefühle dürfen sie nicht wirklich empfinden. Trotz aller bewusst versuchter Gegenwehr werden sie nicht selten von deren Mächtigkeit überwältigt. Der Gedanke taucht auf, nistet sich ein und verfestigt sich, das Drogen gebrauchende Problemkind aus der Familie zu werfen, um über den Akt der Trennung spürbare Entlastung zu schaffen.

Zieht sich der Drogengebrauch von Kindern über Monate oder Jahre hin, ist es dienlich für Eltern, frühzeitig gewappnet und vorbereitet zu sein auf das charakteristische, außergewöhnlich belastende, sich chaotisch anfühlende Pendeln zwischen anhaftender Liebe, welche angestrengt die Beziehung zu den Söhnen und Töchtern zu halten sucht, und Hassgefühlen, die um der Erleichterung willen dazu verleiten, die Beziehungsbande zu kappen oder zuzulassen, dass sie abreißen. Eltern, welche in solchen Spannungszuständen nicht gut für sich selbst und ihr eigenes Wohlergehen sorgen, drohen zwischen den Mühlsteinen von Halte- und Ausstoßungstendenzen zerrieben zu werden.

Nicht nur Töchter und Söhne, sondern auch Mütter und Väter gebrauchen Suchtmittel. Es ist kein Geheimnis, dass Kinder durch eine seelische Hölle gehen, wenn ein Elternteil massiv alkoholabhängig ist. Im Zusammenleben mit trinkenden Eltern erleben deren Kinder ein Drama. Sie müssen innerlich beständig auf der Hut sein, um sich auf die schnell wechselnden Stimmungen zu Hause einzustellen.

Da ist unter Umständen die Mutter, die ihre Kinder im angetrunkenen Zustand nicht angemessen zu versorgen vermag oder die zwischen schlechtem Gewissen und übertriebener Zuwendung im nüchternen Zustand sowie apathischem Rückzug oder schroffer Ablehnung mit betrunkenem Kopf hin und her wechselt. Da mag auch der Vater sein, welcher sich in nüchternem Zustand durchaus liebevoll um seine Kinder kümmert, sich aber in einen schreienden, tobenden oder gar schlagenden Unmenschen verwandelt, sobald er zu viel getrunken hat und der Alkohol seine fatale Wirkung tut. Oft wissen die Kinder suchtabhängiger Mütter oder Väter nicht mehr, was sie fühlen sollen.

Selbst wenn trinkende Eltern das Maß an Mitgefühl, das suchtkranke Menschen in ihrem Leben für sich beanspruchen dürfen, längst aufgebraucht haben, weil sie die Grenzen dessen, was sie ihren Kindern mit ihrem Alkoholmissbrauch gerade noch hätten zumuten dürfen, bereits mehrfach überschritten haben, fühlen sich die Kinder immer noch durch Loyalität gebunden. Zwar schwanken auch sie zwischen Liebe und Verachtung für die Eltern, aber sie werden sie unter allen Umständen zu schützen versuchen. Der trinkende Vater ist für seinen Sohn eben nicht nur der »wehleidige, jammernde Sack« oder »das prügelnde Schwein«, sondern auch »der liebevolle Vater, der es selbst schwer hat im Leben«. Es geht ein langer Leidensweg voraus, bevor Jugendliche von sich aus die Beziehung zu einem alkoholabhängigen Elternteil abbrechen. Nicht alle Kinder entwickeln sich in einem derartigen familiären Sozialdrama in gleicher Weise. In den einen erwächst eine innere Wüste, unter deren Ödnis sie ihr Leben lang zu leiden haben. Andere wiede-

rum prägen ungeahnte Stärken aus und nutzen in späteren Lebensphasen ihr fein ausgeprägtes Gespür für untergründige
Stimmungslagen zu einem Beziehungsverhalten, welches weitestgehend frei von verwirrenden Doppelbotschaften ist.

Es braucht nicht einmal das Extrem der Alkoholabhängigkeit
eines familiär nahe stehenden Menschen zu sein, welches verheerende Folgen nach sich ziehen kann. Selbst »ganz normal«
Alkohol konsumierende Erwachsene vermögen Kinder in tiefe
Verwirrung zu stürzen. Insbesondere jüngere Kinder haben Mühe, zu verstehen, weshalb »der Onkel plötzlich so komisch
wird«, wenn er am Geburtstag der Tante zwei oder drei Gläser
Sekt getrunken hat.

Kinder können die Veränderungen, die selbst mäßiger Alkoholkonsum im Verhalten vertrauter Erwachsener bewirkt, wenig
einschätzen. Das ist für sie ein Lernprozess, den Erwachsene ihnen durch den gewohnheitsmäßigen Gebrauch der Volksdroge
Alkohol geradezu aufzwingen. Um in der klischeehaften Szene
zu bleiben: Wenn der angetrunkene Onkel »klebrig sentimental
und anhänglich« wird und von seiner 11-jährigen Nichte »ein
Küsschen hier und ein Küsschen da« möchte, dann führt das
zwar in zahlreichen vergleichbaren Situationen eher zu familiärer Belustigung als zum Eklat. Aber im Grunde genommen beginnt hier die übergriffige Nötigung, die nichts mit den Wünschen und Bedürfnissen der Kinder zu tun hat. Kein Kind mag
es gerne, wenn Erwachsene nach Alkohol riechen und obendrein noch aufdringlich werden.

Viele Erwachsene müssten rot werden bis über die Ohren,
wenn sie eine Ahnung davon hätten, welche »Anekdoten« Kinder und Jugendliche über ihr Verhalten im angetrunkenen Zustand erzählen. Es stünde den erwachsenen Vorbildern nicht
schlecht an, wenn sie auf ihr »ganz normales« Trinkverhalten
im Beisein von Kindern und Jugendlichen mehr Gedanken verwenden würden. Es geht mir dabei in keiner Weise darum, je-
mandem seinen Genuss alkoholischer Getränke zu verleiden.
Ich plädiere aber sehr entschieden für einen von größerer Verantwortung getragenen Umgang mit diesem stark auf die Ge-

fühle einwirkenden Mittel, als er in unserer Gesellschaft gemein-
hin gepflegt wird.

Die Einengung der Welt – »Die Maus in der Falle«

Süchtiges Verhalten verengt jegliche Lebensführung, selbst wenn
einem die Welt zu Füßen liegen mag. Der »Duft der großen,
weiten Welt« oder der luxuriöse Glamour des »Jet-Sets« sowie
vieler hofierter Größen aus Film, Fernsehen und Showgeschäft
widerspricht dem in keiner Weise. Der enorme Verbrauch an
Suchtmitteln jeglicher Art in der Branche ist einschlägig bekannt. Gierig nach Erfolg, Ruhm oder narzisstischer Bestätigung
folgen Scharen von »Stars« und »Sternchen« blindlings weiteren
suchtartigen Mustern. Die Folgen für ihre Karrieren liefern den
Stoff für die Titelseiten aller Gazetten dieser Welt.

In der Welt des »gewöhnlichen« Drogenkonsumenten geht es
weniger glamourös und weitaus bescheidener zu. Doch je mehr
sein Suchtmittelgebrauch zur Gewohnheit wird, desto deutlicher verengen sich seine freien Gestaltungsräume im Leben. Die
Sucht treibt ihn vor sich her. Mit Macht zieht es den Nutzer
psychoaktiver Substanzen hinein in einen zunehmend enger
und dunkler werdenden Tunnel. Am Ende sitzt er wie die Maus
in der Falle. So formuliert ein hoch gebildeter, vom jahrzehnte-
langen Trinken schwer gezeichneter Alkoholiker wörtlich:

> »Ich fühle mich nur noch winzig. Die Wände um mich herum er-
> drücken mich. Wenn eine Maus in die Falle geht, hat sie wenigstens
> das Glück, dort ein schnelles Ende zu finden. Wie mein Ende aus-
> sieht, braucht mir niemand mehr schonend beizubringen. Meine
> Gesundheit ist hoffnungslos ruiniert, meine Leber kurz davor, end-
> gültig ihren Geist aufzugeben. Ich wünschte, ich hätte den Mut, mir
> selbst ein würdigeres und auch schmerzloseres Ende zu bereiten.
> Aber noch schlimmer ist, wie ich mich vor mir selbst schäme, weil
> ich mein Leben so sinnlos versoffen habe. Die paar Monate, die mir
> höchstens noch bleiben, möchte ich jedenfalls noch trocken und
> nüchtern verleben.«

Auch Drogen, denen die Nutzer ein schwächer ausgeprägtes Suchtpotenzial als Alkohol zumessen, sind in der Lage, die Sicht ihrer Konsumenten auf das Leben immer stärker einzuengen. Der Kiffer, der täglich seinen »Bong« oder »Eimer zieht«, schaut immer seltener nach rechts oder links. Sein Leben reduziert sich auf den Inhalt des Bongs. Seelisch abhängige Ecstasykonsumenten suchen den Herzschlag des Lebens im Innern ihrer Pillen:

> »Ich lebe für Ecstasy. So wie andere Leute an ihrer Frau, ihrem Haus, ihrem Auto, ihrem Hund oder sonst was hängen, hängt mein Herz an Ecstasy. Das ist das Beste, was mir je passiert ist. Ich würde eher alles andere aufgeben, als auf dieses Gefühl zu verzichten.«

Drogengebrauch lässt das Leben bestenfalls vorübergehend in schillernden Farben leuchten. Wer die Kontrolle über das Mittel seiner Wahl verliert, versklavt sich.

Süchtige Abhängigkeit bietet niemals Lebensfülle. Der lebendige Lebensfluss versiegt. Was einmal wichtig war, verliert seine Bedeutung. Liebespartner, Eltern, Freunde, Schule, Arbeitsplatz, Gesundheit verlieren ihren lebensbereichernden Wert. Gefräßig, wie das süchtige Virus ist, werden sie einfach verschluckt. Was bleibt, ist das Mittel.

Ein Gebraucher von Crystal, einer der »gefräßigsten« Drogen überhaupt, kommt für sich zu der »grausamen Erkenntnis, in dieser unserer Gesellschaft nicht mehr lebensfähig zu sein:

> »... Ich lebe in zwei Welten und somit schon längst nicht mehr in der Wirklichkeit, sondern in meiner eigenen, mit Hilfe von C. aufgebauten, kleinen Welt ... Heute weiß ich, dass keiner stärker sein kann als die Droge selbst. Crystal kontrolliert mich und macht mich kaputt. Mich und mein hart erkämpftes Dasein in der Realität!«

Sucht ist kein Lebensschicksal. Sie ist nicht unbezwingbar. Psychoaktive Suchtmittel können zu mächtigen Gegnern werden, die den Ausstieg aus der Sucht zu einem überaus mühevollen

Unterfangen machen. Jede süchtige Abhängigkeit kommt zu einem Ende. Entweder, weil der Konsument den Gegner besiegt, oder durch den Tod des Konsumenten. Letzterer ist das Extrem. Seinen Tod realistisch vor Augen schloss obiger Alkoholiker sein Lebensfazit mit dem Vorsatz: »Ich will die letzten Monate unbedingt noch nüchtern erleben. Bevor ich wirklich sterbe, möchte ich noch den letzten Rest meiner Würde wiedererlangen. Wenigstens einmal will ich mir im Spiegel noch mit Anstand in die Augen schauen können. Das bin ich mir selbst schuldig.«

Die Verengung der Lebensführung ist nicht nur das Problem des direkten Symptomträgers. Hochansteckend greift sie unter Umständen auf sein gesamtes soziales Bezugssystem über. Wenn Eltern erfahren, dass ihre Kinder Drogen nehmen, erleben sie in vielerlei Hinsicht eine gravierende Veränderung ihrer eigenen Befindlichkeit. Ihre Lebensfreude und ihr Aktivitätsniveau sinken unmittelbar ab. Sie fokussieren nur noch auf den Drogengebrauch des Kindes, der zum alles beherrschenden Familienthema wird. Argwöhnisch beäugen sie ihr Kind, verfolgen jeden seiner Schritte, versuchen sein Verhalten und seinen Drogengebrauch zu kontrollieren, um Schlimmeres zu verhüten. Die liebenswerten Seiten des Kindes verblassen, werden zunehmend weniger gesehen. Die Eltern gehen weniger aus, vernachlässigen ihr eigenes Wohlbefinden. Für Geschwister wird es eng, weil das Drogen gebrauchende Kind die gesamte Aufmerksamkeit der Eltern an sich bindet. Für sie bleibt folglich weniger und weniger übrig. Gelingt es den Eltern nicht, dem eigenen Psychostress gegenzusteuern, fühlen sie sich schnell ausgelaugt, körperlich wie seelisch erschöpft.

Für alle Eltern Drogen gebrauchender Jugendlicher gilt deshalb die Regel: Trennen Sie die Leidenswege. Verwenden Sie genügend Kraft und Energie darauf, gut für sich selbst zu sorgen. Wenn Drogen dazu beitragen, dass Ihr Kind nichts Sinnvolles aus seinem Leben macht, tun Sie auf keinen Fall »mehr desselben«. Setzen Sie den Drogen

unter allen Umständen etwas das Leben Bereicherndes
entgegen. Damit unterstützen Sie Ihr Kind noch am wir-
kungsvollsten. Es nützt ihm in keiner Weise, wenn Sie mit
ihm leiden oder am Ende gar mit ihm auf der Strecke bleiben.

Eine leidgeprüfte Mutter, deren Sohn 10 Jahre Cannabis gebrauchte, fasst ihre Erfahrungen so zusammen:

> »Ich habe wie eine Löwin für meinen Sohn gekämpft. Ich wollte ihn
> gegen alles und jeden verteidigen. Es hat mich Jahre meines Lebens
> gekostet. Ich habe mich selbst immer mehr eingeschränkt. Ich habe
> lange gebraucht, um zu verstehen, dass ich nicht für ihn kämpfen
> kann, indem ich alles für ihn regele. Ich muss auch an mich denken.
> Heute denke ich, wenn Kinder Drogen nehmen, ist das Problem
> nicht auf einmal zu lösen. Deshalb ist es so wichtig, immer mal wie-
> der kleinere, alltägliche Konflikte mit den Kindern zu lösen, um die
> Fähigkeit wiederzuerlangen, sie lieben zu können.«

Der Verlust der Lebendigkeit – »Ich bin so zu«

Die Indienstnahme von Rauschdrogen und Suchtstoffen hat
immer etwas mit unserem Umgang mit Gefühlen zu tun. Je weniger Zugang ein Mensch zu seinen Gefühlen hat, je eingeschränkter er ihnen vertraut und je schwerer es ihm fällt, sie
auszudrücken, desto stärker wächst sein Risiko, in seinen Ge-
fühlshaushalt steuernd über die Wirkungen von Rauschmitteln
einzugreifen. Sie vermögen vorübergehende (trügerische) Nähe
zur eigenen Innenwelt, zu anderen Menschen oder zu sich er-
öffnenden, paradiesisch erscheinenden Imperien herzustellen
oder in abgrundtiefer Einsamkeit von allem und jedem zu trennen.

Eine 17 Jahre alte Gymnasiastin brachte es ohne Beschönigung
auf den gänzlich unspektakulären, weil heutzutage alltäglichen
Punkt:

»Wir sind eine Generation, die ist gefühlsmäßig so zu, dass jeder nur noch für sich allein ist. Wenn wir gemeinsam kiffen, hilft uns das, wenigstens dann mit den anderen näher zusammen zu sein. Kiffen erleichtert mir den Kontakt. Ich mache mir dann weniger Gedanken, wie ich auf die anderen wirke, bin weniger kontrolliert und kann mehr aus mir herausgehen.«

Ein Benutzer stimulierender Partydrogen beklagt gleichfalls den Verlust seiner Kontakt- und Empfindungsfähigkeit:

»Bei mir hat sich langsam über Jahre hinweg eingeschlichen, dass ich nichts mehr wirklich spüre. Ich habe einfach keine Gefühle mehr, fühle mich innerlich wie abgestorben. Selbst wenn ich drauf bin, spüre ich kaum etwas, von dem ich klar sagen könnte, was es ist. Ich bin in mir drin nicht mehr lebendig. Nur ein Gefühl ist mir geblieben: Wenn ich runterkomme, ist da nur noch Einsamkeit. Ich werde weggespült von Einsamkeit. Das Gute daran ist, das ist wenigstens *ein* Gefühl, und zwar so deutlich, dass ich weiß, es gibt mich noch!«

Ein weiterer Konsument synthetischer Drogen setzt seine verlorene Lebendigkeit voller Resignation als letzten ohnmächtig wütenden Protest ins Internet:

»Was ist das, was uns treibt, uns mit Drogen kaputtzumachen – warum sind wir so unglaublich traurig?
Warum ist unsere Jugend so krank, warum schreien wir nur so stumm um Hilfe – und warum, verfickte Scheiße, hört niemand unser Schreien?
Wir rennen Idealen hinterher und verlieren uns dabei – ich finde wir sind eine LOST GENERATION.«

Leider können wir das nicht als eine Überdosis Selbstmitleid abtun. Dafür enthält das Fazit des jungen Mannes für seine Generation ein viel zu bedrückendes Ausmaß an Realität.

Eine junge Frau, die mit der Hoffnung und dem Anspruch angetreten war, die von ihr als grau empfundene Welt aus den Angeln zu heben und zu verändern, zieht ebenfalls eine verheerende Bilanz:

»Ich wollte was haben vom Leben, hatte nicht bloß Träume, sondern auch konkrete Pläne. Aber ich bin im Feiern mit Drogen abgesoffen, im Meer meiner Träume ertrunken. Nicht mal mehr Party bleibt mir. Die Drogen haben ihre Kinder gefressen.
Du siehst kaum noch strahlende Augen oder lächelnde Gesichter auf Partys, dafür aber umso mehr ›Krankies‹. Und außerdem: Was habe ich noch groß zu feiern, wenn mir selbst völlig das Lachen vergangen ist. Das fehlt mir am meisten: mein Lachen von früher. Weg.«

Das ist beileibe nicht das Einzelproblem dieser jungen Frau. Glückliche, von innen heraus strahlende Gesichter sind in unserer Gesellschaft nicht gerade an der Tagesordnung. Viel zu viele Menschen empfinden das Leben weitaus stärker als einen pausenlosen Existenzkampf denn als Glück. Von dieser Tatsache und der seelischen Not vieler Frauen, Männer, Kinder und Jugendlicher, in dieser Gesellschaft lebt und profitiert die sich immer dreister gebärdende kommerzialisierte »Glücks-« und Unterhaltungsindustrie.

Der Verlust von Werterfahrung – »Das ist mir doch egal«

Der Verlust von Werterfahrung vermag Ursache wie Folge von Suchtmittelmissbrauch zu sein. Menschen, welche in ihrem Leben zu wenig persönliche Wertschätzung erfahren haben, müssen mit einem wie auch immer gearteten Versuch des Ausgleichs darauf reagieren. Nicht selten tun sie das mit dem verzweifelten Rückgriff auf bestimmte Rauschmittel, welche auf Grund ihrer spezifischen Wirkungen besonders geeignet sind, ihren brüchigen Selbstwert trügerisch aufzublähen. Da dies dem Selbst jedoch keine dauerhafte Stabilität verleiht, wird der Griff zur selbstwertnährenden Substanz zur Gewohnheit. Der untaugliche Problemlösungsversuch wird aber auch durch seine ständige Wiederholung nicht tauglicher. Er führt eher zu mehr desselben: zu noch geringerer Wertschätzung für die eigene Person bis hin zu ausgeprägter Selbstverachtung. Wer sich aber nicht selbst zu achten vermag, kann auch das Leben als solches nicht wertschätzen. Noch eine Stufe tiefer verlieren auch die leibliche und seelische Unversehrtheit anderer Menschen oder der Respekt vor fremdem Hab und Gut jedwede Bedeutung. Das nachstehende Beispiel verdeutlicht, wie selbstverständlich Wertigkeiten heutzutage verschoben oder gleich ganz über den Haufen geworfen werden:

Der kiffende Sohn begüterter Eltern, der im eigenen Bekanntenkreis bereits als »Hänger« abqualifiziert wurde, hatte »sturmfreie Bude«. Seine Eltern waren gemeinsam auf Geschäftsreise. Er nutzte die Gelegenheit und lud zu einer »Big-Mega-Party« ein. Wie bei solchen Gelegenheiten des Öfteren üblich, lautete die Devise: »Wenn du noch jemanden kennst, bring den auch noch mit«. Als die Party startete, war »die Bude« voller Menschen, von denen der Sohn des Hauses die wenigsten persönlich kannte. Einer seiner als »Kollegen« bezeichneten Freunde hatte seinerseits vier weitere Kollegen mitgebracht, welche er selbst nur flüchtig kannte. Alle vier waren in szenenahen Kreisen als gewohnheitsmäßige »Hardcore«-Kiffer einschlägig bekannt. Parallel zu ihrer Kifferkarriere hatten sie einen rasanten Abstieg ins soziale Abseits vollzogen. Nachdem die Kifferei bei allen rasch zum einzig bestimmenden Lebensinhalt geworden war, brachen sie nämlich jeweils die Schule bzw. die Ausbildung ab und machten »einfach nichts«. Sie lebten teils von Sozialhilfe, teils vom Unterhalt der Eltern sowie vom Dealen und von gelegentlichen Diebstählen. Solche Gäste hatte der Sohn des Hauses sicherlich nicht erwartet. Als er zu vorgerückter Stunde selbst sowohl zugekifft wie betrunken dahindämmerte, machten sich die vier jungen Männer daran, das Haus nach »Verwertbarem« abzusuchen. Sie fanden eine nicht unbeträchtliche Summe an Bargeld, bedienten sich bei

Schmuck, CDs, tragbaren Elektrogeräten und einigen weiteren Wertgegenständen. Das alles luden sie in ein kostspieliges Auto der Familie, zu dem sie den Fahrzeugschlüssel entdeckt hatten, und fuhren los. Da sie selbst völlig zugedröhnt waren, endete die Fahrt bereits nach wenigen Metern mit einem Unfall in der Nachbarschaft. Die Polizei nahm das Quartett in gänzlich unzurechnungsfähigem Zustand noch an Ort und Stelle fest. Ihrem verpeilten Grinsen nach zu urteilen, unterhielten sie sich prächtig bei der ganzen Aktion. Die Strafverfahren, welche sie jetzt erwarten, berühren sie wenig. Nicht die Spur von Unrechtsbewusstsein ist bei ihnen festzustellen. Ihr gemeinsamer Tenor lautet: »Das sind doch Bonzen. Ist doch klar, dass wir uns da bedienen wollten. Was denn auch sonst. Das würde doch jeder so machen wollen.« Die innere Haltung dieser vier Hauptbeteiligten mag womöglich nicht einmal weiter erstaunen, ließe sie sich doch ihrem jeweiligen Werdegang zuschreiben. Bedenklich stimmen jedoch etliche Reaktionen von weiteren Gästen besagter Party, mit denen gesprochen wurde. Es handelte sich bei ihnen um »ganz normale« junge Frauen und Männer, die zwar ohne Ausnahme mit Alkohol, Cannabis oder Pillen »unter Strom standen«, weil so etwas für sie zum Spaß und »Fun«-Haben bei Partys unverzichtbar dazugehört. Aber man müsste nicht unbedingt annehmen, dass sie innerlich so »cool« auf die von krimineller Energie getragenen Aktionen in der Partynacht reagieren würden. Einige meinten: »Klar sind das Bonzen. Das ist doch eine einzige Provokation, wie die hier leben. Wenn ich nicht befürchten würde, erwischt zu werden, würde ich mich bei denen auch selbst bedienen. Das geschieht denen doch nur recht.« Die bevorstehenden Strafverfahren gegen die vier jungen Männer werden mit kaum verhohlener Belustigung oder mit gleichgültigem Achselzucken abgetan: »Das ist denen doch völlig egal. Die sitzen das auf einer Arschbacke ab.« Auf deutliche Distanz zu den Vorfällen ging niemand der befragten Partygäste. Der heftige Sozialneid der nicht auf Rosen gebetteten jungen Leute ist zwar durchaus erklärbar. Die mangelnde kritische Distanz bzw. das unverhohlene Sympathisieren mit der Selbstbedienungsmentalität der vier »Helden der Nacht« lässt allerdings trotzdem aufmerken. Selbst wenn die Reaktionen der jungen Frauen und Männer nicht repräsentativ sind für die Haltung junger Menschen generell, so geben sie doch einen Ausschnitt aus der Lebenswirklichkeit junger Leute wieder, der die rauer werdenden Sitten in unserer Gesellschaft trefflich widerspiegelt.

Das Beispiel lässt sich auch beileibe nicht als Einzelfall abtun. Hänseleien, Fertigmacher, Mobbing, Fahrlässigkeit, allerlei Provokationen, Erpressung unter Androhung von Gewalt, Sachbeschädigung sowie tätliche Übergriffe bis hin zu brachialen Gewaltexzessen sind vielerorts an der Tagesordnung. Zahlreiche Schulen und soziale Einrichtungen wissen ein Lied davon zu singen. Erpressung von Kindern und Jugendlichen kommt wesentlich häufiger vor, als es nach außen hin publik wird. Viele davon Betroffene sind dermaßen eingeschüchtert, dass sie sich lange Zeit niemandem anzuvertrauen wagen und still vor sich hin leiden. Ein 17-jähriger Schüler erhob sich mit einem gewissen Stolz über die Ahnungslosigkeit seiner Mutter, als er ihr erklärte: »Ihr habt doch nicht die leiseste Ahnung, was da draußen los ist. Da herrscht das Gesetz der Straße, das ist der reinste Dschungel. Entweder du kennst die Gesetze und weißt dich zu behaupten oder du gehst unter. Vielleicht ist es für euch sogar besser, wenn ihr das alles nicht so genau wisst.« Wer offene Augen hat zu sehen, braucht an dieser Realitätsbeschreibung nichts zu deuten.

Unzureichende Verantwortungsübernahme, fehlende kritische Distanz gegenüber dem eigenen Handeln, mangelnde Zivilcourage sowie ein diffuser Werteverfall äußern sich an vielen Stellen des gesellschaftlichen Lebens. Ein weiteres beredtes

Alltagsbeispiel in Verbindung mit Suchtmittelgebrauch ist die kaum einzudämmende Flut von Autofahrten unter dem Einfluss von Alkohol oder illegalen Drogen. Diejenigen Fahrzeuglenker, die dabei erwischt werden, stellen nur die Spitze des Eisbergs dar. Die Dunkelziffer ist riesig. Vorwiegend junge Erwachsene, die sich unter dem Einfluss von Cannabis, synthetischen Drogen oder Kokain ans Steuer setzen, spielen bei Kontrollen gerne den Unschuldsengel und empören sich gar gegen jedweden Verdacht gegen sie. Selbst bei tragisch verlaufenden Unfällen zeigen sie sich wenig bis gar nicht berührt vom Unfallgeschehen. Gegenüber Selbst- wie Fremdgefährdung wirken sie seltsam abgestumpft. Durch ihr Gefühl von grandioser Unantastbarkeit dringt die Realität, wenn überhaupt, nur scheibchenweise durch. Alkoholsünder dagegen werden in der Folge von Kontrollen oder Unfällen viel häufiger von bedrängenden Scham- und Schuldgefühlen eingeholt.

Das Herstellen von Hilflosigkeit – »Ich kann das nicht« oder »Du kannst mir ja doch nicht helfen«

Wie hilflos der Gebrauch von Suchtmitteln die in die süchtige Dynamik verstrickten Menschen machen kann, verdeutlicht der Alltag einer vierköpfigen Familie:

In der Familie dreht sich das gesamte familiäre Leben um den 19-jährigen Sohn, der seit Jahren täglich kifft. In zeitgleicher Parallelität zu seiner Kifferkarriere vollzog sich der soziale Abstieg des jungen Mannes. In der Schule sackte er tiefer und tiefer, weshalb er bis heute keinen qualifizierten Schulabschluss besitzt. Ein Versuch des Arbeitsamtes (inzwischen in Arbeitsagentur umbenannt), ihn in einer Einrichtung für arbeitslose junge Menschen beruflich qualifizieren zu lassen, scheiterte kläglich. Nach der bei solchen Ausschreibungen immer häufiger praktizierten Prozedur vergab das Arbeitsamt den Zuschlag für die Maßnahme an den kostengünstigsten Anbieter. Die fachliche Qualität des Maßnahmeträgers wurde unzureichend überprüft, mit der Folge für den jungen Mann, dass er in der chaotischen Organisation des Qualifizierungskurses verloren ging. Er fand sich in dem bewerkstelligten Durcheinander überhaupt nicht zurecht, erntete nur negative Reaktionen und war letztendlich in einem so hohen Maße demotiviert und entmutigt, dass er den letzten Funken Vertrauen in seine eigenen Fähigkeiten verlor. Seither ist der 19-Jährige weder gewillt, sich einer wie auch immer gearteten neuen Anforderung an ihn zu stellen, noch überhaupt von seiner Befindlichkeit her in der Lage, eigenständig etwas zur Klärung, geschweige denn Veränderung seiner unliebsamen Situation zu unternehmen. Außer der massiven Durchsetzungsfähigkeit in Bezug auf sein Suchtmittel zeigt er sich gänzlich hilflos. Seit Jahren liegt er seinen Eltern auf der Tasche. Er tut überhaupt nichts, schläft bis in den späten Nachmittag hinein, um dann aufzustehen, wegzugehen und sich mit seinen Kollegen die Nacht um die Ohren zu schlagen. Wagt seine Mutter es einmal, auch nur die geringste Anforderung an ihn zu stellen, rastet er aggressiv aus, zertrümmert Türen, Schränke und alles, was ihm in die Quere kommt. Groß gewachsen, wie er ist, trauen sich weder sein Vater noch sein ein Jahr jüngerer Bruder, ihn zu stoppen. Er terrorisiert die gesamte Familie. Jeder hat Angst vor ihm und sucht seine Nische, um mit der Angst leben zu können. Der Vater ist selten anwesend, der Bruder geht eigene Wege, die Mutter verhält sich geradezu duckmäuserisch still, in der Hoffnung, dass ihr Sohn dann wenigstens Ruhe hält. Die geballte Hilflosigkeit in der Familie ist derart mit Händen zu greifen, dass es für Außenstehende kaum noch zu ertragen ist. In der ausweglos erscheinenden Lage bleibt ein winziger Hoffnungsschimmer: Die Mutter kommt seit einigen Monaten in eine Elterngruppe. Von anderen Müttern und Vätern erhält sie viele durchaus hilfreiche Anregungen, was sie in ihrer Lage tun könnte. Da die Anregungen jedoch immer stärker die Form des »Tun-Müssens« annehmen, lässt sie den Druck, unter den sie gerät, zunehmend von sich abprallen: »Ich kann das nicht. Ich weiß, dass es richtig wäre, etwas zu unternehmen, dass ich endlich was tun muss, aber ich kann nicht. Ich weiß nicht, warum ich nicht kann.« Dazu lächelt sie butterweich. Bei den seltenen Gelegenheiten, an denen der Vater mit in der Gruppe anwesend war, saß er genauso hilflos in sein vermeintliches Schicksal ergeben da wie seine Frau. Der Handlungsdruck der Gruppe auf die Mutter wächst schon deswegen, weil die übrigen Mütter und Väter die ansteckende Lähmung, welche von ihrer Passivität ausstrahlt, nicht länger ertragen mögen und sich mit Macht dagegen stemmen. Das Häufchen Elend, welches die Mutter in ihrer Ausweglosigkeit abgibt, ruft Mitgefühl, aber auch Empörung, Ärger und Wut über deren Festhalten an ihren Ohnmachtsgefühlen hervor. Die Familie verharrt ja nicht bloß in ihrer eigenen Hilflosigkeit. Die Mutter signalisiert der Gruppe bislang zusätzlich: »Ihr könnt mir mit all euren Ratschlägen auch nicht weiterhelfen.« Trotzdem hält die Mutter an der Gruppe fest. Vermutlich keimt in ihr eine leise Hoffnung, dass irgendwann irgendetwas geschieht, wenngleich sie noch keinerlei Vorstellung davon hat, was das sein könnte. Schon gar nicht mag sie ihren aktiven Teil daran anzudenken. Diverse Helfer von außen, wie Erziehungsbeistände, Berater des Gesundheitsamtes sowie der Hausarzt der Familie, sind von den erstarrten Strukturen des Systems ebenfalls zum Scheitern ihrer Bemühungen um Veränderung verurteilt. Die Befindlichkeit der Mutter sowie die Reaktionen der Mütter und Väter in der Elterngruppe darauf lassen ahnen, wie es in dem 19-jährigen jungen Mann aussehen muss. Obwohl seine maßlose Kifferei in seiner Lage das pure Gift für ihn ist, sichert sie ihm im Augenblick noch so etwas wie sein Überleben. Würde er seine wenig aussichtsreiche Situation bewusst realisieren, würde er vermutlich große Lust verspüren, auf Grund des mächtigen Zorns auf sein eigenes bisheriges Scheitern sowie Gott und die Welt alles um ihn herum kurz und klein zu schlagen. Möglicherweise sind seine massiven familiären Provokationen sein einziges Mittel, um bei seinen Eltern eine irgendwie geartete Reaktion zu erzwingen, welche irgendetwas in Gang setzt. Alles ist besser als seine tägliche Leere.

Treten wir aus dem Mikrokosmos dieser Familie heraus, finden wir umgehend Vergleichbares: Unzählige trinkende, kiffende oder Pillen einwerfende Jugendliche sehen nur noch eines vor sich, und das ist: nichts. Sie leben perspektivlos und planlos, getrieben von Enttäuschung, Zorn und Aggressivität in den Tag hinein, weil diese Gesellschaft ihnen keine sinnvolle Arbeit anzubieten in der Lage ist. Wenn sich innerlich hilflos fühlende Menschen in den Kreislauf von Orientierungslosigkeit, Drogengebrauch und Kriminalität hineinziehen lassen, helfen in der Regel auch keine richterlichen Therapieauflagen zur Strafvermeidung mehr. Unmotivierte Auflageklienten, denen es oftmals nur darum geht, eine Bewährungszeit zu überstehen oder eine Haftstrafe zu umgehen, lassen viele Sozialarbeiter, Bewährungshelfer oder Therapeuten schnell an die Grenzen ihres fachlichen wie menschlichen Könnens stoßen. Wer als professioneller Helfer in eine solche »Falle der Wirksamkeit« tappt, wird sich lausig fühlen und im Kontakt mit dem Klienten mit heftigen Gefühlen von Hilflosigkeit, Ohnmacht und Zorn zu kämpfen haben. Hier helfen nur klare Abgrenzung und taktvoll dosierte Konfrontation, welche dem Gegenüber Gelegenheit geben, sich den eigenen Gefühlen von Wertlosigkeit, fehlender Zuversicht und Ohnmacht zu nähern. Das ist jedenfalls die Voraussetzung, um an schrittweisen Veränderungen arbeiten zu können, dass langsam wieder eine innere Grundüberzeugung zu wachsen vermag, mit dem eigenen zielgerichteten Handeln doch noch etwas Zukunftsträchtiges erreichen zu können.

Die chronische Grenzverletzung –
»Bist du bescheuert, oder was?«

Unsere so genannte Wohlstandsgesellschaft stellt weder das Wohl von Kindern noch die elementaren Bedürfnisse von Menschen überhaupt in den Mittelpunkt des politischen und wirtschaftlichen Handelns. In tausendfacher Weise werden in dieser Gesellschaft täglich die Grenzen sowie die leibliche oder seelische Unversehrtheit von Frauen, Männern, Kindern und Jugendlichen verletzt. Kaum ein anderer Umstand in der Reaktionskette bewirkt jedoch so massive Grenzüberschreitungen und Verheerungen wie der Missbrauch des legalen Suchtmittels Alkohol.

In zahlreichen Familien spielen sich unter dem Einfluss von Alkohol Dramen unterschiedlichen Ausmaßes ab: verbale Demütigungen, Tätlichkeiten, rohe Gewalt, häusliche Vergewaltigungen, sexuelle Ausbeutung von Kindern, stille emotionale Verwahrlosung. Im öffentlichen Raum ist Alkoholkonsum in nahezu allen Fällen beteiligt bei: Pöbeleien, Streitigkeiten, Schlägereien, Messerstechereien, Bandenkriegen, Vandalismus. Streunen des Nachts lautstarke und bisweilen sogar randalierende Horden vorwiegend männlicher Jugendlicher durch die Städte, kann man mit Sicherheit davon ausgehen, dass ihr Verhalten im direkten Verhältnis zum Grad ihres Betrunkenseins steht. Meistens beschränkt sich der »Mut« angetrunkener Jugendlicher bei ihren Streifzügen auf lärmende Kraftmeierei, welche bei nüchterner Betrachtung wenig ernst zu nehmen ist. Bisweilen entladen sich durch Alkohol freigesetzte Aggressionen jedoch auch in gewaltsamer Randale.

Chronische wie situative Grenzverletzungen durch Alkohol richten enormes Unheil an. Sie beschädigen Kinderseelen und verletzen die Würde, Integrität und körperliche Unversehrtheit vieler Menschen. In diesem Sinne

verursacht Alkohol als Volksdroge Nummer eins mehr gesellschaftlichen Schaden, als alle anderen illegalen Drogen zusammengenommen.

Im häuslichen familiären Rahmen spielen sich die Dramen nicht selten über Jahre hinweg hinter verschlossenen Türen ab. So brauchte es auch Jahre, bis das Leiden zweier kleiner Mädchen eine Wendung nehmen konnte.

Die neun und sieben Jahre alten Schwestern waren seit ihrer Geburt von ihrem alkoholabhängigen Vater in demütigendster und schlimmster Art und Weise misshandelt worden. Für die Beschreibung der grausam sadistischen Einfälle des Vaters fehlen die Worte. Auch die Mutter wurde brutalst geschlagen. Das Drama fand erst sein Ende, als der Vater an alkoholbedingten Ösophagus-Varizenblutungen (Blutungen der Speiseröhre) verstarb. Es muss niemanden verwundern, dass kein Mensch dem Vater eine Träne nachweinte. Im Gegenteil: Alle Beteiligten verspürten Erleichterung und sogar heimliche Freude darüber, dass das »Ekelpaket« nicht mehr da war. Seine Frau wie beide Töchter sind seitdem in Psychotherapie, um die erlittenen Grenzverletzungen zu verarbeiten und weil sie sich für die Erleichterung über den Tod des Vaters schämen.

Es gibt kein Gesetz, nach welchem die familiären Dramen ausschließlich tragisch enden müssen. Einen positiven Ausgang zeigt die folgende Familiengeschichte:

Die subtilen chronischen Grenzverletzungen eines gesellschaftlich gut situierten und angesehenen Mannes führten bei seinem Sohn zum regelmäßigen Gebrauch von Cannabis als Mittel zum Zweck. Er beruhigte damit seine gepeinigte Seele. Seit er zurückdenken konnte, war er von seinem Vater in ironischster und verachtendster Weise verbal gedemütigt worden. Der Vater hatte für seinen Sohn nur »Fertigmacher« übrig. Er war in seinen Augen ein schwächlicher Versager, der überhaupt nichts recht machen konnte. Der Vater setzte seine Nadelstiche immer wohl dosiert, still und leise. Er ließ sich nie zu lautem Schreien hinreißen. Umso tiefer gingen die Verletzungen seinem Sohn unter die Haut. Zwar empfand der Vater seine Entwürdigung des Sohnes gelegentlich wie ein ichfremdes Getriebenwerden. Er vermochte aber nichts dagegen zu tun. Der Cannabisgebrauch seines Sohnes bestätigte natürlich noch einmal das Negativbild, welches er von seinem Sohn in sich trug. Es war die Mutter, die sich zuerst wegen des Drogengebrauchs ihres Sohnes an die Drogenberatung wandte. In einer längerfristigen Familientherapie, in die der Vater wider Erwarten einwilligte, tauchte dessen eigene Geschichte mit einem sadistischen Vater auf. Wie in einem Wiederholungszwang gab er die eigenen erfahrenen Demütigungen und Grenzverletzungen ungebrochen an seinen Sohn weiter. Am Ende des therapeutischen Prozesses war der Vater in der Lage, den Blick auf seinen Sohn zu ändern und sich bei ihm zu entschuldigen. Als zwischen Vater und Sohn eine respektvollere Beziehung keimen konnte, formulierte der Sohn bezüglich seines Drogengebrauchs einen geradezu paradox schönen Satz: »Endlich darf ich aufhören zu kiffen!«

Wo weniger Einsicht in die Motive des eigenen Handelns herrscht und schädlicher Drogengebrauch langfristig den Alltag bestimmt, wird die chronische Grenzverletzung zum familiären Normalfall. Nicht wenigen gewohnheitsmäßigen Kiffern wird das Wohlergehen ihrer Mutter, ihres Vaters oder der Geschwister relativ gleichgültig. Hauptsache, sie haben ihre tägliche Dosis Stoff zum Rauchen, um sich »dicht« zu machen.

Auf solche Weise »fahren« zwei 15 und 17 Jahre alte Brüder seit Jahren mit ihrer Mutter und ihrem Vater »Schlitten«.

Der Vater behilft sich dadurch, dass er mit Abwesenheit glänzt und sogar ein heimliches inneres Bündnis mit seinen Söhnen in deren Verachtung für die Mutter eingeht. Diese bemüht sich, zu Hause ein Mindestmaß an Geordnetheit aufrechtzuerhalten, stößt bei ihren Söhnen aber nur auf Entwertung. Beide lungern zu Hause herum, hängen vor dem Fernseher, spielen bluttriefende Gewaltspiele am PC oder surfen im Internet. Verlassen sie die Wohnung, streunen sie ziel- und planlos umher. Der Jüngere der beiden geht morgens noch gelegentlich zur Schule, um sich dort demonstrativ mit einer Zigarette im Mund in den Gängen sehen zu lassen und dann zu verschwinden. Alle Angebote seitens der Lehrer, ihn anzusprechen oder innerlich zu erreichen, schlägt er hämisch aus. Mit System provoziert er seinen Schulausschluss. Versucht die Mutter, ihre Söhne zu irgendeiner zielgerichteten Aktivität zu bewegen, schallt es ihr harsch entgegen: »Lass uns bloß mit deinem blöden Geschwätz in Ruhe. Hau ab und verpiss dich!« Betritt sie gar eines der Zimmer ihrer Söhne, herrschen sie die Mutter an: »Bist du total bescheuert, oder was? Mach, dass du aus dem Zimmer rauskommst, sonst passiert gleich was. Du hast hier nichts zu suchen.« Die Söhne bedrohen die Mutter sogar tätlich, wenn sie mit ihnen über deren Situation sprechen möchte. Die Mutter kann es drehen und wenden, wie sie möchte, sie kommt gegen die gemeinsame Verweigerungshaltung der beiden »Kotzbrocken« bis heute nicht an.

Gelingt es Menschen nicht, sich aus einem System chronischer Grenzverletzungen zu befreien, verharren sie entweder in der Rolle des wehrlosen Opfers, das nach seinem Henker ruft, oder sie werden selbst vom Opfer zum innerlich getriebenen, grenzüberschreitenden Täter, welcher so lange immer aufs Neue die körperliche wie seelische Integrität anderer Menschen verletzt, bis ihm ultimativ die Grenzen aufgezeigt werden.

Die Entwertung der Beziehungsangebote – »Lass mich bloß in Ruhe«

Wo Suchtmittel und Drogen im Leben eines Menschen die Oberhand gewinnen, leiden die sozialen Beziehungen in vielfältiger Weise. Wird das Suchtmittel zum Lebensmittelpunkt, verlieren Menschen mit ihren Beziehungsangeboten zunehmend an Wert.

Ein Vater litt zehn lange Jahre an der Beziehung zu seinem täglich kiffenden Sohn, bevor ihm der entscheidende Schritt gelang, der dem familiären Geschehen eine positive Wendung gab. Heute blickt er aufatmend zurück:

> »Ich habe während der ganzen Jahre immer das Gefühl gehabt, als Eltern am kürzeren Hebel zu sitzen. Die Kinder sind in ihrer Ablehnung den Eltern immer einen Schritt voraus. Es ist so schwierig, die Liebe zu den Kindern aufrechtzuerhalten, trotz allem, was sie machen. Kein Mensch sonst auf der Welt hätte mich dazu gebracht, mich so kniefällig vor ihm zu zeigen, wie mein Sohn. Heute scheint es sich endlich auszuzahlen, dass wir immer wieder versucht haben, den Kontakt zu unserem Sohn nie ganz abreißen zu lassen, gleichgültig, wie ablehnend er sich gegenüber unseren Angeboten, ihn zu unterstützen, auch gezeigt hat.«

Zahlreiche Mütter und Väter machen ähnliche Erfahrungen. Auch Lehrer, Sozialarbeiter und Therapeuten können auf erbitterten Widerstand stoßen, wenn sie Versuche starten, mit jungen, eigensinnigen Menschen in Beziehung zu treten. Die Beziehungsverweigerung kann über lange Zeit unerbittlich sein und das soziale Umfeld an den Rand der Verzweiflung, ja sogar darüber hinaus treiben. Manche junge Menschen mit vielen negativen Vorerfahrungen mauern sich in ihrer Verweigerung regelrecht ein. Das mag im konkreten Einzelfall nachvollziehbar und verstehbar sein, hilft aber nicht nachhaltig weiter, einen Fuß in deren verschlossene Tür zu bekommen. Wo schädlicher Drogengebrauch hinzukommt, beißt sich die Katze in den Schwanz. Da laufen phasenweise nur noch »Hassfilme« ab, ein Wort, das leider immer häufiger zum vertrauten Sprachgebrauch junger Menschen gehört. Sie hassen Gott und die Welt, und sich selbst ob ihres eigenen Verhaltens hassen sie am meisten. Verzweifelt suchen sie nach Ausgängen aus ihrem selbst geschaffenen Verlies. Ihnen immer wieder eine Hand zum verändernden Kontakt zu reichen erfordert eine Engelsgeduld sowie Takt und Geschick im Umgang mit ihren verletzten Seelen, vor allem, wenn sie jegliches Beziehungsangebot nur mit Häme und Verachtung strafen.

Nur wer in der Lage ist, absolut zuverlässig zwischen den eigenen Gefühlen und der Dynamik eines derart entwertenden Gegenübers zu unterscheiden, wird der drohenden Entwertungsspirale entgehen und handlungsfähig bleiben.

Die Entwertung der Beziehungsangebote ist ein schleichendes Gift im Umgang der Menschen untereinander. In der täglichen Dosis »Fertigmacher« ist das für viele Menschen in unserer Gesellschaft etwas so Vertrautes, dass es ihnen kaum noch schmerzlich auffällt, es sei denn, sie erfahren einen plötzlichen, wenig erwarteten Unterschied dadurch, dass ihnen ein freundliches Gegenüber entgegentritt, das sie in ungewohnter Weise aufbaut.

Die Entwertung von Menschen als zu achtenden Wesen findet auch dort statt, wo sie, massenhaft ausgegrenzt von Arbeit und Brot, ihrer Würde beraubt werden. Wo Menschen sich in keiner Weise mehr gebraucht und geachtet fühlen, ist nicht selten dort am meisten Betrieb, wo sie sich mit Alkohol, Cannabis und härteren Drogen vorübergehend in eine andere Wirklichkeit zu flüchten vermögen.

Eine Sozialarbeiterin in einer Einrichtung für von Arbeitslosigkeit bedrohte junge Menschen beschreibt ihre Erfahrungen wenig zuversichtlich:

> »Wir haben mehrere Jugendliche in unserer Einrichtung, von denen wir wissen, dass sie Drogen konsumieren, einige sogar ziemlich heftig. An die kommt man überhaupt nicht mehr ran. Ich habe mittlerweile den Eindruck, dass die schon gar nichts mehr verändern wol-

len. Einer sagt ganz klar: ›Wieso soll ich nicht kiffen? Ich hab doch
sowieso keine Chance mehr. Das, was wir hier machen, ist doch
bloß ein Witz.‹ In der Einrichtung wissen wir mit denen auch nicht
weiter. Rauswerfen können wir sie auch nicht, denn dann müssten
wir gleich den gesamten Betrieb zumachen.«

Machtvorbehalt und Machtspielchen –
»Du kannst mir gar nichts«

Die süchtige Dynamik übt eine ungeheure Macht aus. Sie führt
ein unerbittliches Regiment über den Abhängigen. Dieser wiederum übt mit seinem Symptom Druck und Macht auf sein gesamtes psychosoziales Umfeld aus. Süchtig abhängige Menschen
sind in der Durchsetzung ihrer Sucht ungeheuer durchsetzungs-
fähig. Nicht selten gelingt es ihnen, ihr Umfeld komplett zu beherrschen, es regelrecht zu terrorisieren.

Beinahe täglich sehe ich Familien, in welchen die Eltern das
Heft des Handelns völlig aus der Hand gegeben haben. Die Familienverhältnisse stehen Kopf. Das Machtzentrum liegt bei einem Drogen konsumierenden Kind, welches den Ton angibt.
Die sich ohnmächtig fühlenden Eltern gehorchen seinem Diktat. In solchen Fällen lautet die erste Regel allen zukünftigen
Handelns: Die Eltern müssen sich ohne Wenn und Aber das
Heft des Handelns wieder aneignen. Angstphantasien, was dann
passieren könnte, lässt viele Erziehungsberechtigte vor den dazu
nötigen Schritten allerdings lange Zeit zurückschrecken.

Das zähe Ringen um die Macht, darum, wer das Sagen hat,
kann jede zwischenmenschliche Verständigung im Keim ersticken und die Eskalationsspirale im süchtigen Geschehen weiter-
treiben. Alltagsbeispiele gibt es mehr als genug:

Da ist der 15-Jährige, wie ein Weltmeister kiffende Sohn,
welcher felsenfest von seinem Recht überzeugt ist, den Vater
aus dem Zimmer verweisen zu dürfen, wenn dieser das Gespräch mit ihm sucht. Selbstherrlich verweigert ihm der
Sohn eine Erklärung, weshalb er zum wiederholten Male un-

entschuldigt in der Schule fehlt. Für den Klassenlehrer, der den Vater über das Schuleschwänzen seines Sohnes informierte, hat er nur abqualifizierende Verachtung übrig: »Dieser elende Spasti.«

Der 17-Jährige, der seine Lehre abgebrochen hat und sich in seiner ganzen körperlichen Größe drohend vor seiner Mutter aufbaut, als diese ihn mitsamt seinen bekifften Freunden nicht mehr in der Wohnung dulden möchte, demonstriert ebenfalls seinen Machtanspruch: »Du kannst mir hier gar nichts. Wenn du was gegen meine Freunde machst, passiert hier was.« Die Mutter ließ sich lange Zeit einschüchtern. Als sie mit stärkender Rückendeckung durch eine Elterngruppe allen Mut zusammennahm und die kiffende Clique mit Herzklopfen aus der Wohnung verwies, verschoben sich die Machtverhältnisse zu ihren Gunsten. Ihr Sohn setzte keine seiner verbalen Androhungen in die Tat um. Eher schien er sogar erleichtert, dass die Mutter neue Töne anschlug.

Spätestens, wenn Söhne oder Töchter ihren Eltern Sätze entgegenschleudern wie »Von dir lasse ich mir gar nichts sagen« oder »Du hast mir überhaupt nichts zu befehlen«, sollten alle roten Warnlampen aufleuchten. Zwar kommen in nahezu allen Eltern-Kind-Beziehungen während der pubertären Sturm-und-Drang-Zeit solche verbalen Kraftakte vor. Doch dort, wo Drogen im Spiel sind, erlangen sie schnell eine völlig andere Qualität. Hier wird der Machtvorbehalt unmittelbar ausgesprochen. Eltern müssen in dem Falle konsequent darauf achten, sich nicht entscheidend in ihrer Position schwächen zu lassen.

Im Kontakt mit Drogen gebrauchenden Klienten werden Erzieher, Sozialarbeiter oder Therapeuten auf ähnliche Weise mit dem Machtvorbehalt konfrontiert. Viele Cannabisgebraucher und mehr noch die Konsumenten von Ecstasy, Amphetaminen sowie der manischen »Ego-Droge« Kokain zeigen sich wild entschlossen in der Verweigerung jeglichen Kontakts. Aus unterschiedlichen Gründen wollen sie sich in ihrer Welt nicht erreichen lassen und schotten sich durch überhebliches und betont abweisendes Verhalten völlig ab. Es ist zwar keine konstruktiv eingesetzte Macht, aber eben doch Macht, wenn sie ihr Gegenüber zur Wirkungslosigkeit verurteilen. Professionelle Helfer sitzen damit unter Umständen schnell in einer verführerischen Beziehungsfalle. Wenn sie derart massiv ihr wirkungsloses Scheitern demonstriert bekommen, müssen sie in der Lage sein, mit den eigenen Ohnmachtsgefühlen so umzugehen, dass sie nicht mit entwertender, negativer Diagnostik auf die sich verweigernden Konsumenten reagieren. Es bedarf großen Taktgefühls, menschlicher Gelassenheit sowie professioneller Erfahrung, um den Zirkel von Macht und Ohnmacht zu unterbrechen. Es gilt einen Ansatzpunkt zu finden, an dem die Klienten die verschlossene Tür einen ersten Spaltbreit zu öffnen bereit sind. Gelingt es nicht, das Eis zu brechen, ist jeder förderliche Dialog rasch gescheitert.

Auf drastische Weise machte ein groß gewachsener, bodygebildeter Bewohner einer Jugendwohngruppe seiner neuen Erzieherin klar, was er von ihr hielt. An den Füßen trug er sie kopfüber nach unten hängend vor die Tür. Die derart gedemütigte Erzieherin wird diesen Vorfall in ihrem gesamten Berufsleben nicht mehr vergessen.

Weniger übergriffig, aber ebenso beispielhaft demonstrierte ein 19-jähriger Cannabis- und Amphetaminkonsument seine blockierende Macht. Mit der Drohung, ihm den monatlichen Unterhalt zu streichen, hatte sein Vater ihn gezwungen, zu einem Beratungsgespräch bei mir mitzukommen. Die Freundin des jungen Mannes war ebenfalls zugegen. Die Stimmung zwischen Vater und Sohn war zum Zerreißen gespannt. Beide wären wohl am liebsten übereinander hergefallen, um sich mit den Fäusten zu bearbeiten. Durch Schuldgefühle gebunden und durch widersprüchliche Botschaften von Außenstehenden, wie er mit seinem Sohn am besten umgehen solle, hin und her gerissen, wusste der Vater nicht mehr ein noch aus. Aktuell tat er nahezu alles für seinen Sohn und begegnete ihm weitestgehend anforderungslos. Dieser wiederum lud seinem Vater und seiner Mutter die Verantwortung für die eigene Situation auf. Seine tiefe Verachtung für alles und jeden übertrug er augenblicklich auf mich. Aus seinen Augen schlug mir schroffe Ablehnung entgegen, noch bevor wir überhaupt ein erstes Wort miteinander hätten wechseln können. Er gab weder sich noch mir die Chance, einen hilfreichen Kontakt herzustellen. Stattdessen erklärte er kategorisch: »Mit ihnen rede ich nicht.« Dabei hätte er dringender Unterstützung bedurft. Ihn erwartete nämlich ein Strafverfahren wegen Dealens. In Verkennung der Realität tat er jedoch so, als sei er unantastbar und sogar nicht einmal vom staatlichen Gewaltmonopol bedroht: »Mir kann nichts passieren. Die Polizei kann mir nichts beweisen, und wenn doch, dann lügen sie und drehen was an der Geschichte.« Gleichgültig, an welcher Stelle seiner Lebensgeschichte oder seiner Befindlichkeit ich den Klienten abzuholen versuchte, er blieb bei seiner hartnäckigen Verweigerungshaltung: »Ich habe doch gesagt, dass ich nicht mit Ihnen rede.« Ich ließ mich von der Zurückweisung des jungen Mannes weder herausfordern noch innerlich verhärten. Die unverrückbar gesetzte Grenze musste ich akzeptieren. Als ich das Wort an seine Freundin richtete und diese mir antwortete, verbot er ihr den Mund. Seinen Vater herrschte er an, ihm den Autoschlüssel zu geben, damit er draußen vor der Tür warten könne. Der Vater kam der Aufforderung seines Sohnes widerspruchslos nach und dieser verließ ohne ein weiteres Wort den Raum. Der erste Kontakt war am Machtvorbehalt gescheitert. Der »Fall« ist damit nicht erledigt. Um sich selbst zu sortieren und das Heft des Handelns wieder in die Hand zu bekommen, sucht der Vater Unterstützung in einer Gruppe für Mütter und Väter Drogen gebrauchender Jugendlicher. Er möchte weder sich geschlagen noch den Sohn verloren geben und fallen lassen. Dem jungen Mann stehen Beratungs- und Therapiealternativen offen, falls er an seiner Situation etwas zu verändern wünscht. Hinter seiner extrem provozierenden Fassade wirkte er kindlich, verhaltensunsicher und verletzlich. In seinem Strafverfahren wird ihn mit hoher Wahrscheinlichkeit eine Bewährungsstrafe mit Therapieauflage erwarten.

Die Spaltung – »Dann zersplittert alles in mir«

Suchtmittel vermögen die Welt mit ungeheurer Macht zu spalten. Sie teilen die Menschen in Anhänger und Gegner, Gebraucher und Abstinente, kontrolliert Konsumierende und süchtig Abhängige, in Distanzierte und Coabhängige in Form von Helfern, Financiers, Kontrolleuren, Leidenden. Die Spaltung der Welt durch die Eigendynamik des süchtigen Geschehens kann sich in vielen Facetten vollziehen.

Sie kann als Riss in der Seele die Persönlichkeit des Drogenkonsumenten spalten. Bevor der drogeninduzierte Prozess in den Zustand der Spaltung mündet, mag sich der sorglose User zunächst in trügerische Höhen geführt sehen, nur um im Nachhinein umso tiefer abzustürzen. Die Spaltung vermag sich zu vervielfältigen und die Wahrnehmung des Konsumenten für sein Selbst, sein soziales Umfeld und sein gesamtes Welterleben in Tausende von Bruchstücken zu zersplittern. Ein schwerstabhängiger Gebraucher von Methamphetamin beschreibt seinen Weg in die Zerrissenheit der Welt so:

> »Crystal hat mir dann durch endlose Filme in meinem eigenen Hirn alle Türen zu meinem Unterbewusstsein geöffnet. Ich erkannte zunächst mich selbst, dann den Sinn des Lebens und des Daseins und schließlich sogar den Sinn der Gesamtheit von Anbeginn der Zeit!

All das glaubte ich in verschlüsselten ›Dateien‹ meines Speichers gefunden zu haben. Diese weisen Erkenntnisse waren erst mal Grund genug für mich, mich in jeder Hinsicht nur noch maßlos zu überschätzen. Ich hatte zwar schon immer ein ziemlich ausgeprägtes Selbstbewusstsein, aber nun bildete ich mir ein, klüger und weiser als der kleine primitive Mensch zu sein, was mich schnell von meinem Umfeld isolierte. Alle hielt ich für blöd, erbärmlich und absolut nutzlos, ja ich dachte sogar, dass ich zu einem höheren Zweck auf Erden weilte, während mein Umfeld, abgesehen von zwei, drei Leuten, mit denen ich anfangs zog, ein absolut elendes und nichtsnütziges Dasein führte und wohl allerhöchstens zu meiner persönlichen Belustigung gut ist. Andererseits sah ich aber an Tagen, in denen ich mal nicht dem C. erlag, die bittere Realität vor mir … Mal ganz von den körperlichen Schäden abgesehen, stürzte ich in ein tiefes Loch der Depression, da sich quasi der Himmel und die Hölle in meinem Hirn ausgewogen gegenüberstanden. Ich stellte mir wirklich ernsthaft die Frage, ob dies der Beginn einer echten Krankheit namens Schizophrenie sei??? Und die Antwort??? Ich habe keine, bis jetzt nicht.«

Unkontrollierter, kritischer Drogengebrauch trägt die Spaltungstendenzen mit Macht in jede Familie und schafft dort Leiden, für das die Konsumenten eigenmächtiger Drogen in der Regel kein Gespür mehr haben. Eine am Scheideweg stehende Mutter berichtet in einer Elterngruppe über die drohende, ihr ausweglos erscheinende Situation, sich zwischen ihrer Drogen gebrauchenden Tochter und ihrem Ehemann sowie dem Rest der Familie entscheiden zu müssen:

»Ich weiß nicht mehr weiter. Ich sehe meine Tochter Tag für Tag ein wenig mehr sterben an ihrer Droge. Sie kommt von dem Zeug nicht mehr runter. Wie soll ich das aushalten, wenn ich zusehen muss, wie sie stirbt. Wenn ich von Sterben spreche, meine ich im Moment vorwiegend, dass sie seelisch abstirbt. Sie ist gar nicht mehr da als der Mensch, der sie mal war. Rein körperlich verfällt sie allerdings auch immer sichtbarer. Gegenüber früher ist sie nur noch ein Schatten ihrer selbst. Es fehlt nicht mehr viel und sie ist ein Wrack. Das tut mir in der Seele weh. Nichts hält sie mehr auf. Natürlich hat sie auch die Schule als Folge ihres Drogengebrauchs hingeworfen, dabei war sie früher bei den Lehrern sehr beliebt. Sie war begabt, intelligent und hatte viel kreative Phantasie. Leider hat sie gar nichts daraus gemacht. Wie soll sie in ihrem Zustand jemals noch einen Schulabschluss nachholen, geschweige denn einer geregelten Arbeit nachgehen? Sie ist doch nur noch unterwegs und drauf. Was mich als Mutter krank macht, ist, dass ich ihr nicht helfen kann. Sie lässt mich gar nicht mehr an sich ran, obwohl wir früher eine gute, innige Beziehung zueinander hatten. Ich liebe meine Tochter trotz allem immer noch, das kann ich sicher sagen. Ich glaube auch nicht, dass wir – also mein Mann und ich – ihr jemals zu wenig Liebe gegeben haben. Aber man fragt sich trotzdem ständig, wo man eigene Fehler begangen hat. Wieso haben wir als Eltern nicht verhindern können, dass sie an dieses Teufelszeugs geraten und daran hängen geblieben ist. Das hat sie völlig verändert, keine Spur mehr von ihrem früheren Wesen und ihrem Verstand. Meine Tochter ist todkrank und merkt es nicht. Sie scheint das immer noch für ein Spiel zu halten, tut alle Angebote, mit ihr zu reden, nur ab. Sie denkt wohl, dass wir alle spinnen und sie ist die Größte, der nichts passieren kann. Eigentlich terrorisiert sie mit ihrem Drogengebrauch die ganze Familie. Mittlerweile reicht es denen. Schon seit Wochen werde ich von meinem Mann und meinen beiden anderen Kindern bedrängt, meine Tochter endlich aus dem Haus zu werfen, weil die die ständigen Streitereien und den Anblick meiner Tochter nicht mehr aushalten. Aber ich bringe das nicht über mich. Meine Tochter ist doch krank, einen kranken Menschen kann man doch nicht vor die Tür setzen und sagen: Geh. Sie hat doch nichts mehr außer uns. Alle sagen mir, was ich tun soll, aber ich kann sie nicht auf die Straße werfen. Ich weiß, hier denken alle anderen, ich bin hoffnungslos coabhängig. Aber hier in der Gruppe erlebe ich zum ersten Mal, dass ich auch noch mit meiner Liebe zu meiner Tochter gesehen werde. Wenn ich dem Druck meiner Familie und Verwandten nachgebe und sie rauswerfe, dann ist sie wirklich ganz unten am Ende. Versuche ich weiter, zu ihr zu halten, verlässt mich wahrscheinlich bald mein Mann, weil er das nicht mehr aushält. Ich will aber weder meine Tochter noch sonst jemanden in meiner Familie verlieren. Wenn das passiert, zerreißt es mir das Herz. Dann zersplittert alles in mir. Wie ist das möglich, dass eine Droge es schafft, die Menschen, die man liebt, und alles, wofür man bisher gelebt hat, zu verlieren?«

Die Spaltungskräfte in der süchtigen Dynamik sind gelegentlich so mächtig, dass sie nicht bloß Familien zerreißen, sondern den Zusammenhalt ganzer Institutionen gefährden können. Schwerstabhängige Drogenkonsumenten, chronisch magersüchtige junge

Frauen oder sich selbst schwer verletzende »Ritzerinnen« vermögen ganze Beratungsstellen oder Stationen in stationären Einrichtungen und Kliniken aufzumischen. Nicht selten kommt es im Gefolge solcher Spaltungen zu Kündigungen von Mitarbeitern. Es gehören ein Höchstmaß an Erfahrung im Umgang mit der süchtigen Dynamik sowie professionelle Distanz und gute Fürsorge für die eigene Person dazu, Spaltungstendenzen frühzeitig zu erkennen und ihnen ihre zerstörerische Kraft zu nehmen.

Die Ausbreitung des süchtigen Virus – »Wenn du anders bist, bist du keiner von uns«

Suchtmittelgebrauch und süchtige Abhängigkeit sind so hochansteckend wie ein aggressives Virus.

Wenn Eltern rauchen, ist das Risiko, dass später auch ihre Kinder rauchen werden, höher, als wenn Mütter und Väter überzeugte Nichtraucher sind. Steckt sich einer in einer Gruppe eine Zigarette an, werden es ihm viele andere gleichtun. Leert eine Person in einer geselligen Runde ihr Glas und schenkt sich nach, werden weitere Personen in der Gruppe animiert und die Flaschen beginnen zu kreisen. Nichttrinker oder trockene Alkoholiker haben es schwer, dem Druck, der auf sie ausgeübt wird, standhaft zu widerstehen. Bisweilen werden Jugendliche wie Erwachsene zum Mitrauchen, Mittrinken oder Mitkiffen regelrecht genötigt.

So begründet ein 18-jähriger Auszubildender seinen Alkohol- und Cannabiskonsum wörtlich:

>»Wenn man in der Gruppe mithalten will und dazugehören will, bekommt man das quasi aufgedrängt. Das ist irgendwie ansteckend, wie ein Virus oder so. Ob man will oder nicht, man kommt einfach nicht mehr daran vorbei, mitzumachen.«

Der Gruppendynamik zu widerstehen erfordert ein Höchstmaß an persönlicher Stärke. Am Anfang hat jeder noch eine Wahl: mitzumachen, was die Gruppe vorgibt, oder eigenständig gegen den Strom zu schwimmen und zu riskieren, dass jemand aus der Gruppe sagt: »Wenn du nicht mitmachst, bist du keiner von uns.« Die von kiffenden jungen Männern meist gebrauchte Begründung für ihr Kiffen ist die lapidare Feststellung: »Das machen doch alle. Ich kenne niemanden, der das nicht macht.« Sich mit dem süchtigen Virus anstecken zu lassen beinhaltet zu Anfang in jedem Fall eine Eigenbeteiligung, einen Entschluss oder zumindest ein passives Zulassen, wie es ein Konsument synthetischer Drogen bestätigt:

> »Ich habe mit dem Ziehen meiner ersten Line zugelassen, dass mich die Droge kontrolliert, erzieht, verändert, prägt und vor allem ein Stück weit lebensunfähig in dieser oberflächlichen Gesellschaft macht.«

Wird ein Mitglied einer Familie vom süchtigen Virus erfasst, müssen alle übrigen darauf reagieren. Nicht unbedingt in dem Sinne, dass plötzlich alle das Gleiche tun. Aber sie sind gezwungen, sich zum Suchtmittelgebrauch des einen Familienmitglieds zu verhalten: in Form von Abgrenzung, Ablehnung, Akzeptanz, Tolerierung, Kontrolle, Ausgrenzung, Finanzierung, Nörgelei, Resignation usw. usf. Niemandem gelingt es wirklich, sich vom Suchtmittelgebrauch eines Familienmitglieds unberührt zu zeigen.

In vielen Fällen weist das Verhalten der übrigen Familienangehörigen coabhängige Züge auf, die den Konsum des Einzelnen aufrechterhalten, fördern und bestärken. Seltener findet sich konsequentes Verhalten, welches geeignet wäre, die süchtige Dynamik wirkungsvoll zu begrenzen. Schnell ist das gesamte Familiensystem infiziert. Zur Realsatire wird das Bild, wenn alle Familienmitglieder in einhelliger Eintracht vor dem Fernseher versammelt sind, gemeinsam die Wohnung zuqualmen, Alkohol trinken und Tüten mit Chips verdrücken, möglicherweise ohne sich Gedanken darüber zu machen, dass noch ein jüngeres Kind unter ihnen sitzt, welches sie zum passiven Mitrauchen nötigen. Aber auch der Suchtmittelgebrauch nur eines Familienmitglieds vermag das gesamte familiäre System ohne Unterlass in Atem zu halten, insbesondere wenn es sich um den Missbrauch von Alkohol oder illegalen Drogen handelt. Mitunter wird dieses Verhalten zum einzigen lebensbestimmenden Thema in der Familie, das die Beziehungen untereinander auf allen Ebenen dominiert und schleichend zu vergiften droht.

In allen öffentlichen Einrichtungen, Schulen und Betrieben, kurz: überall dort, wo Menschen zahlreicher aufeinander treffen, wird verstärkt darüber diskutiert, ob der jeweilige Bereich zur rauchfreien Zone erklärt wird oder ob Rauchen weiterhin gestattet bleibt. Es hängt von vielen Faktoren ab, wer sich in dieser Positionsbestimmung durchsetzt: unter anderem von der personellen Stärke der Fraktionen von Rauchern und Nichtrauchern, der psychischen Entschlossenheit und argumentativen Durchsetzungsfähigkeit der Kontrahenten sowie der inneren Haltung der Zögerer und Zauderer, welche sich scheuen, Farbe zu bekennen. Doch unterschiedslos wird man allerorten, wo solche Entscheidungen anstehen, feststellen, mit welcher Wucht sich die süchtige Dynamik zu behaupten sucht. Süchtige Raucher werden ihr Tun mit aller Macht verteidigen wollen. Häufig erweisen sie sich als die Stärkeren. So bleiben rauchfreie Schulen, öffentliche Plätze und Restaurants hierzulande oftmals ein schöner präventiver Wunsch, der an der Resistenz des süchtigen Virus in Körper, Geist und Seele der Menschen scheitert.

Treten suchtkranke Menschen massiert auf, geht von ihnen ein gewaltiger Sog aus. Geschickt legen sie Fußangeln und legen Beziehungsfallen. Nur wer ihr »Spiel« durchschaut, vermag sich den gestellten Fallen zu entziehen. Nicht selten stellt ein einziger Patient einer Einrichtung der stationärer Suchtkrankenhilfe eine komplette Station auf den Kopf. Viele Belegschaften von Suchthilfeeinrichtungen wissen ein Lied davon zu singen, wie sie vom süchtigen Virus zum Scheitern verurteilt werden, wenn sie Patienten Hilfe zur Selbsthilfe in ihrem Heilungsprozess zukommen lassen möchten.

Im öffentlichen Raum zeigt die süchtige Dynamik ihr hässliches Gesicht überall dort, wo sich eine harte Drogenszene von

Alkohol-, Heroin-, Kokain- oder Crackkonsumenten bildet. Ihr geballtes Auftreten vermag ganze Stadtviertel in Mitleidenschaft zu ziehen, selbst und sogar insbesondere dort, wo Suchthilfeeinrichtungen sich gezielt dieser Gruppe schwerst süchtig abhängiger Menschen annehmen. Phasenweise funktionieren derartige Einrichtungen mehr nach den aufgezwungenen Gesetzen der süchtigen Eigendynamik als nach den mit Bedacht vorgegebenen Regeln des Hilfesystems.

Das süchtige Virus infiziert nicht bloß einzelne Menschen, Familien oder überschaubare soziale Gruppen. Auf einer Metaebene breitet es sich im öffentlichen wirtschaftlichen wie politischen Leben ungehindert aus. Die Konsum- und Wachstumsgesellschaft wuchert ungehemmt und dehnt sich im Zuge der Globalisierungsideologie über alle Kontinente aus. In ihrer unersättlichen Gier frisst sie sogar die Zukunft ihrer Kinder.

Selbst- und Fremdzerstörung – »Macht kaputt, was euch kaputtmacht!«

Der süchtigen Dynamik wohnen gewaltige zerstörerische Kräfte inne. Allein in unserer Republik dreht sich die Eskalationsspirale der Zerstörung in Hunderttausenden von Fällen bis zum bitteren Ende.

Zucker als erster Suchtstoff von Kindesbeinen an bewirkt in Überdosierung einen Heißhunger auf mehr desselben. Fernsehen, PC, Internet und Handy vermögen ihre Nutzer zu versklaven wie stoffliche Drogen. Das Rauchen von Zigaretten führt bei »gewissenhaftem« und »bestimmungsgemäßem« Gebrauch der Suchtmittel mit höchster Wahrscheinlichkeit zu schwer wiegenden Gesundheitsschäden oder sogar zum Tode. Der Missbrauch von Alkohol richtet zuerst die Würde der Menschen zu Grunde. In der Folge zerfrisst er Schicht für Schicht ihre gesamte Persönlichkeit. Bleibt der Trinker konsequent bei seinem Verhalten, zerstört er mit Erfolg die sozialen Beziehungen um ihn herum. Kommt es unter Einwirkung von Alkohol zu familiärer

Gewalt oder sexuellen Übergriffen, bleiben Kinderseelen auf der Strecke. Hat jemand mehr getrunken, als ihm bekömmlich wäre, und gibt er sich im wahrsten Sinne des Wortes Blößen, wie er das im nüchternen Zustand niemals täte, liefert er sich dem Gespött seines Umfelds aus. Handelt es sich um eine bekannte Persönlichkeit, lacht sich die Coabhängigkeit ins Fäustchen und »ganz Deutschland ist Juhnke«. Nach wie vor wird Trinken als Kavaliersdelikt gesellschaftlich bagatellisiert. Ein Mann ist kein Mann, wenn er kein gerüttelt Maß an Alkohol verträgt. Dieses Klischee ist in unserer Republik kaum aus der Welt zu schaffen.

Selbstverständlich bleibt auch der gewohnheitsmäßige Gebrauch illegaler psychoaktiver Substanzen nicht ohne Folgen auf die Persönlichkeit des Nutzers wie auf seine sozialen Beziehungen zu Familienmitgliedern, Freunden und sonstigen Dritten. Oft gehen Selbst- und Fremdzerstörung dabei Hand in Hand.

So berichtet eine 18-jährige junge Frau nach einem der zahlreichen Erlebnisse mit ihrem immer exzessiver praktizierten Gebrauch von Ecstasy, Speed und Tickets:

> »Drogen sind ein teures Spiel, und letztlich ein Scheißspiel, das dich dein bisschen Leben, was noch bleibt, kosten kann. Aber auf meinem letzten Trip ging es nicht mehr nur um mich. Ich war fast sogar so weit, dass ich meinen Freund umgebracht hätte. Ich war so außer mir, dass ich mir ein Messer geschnappt habe und wie eine Furie damit auf ihn losgegangen bin.«

Schlimmeres verhindern konnten einige beherzte Freunde aus der Clique, die selbst nichts genommen und bemerkt hatten, wie die junge Frau immer stärker außer sich geriet. Sie hielten sie mit Gewalt zurück. Runterreden half nicht mehr. Durchgeknallt, wie sie war, fassten die Freunde zudem den ihnen schwer fallenden Entschluss, sie gegen ihren Willen in die nächstgelegene psychiatrische Klinik zu schaffen.

Ein militanter Gebraucher von Ecstasy und weiteren Partydrogen stellt im Anschluss an eine Bruchlandung nach seinen grandiosen Höhenflügen für sich fest:

»Ecstasy und Speed machen mich körperlich total kaputt und werden mich wohl auch psychisch bis zum bitteren Ende kontrollieren. Ich weiß nicht mehr, wie ich dagegen noch ankommen soll. Irgendwie habe ich schon mit mir abgeschlossen.«

Der »goldene Schuss« des Fixers ist zwar meist ein Unfall durch Überdosierung, oft sogar nach einem Entzug und einem Therapieversuch, wenn der Organismus die alte gewohnte Dosis nicht mehr verträgt, aber er setzt dem Leben des Heroinabhängigen ein Ende.

Es ist makaber, aber viel zu viele suchtabhängige Menschen können sich von ihrer Sucht nur durch den Tod verabschieden. Sie finden keinen anderen Ausweg mehr, um dem »Teufelszeug« und seinem bezwingenden Griff als übermächtigem Gegner zu entkommen. Manch einer nimmt sich das Leben im akuten Drogenrausch.

Wir finden die Zerstörungsspirale nicht nur bei individuellen Einzelschicksalen oder familiären Dramen, sondern auch auf gesellschaftlicher Ebene. Einmal mehr sind es häufig diese absolut desillusionierten chancen- wie perspektivelosen jungen Menschen, die sich mit ihrer Flucht in die Welt der Drogen zum einen eine Gegenwelt zu errichten suchen und zum anderen »Hassfilme schieben« und ihre Wut und Aggressivität kaum gezügelt nach außen richten. Gemäß dem Titel »Macht kaputt, was euch kaputtmacht«, mit welchem die einstige Berliner Polit-Rock Band »Ton, Steine, Scherben« Kultstatus erlangte, richten sie ihre Zerstörungslust gegen alles, was ihnen an dieser Gesellschaft gegen den Strich und auf die Nerven geht. Aus ihrer Sicht ist das die pure Notwehr. Von außen betrachtet, scheint es sinnlose Zerstörungswut. Als eine besonders anstrengende Art von »Spaßfraktion« zwischen Anspruchlichkeit und Existenzangst beanspruchen und zerschleißen diese »Ichlinge« zunehmend sowohl die professionelle Erziehungshilfe wie unser Rechtssystem.

Selbst bei »ganz normalen« jungen Leuten findet sich heutzutage ein gesteigertes Aggressionspotenzial, das zu denken gibt. In Gruppen erzählen Kinder wie Jugendliche regelmäßig von Gewalterfahrungen. In den meisten Fällen ist dabei Alkohol mit im Spiel. Frage ich in Gruppen von Auszubildenden, wer noch nie in eine Schlägerei verwickelt war, meldet sich in der Regel niemand. Alle wissen sie über mehr oder weniger ausgeprägte Erfahrungen mit dem »Faustrecht« zu berichten. Manche mussten sich mit den Fäusten ihrer Haut erwehren, wenn sie alleine oder mit Freunden von Streit suchenden »Schlägertrupps« angegriffen wurden. Andere bekommen aber richtig gehend glänzende Augen, wenn sie von ihrer eigenen Lust auf Randale erzählen. Sie finden es »einfach nur geil, jemand anderem so richtig voll eins in die Fresse zu geben, bis er abfratzt«. Wenn sie entsprechend drauf sind und es sie überkommt, trinken sie sich mit ihrer Clique Mut an, um anschließend auf die Suche danach zu gehen, »wo der beste Punk abgeht. Das macht einfach an, wenn du dich ins Getümmel stürzt und voll die Power und die Lust spürst, reinzuschlagen und zu treten«.

Über »gesittetere Bedenken« gegen eine solche Art des Umgangs miteinander können viele junge Leute nur noch müde lächeln. Für sie ist das ein Bestandteil ihrer Realität in dieser Gesellschaft, dem sie sich kaum zu entziehen vermögen. Wer »nicht wehrhaft genug ist, bekommt leicht eins auf die Mütze«. Ihrer Meinung nach können sich Jugendliche das Maß an Gewalt, mit dem sie zu tun bekommen, nicht mehr aussuchen. Es wird ihnen von außen aufgezwungen, »weil wir in einer absolut gewaltbereiten Gesellschaft leben«. Nach ihrer Meinung zu den Gründen für die Gewaltbereitschaft in unserer Gesellschaft befragt, zeichnen Jugendliche in Gruppen stets das gleiche ernüchternde Bild. Sie landen unverzüglich bei all den Gehässigkeiten, Grausamkeiten und Machenschaften, die ihnen Tag für Tag von Politikern und Geschäftemachern überall auf der Welt vorgeführt werden. So wenig politisch interessiert viele junge Leute scheinen mögen, sie verbinden das, was sie mit wachen Augen beobachten oder am eigenen Leib zu spüren bekommen, mit Namen und Gesichtern von Menschen, die ihre Macht mehr zum eigenen Wohle als zu dem der Allgemeinheit benutzen. In Gruppengesprächen über die vielfältigen Ursachen von Suchtmittelgebrauch treiben ihnen die als ungerecht empfundenen Realitäten die Zornesröte und die offene menschliche Empörung ins Gesicht. Deshalb sind sie verbreitet der Ansicht, dass schnell gewaltbereite Menschen im Grunde genommen nur nachmachen, was ihnen im großen Stil vorgelebt wird. Allzu vielen auf ihren Machterhalt bedachten Kräften in Politik und Wirtschaft ist so ziemlich jedes Mittel zur Verteidigung ihrer um den Erdball reichenden Interessen recht. An drastische Beispiele sind wir so sehr gewöhnt, dass die entsprechenden Verhaltensweisen fast schon wieder als ehrenwert gelten: In aller Welt wird mit der Herstellung, dem Vertrieb und Handel sowie dem finalen Einsatz heimtückischster Waffensysteme schmutziges Geld verdient, zur Sicherung von Arbeitsplätzen in der Rüstungsindustrie und zum vermeintlichen Wohle unserer zivilisierten Wirtschaftsstandorte. In gleicher Weise wohlfeil begründet erfolgt über alle Grenzen hinweg eine hemmungslose Ausbeutung von Menschen wie natürlichen Ressourcen. Geld kennt keine moralischen Skrupel. Die suchtartig verfolgten Strategien mit ihrer globalen Eigendynamik nähren den Kern der wenig schmeichelhaften Aussage des englischen Philosophen Thomas Hobbes (1588–1679): »Der Mensch ist dem Menschen ein Wolf.«

Wie schwer aushaltbar sensible Menschen unter derartigen Realitäten zu leiden vermögen, macht das bittere Fazit eines 21-jährigen, politisch sehr interessierten jungen Mannes deutlich. In einer Mischung aus ohnmächtigem Zorn und offenem Leiden an der Welt formuliert er:

»Was politisch, wirtschaftlich und ökologisch auf der Welt passiert, muss doch eigentlich jeden empören. Wenn ich das eitle und hohle Gerede so mancher Politiker und Unternehmer in den Chefetagen höre, wird mir schlecht. Diese Fratzen sind in ihrer ganzen Scheinheiligkeit dermaßen widerwärtig, dass es mich innerlich schüttelt. Ich könnte grad kotzen. Ich kann nur noch Ekel und Abscheu empfinden, wenn ich mir ansehe, mit welchen Mitteln heute Politik gemacht und Geld verdient wird. Denen geht es allen doch einzig und allein um ihre eigene Macht. Für mich ist das alles so tot. Das macht doch keinen Spaß mehr, zu sehen, wohin wir treiben. Wir leben doch hier nur noch, um zu kaufen. Ich kaufe, also bin ich. Kannst du nichts kaufen, bist du niemand. Das macht doch alles keinen Sinn mehr. Das ganze politische und wirtschaftliche Geschachere ist so ernüchternd, dass es eigentlich nur noch im total bekifften Zustand zu ertragen ist.«

Wer dieses Statement als die vereinzelte Meinung eines kiffenden, politisch naiven jungen Menschen abtun möchte, braucht bloß zur Kenntnis zu nehmen, wie viele Menschen weltweit enttäuscht und resigniert den politischen Parteien und ihren Vertretern den Rücken kehren. Zu ihnen zählt auch ein 55-jähriger, menschlich, kulturell und politisch hoch gebildeter Angestellter, der nach fünfzehn Jahren engagierter Tätigkeit für einen bundesweit operierenden Betrieb aus Kostenersparnisgründen die Kündigung erhalten hat. Die gleichzeitige Tatsache, »dass die Herren in den Vorstandsetagen sich zu ihren ohnehin schon üppigen Gehältern noch satte Umsatzbeteiligungen in die Tasche stecken«, führt ihn zu der für seinen Charakter eher wesensfremden Aussage: »Das ist alles unglaublich hassbildend«. Mit seiner bitteren Erfahrung steht er beileibe nicht alleine da. Das Heer der Menschen, die sich belogen und um die Früchte ihres Lebens betrogen sehen, wächst von Tag zu Tag.

Die in den letzten Jahren rasant um sich greifende Entmutigung in unserer Gesellschaft führt bei immer mehr Kindern, Jugendlichen und Erwachsenen zu der resignativen Lebenseinstellung: »Es ist doch ohnehin alles sinnlos.« Es wäre menschlich wie sachlich verfehlt, wenn ich jungen Leuten in meinen präventiven Veranstaltungen mit ihnen die Realität schönzureden versuchte. Im Gegenteil: Wo ihre Wahrnehmungen stimmen, bestätige ich sie ausdrücklich. Die Kunst besteht darin, sie trotz unliebsamer Realitäten zu ermutigen, nach den Zielen in ihrem Leben zu suchen. Es bewirkt etwas bei ihnen, wenn sie auf Menschen treffen, die innerlich unzerstört genug sind, um mit ihnen über Lebensträume, über Chancen und Grenzen zu diskutieren. Gelingt die Begegnung, kann man sogar in Gruppen von »obercoolen« jungen Männern eine Nadel fallen hören.

Selbst wenn junge Menschen trinken, kiffen, Pillen einwerfen oder ihre Aggressionen ausagieren, sie wollen nicht in der Gegenwart versacken, sondern ersehnen sich eine Bekräftigung, dass es Sinn macht, zu leben.

Büchertipps zum Weiterlesen:
Rainer Baudis: Psychotherapie von Sucht und Drogenabhängigkeit oder Der goldene Vogel. Rudersberg 1995 (F /E)
Helmut Kuntz: Der rote Faden in der Sucht. Neue Ansätze in Theorie und Praxis. Weinheim, 3. Auflage 2006 (F + A/E)
Helmut Kuntz: Sucht – Eine Herausforderung im therapeutischen Alltag. Stuttgart 2007 (F + A/E)

Coabhängigkeit als Kehrseite der süchtigen Medaille

So wie die süchtige Abhängigkeit mit der ihr eigenen Dynamik als die eine Seite der Medaille wesentlich mehr beinhaltet als die bloße Abhängigkeit von stofflichen Substanzen, so ist die Coabhängigkeit als die Kehrseite der Medaille bedeutend mehr als das direkte, spiegelbildliche Verhalten, welches die Sucht des Abhängigen nährt, aufrechterhält und stützt.

In unserer durch und durch süchtigen Gesellschaft ist es nahezu unmöglich, überhaupt keine coabhängigen Züge zu zeigen. Insofern ist Coabhängigkeit gelebter Alltag. Selbst im Suchthilfesystem finden sich Vorgehensweisen und Strategien, die man nur als coabhängige Großveranstaltungen bezeichnen kann. Zum Problem wird das dort, wo die Coabhängigkeit völlig unreflektiert ausagiert und aus der gesellschaftlichen wie privaten Diskussion als missliebiges Tabuthema ausgeklammert wird.

Als nichtstoffliches Suchtverhalten ist die Coabhängigkeit nicht biochemisch im Suchtgedächtnis des Gehirns verankert. Als Verhaltensform ist sie jedoch absolut komplementär in die süchtige Dynamik verstrickt.

Wir können uns dem Syndrom Coabhängigkeit auf verschiedene Weise nähern, um ein Bild davon zu bekommen, womit wir es eigentlich zu tun haben.

Auf der theoretischen Ebene unterscheidet Helmut Kolitzus drei Phasen der Coabhängigkeit. Die *erste Phase* ist die des »Beschützens und Erklärens«. Wir können sie auch als die Zeit des Nicht-wahrhaben-Wollens bezeichnen. Das soziale Umfeld des

Süchtigen sieht zwar, was der Süchtige treibt, verschließt aber die Augen vor der Realität. Das süchtige Verhalten wird heruntergespielt, verniedlicht, entschuldigt, erklärt. Es bleibt folgenlos. Gänzlich unspektakuläre Alltagsbeispiele finden sich zuhauf: Auf der Arbeit erledigen hilfreiche, wohlmeinende Kollegen das Pensum des süchtigen Kollegen mit. Im familiären Bereich entschuldigt die Frau als Partnerin das Fernbleiben des trinkenden Mannes von der Arbeit des Öfteren mit vorgeschobenen körperlichen Krankheiten. Als Mutter schreibt sie möglicherweise Entschuldigungen für den kiffenden Sohn oder die magersüchtige Tochter, welche in der Schule fehlen. Geschieht das im Einzelfall aus wohl überlegten Erwägungen heraus, die mit glasklaren Botschaften bezüglich des zukünftigen Verhaltens des süchtig Abhängigen oder des im schädlichen Sinne Drogen gebrauchenden Users verknüpft sind, kann das sogar Sinn machen. Als unreflektierte Dauerstrategie unterstützt und hält es den Abhängigen in seiner Sucht.

Die *zweite Phase* der Coabhängigkeit ist die der »Kontrolle«. Das soziale Umfeld versucht das Trinken, Kiffen, den sonstigen Drogengebrauch, das gestörte Essverhalten, selbstverletzendes Verhalten, die Arbeitssucht oder die Spielsucht des Abhängigen per Kontrolle einzugrenzen. Konsequentes Grenzensetzen ist wichtig, unterscheidet sich aber qualitativ von angestrengten Kontrollversuchen, welche ins Leere laufen. Das entsprechende Katz-und-Maus-Spiel kann sich über Jahre hinziehen. Wenn keine weiteren Schritte erfolgen, siegt die Durchsetzungsfähigkeit des Süchtigen, während das soziale Umfeld enttäuscht, zermürbt oder wütend aufgibt. Die süchtige Dynamik klatscht Beifall und lacht sich in Fäustchen ob solch wirkungslos verpuffender Kontrollversuche.

In der *dritten Phase* der Coabhängigkeit kommt es schließlich zur massiven »Anklage« des Süchtigen. Alle bisher erprobten coabhängigen Strategien haben kläglich versagt. Die süchtige Dynamik mündet in die Selbst- und Fremdzerstörung. Auf der Arbeit wird der Süchtige entlassen, in der Schule kommt es zum Schulverweis. Im privaten Bereich führen die Anklagen zu

schmerzhaften oder gar hasserfüllten Trennungen. Im Extremfall trennt sich der Süchtige ob der Selbst- und Fremdanklagen
von seiner Sucht durch die Wahl des eigenen Freitodes.

Eingestreut in alle coabhängigen Phasen ist das typische Verhalten des Nörgelns und Jammerns sowie des endlosen, un-
fruchtbaren Grübelns, wer woran die Schuld trägt. Das Grübeln
vermag selbst suchtartigen Charakter anzunehmen und alle Lebensenergien aufzufressen.

Wie selbstverständlich die Coabhängigkeit in unser Leben hi-
neinpfuscht, ohne dass wir es bemerken, verdeutlicht auf der lebenspraktischen Ebene eine Beschreibung der Bandbreite der
coabhängigen Verhaltensweisen durch Melody Beattie. Als selbst
Betroffene kennt sie sich in allen Belangen mit Sucht und Coabhängigkeit bestens aus. Ihre Beschreibung der typischen Verhaltensmuster ist aus der ganz gewöhnlichen Alltäglichkeit des
cosüchtigen Lebens gewachsen:

> »Wir keifen, halten Strafpredigten, schreien, brüllen, weinen, bet-
> teln, bestechen, nötigen, schweben über allem, schützen, klagen an,
> jagen nach, rennen weg, versuchen einzureden, versuchen auszure-
> den, versuchen, Schuld zu vermitteln, verführen, fangen, überprü-
> fen, zwingen, zeigen, wie sehr wir verletzt worden sind, verletzen
> Menschen, damit sie wissen, wie man sich dabei fühlt, drohen, uns
> selbst zu verletzen, treiben mit der Peitsche an, stellen Ultimaten,
> tun Dinge für andere, weigern uns, Dinge für andere zu tun, tram-
> peln herum, rechnen ab, jammern, lassen Wut an anderen aus, han-
> deln hilflos, leiden mit lautem Schweigen, versuchen zu gefallen, lü-
> gen, tun gemeine große Dinge, fassen uns ans Herz und drohen zu
> sterben, fassen uns an den Kopf und drohen, verrückt zu werden,
> schlagen uns an die Brust und drohen zu töten, nehmen Hilfe in
> Anspruch, wägen unsere Worte sorgfältig ab, schlafen mit ihm, ha-
> ben Kinder mit ihm, feilschen mit ihm, schleppen ihn zur Beratung,
> schleppen ihn aus der Beratung, reden gemein über ihn, reden ge-
> mein mit ihm, beleidigen, verdammen, beten um Wunder, bezahlen
> für Wunder, gehen dahin, wohin wir nicht wollen, bleiben in der
> Nähe, überwachen, diktieren, befehlen, beklagen uns, schreiben
> Briefe über ihn, schreiben Briefe an ihn, bleiben daheim und warten
> auf ihn, gehen hinaus und suchen ihn, rufen überall an und fragen
> nach ihm, fahren nachts durch dunkle Straßen und hoffen, ihn zu

finden, jagen nachts durch dunkle Straßen und hoffen, ihn zu fassen, rennen nachts durch dunkle Straßen, um von ihm wegzukommen, bringen ihn heim, behalten ihn daheim, schließen ihn aus, ziehen weg von ihm, ziehen zu ihm, schelten, üben Druck aus, raten, erteilen Lektionen, sind streng, beharren, forschen nach, deuten an, durchsuchen Taschen, schauen in Brieftaschen, durchsuchen Schubladen, wühlen in Handschuhfächern, schauen in der Toilette in den Wasserkasten, versuchen, in die Zukunft zu schauen, durchsuchen die Vergangenheit, rufen Verwandte an, erörtern, klären Dinge ein für alle Mal, klären sie wieder und wieder, bestrafen, belohnen, geben fast auf, versuchen es umso intensiver … die Liste mit ähnlichen Manövern wäre endlos weiterzuführen, aber manche habe ich vergessen – oder noch nicht ausprobiert.«

Wenn ich das Zitat in Gruppen vorlese, herrscht danach im Anschluss erst einmal atemlose Stille. Ich kann an den Gesichtern ablesen, wie es in der Gruppe arbeitet. Jeder denkt: »Das hat doch auch etwas mit mir zu tun, ich finde mich hier wieder.« Sich eigene coabhängige Anteile und Anfälligkeiten bewusst zu machen ist der erste Schritt, sie zu vermeiden und heilsame Bewegung in festgefahrene Beziehungen und Situationen zu bringen.

Ein kleiner Tipp: Lesen Sie das Zitat doch noch einmal laut vor. Wenn Sie bemerken, wie Ihre Stimme beim Vorlesen anfängt zu hetzen und Ihnen geradezu davongaloppieren möchte, bekommen Sie eine Ahnung davon, wie sich Coabhängigkeit letztlich anfühlt. Sie lässt alle Beteiligten ausgelaugt und erschöpft zurück.

Unreflektiert ausagierte Coabhängigkeit erschöpft nicht bloß die Lebensenergien. Darüber hinaus vermag sie sogar das eigene Selbst aufzufressen. So schildert eine Mutter aus einer meiner Elterngruppen die Beziehung zu ihrem in schädlichem Maße kiffenden Sohn:

»Die Verbindung zu meinem Sohn ist sehr eng, vermutlich sogar viel zu eng. Mein ganzes Befinden hängt so sehr daran, wie es ihm geht. Ich mache mich ganz unsichtbar, wenn es ihm schlecht geht. Dann sieht mich tatsächlich niemand mehr. Und ich sehe und spüre mich selbst nicht mehr, wenn es ihm schlecht geht. Ich kann dann nur noch nach ihm schauen.«

Wem die bisherigen Annäherungsversuche an das Verständnis der Coabhängigkeit zu kompliziert oder zu erschlagend sind, dem kann der griechische Philosoph Epiktet weiterhelfen, der etwa um 50–138 unserer Zeitrechnung lebte und wirkte. Lange Zeit bevor überhaupt irgendjemand zum ersten Mal das Wort Coabhängigkeit in den Mund nahm, lehrte Epiktet etwas sehr Einfaches und Klares. Seine Gedanken sind mittlerweile meine liebste Erklärung für das Phänomen Coabhängigkeit geworden. Laut Epiktet gibt es drei Arten von Angelegenheiten:

– die eigenen Angelegenheiten,
– die Angelegenheiten anderer und
– die höherer Mächte, womit er höhere Gewalten wie Erdbeben und andere vom Menschen nicht direkt beeinflussbare Um-stände meinte.

Sobald wir uns mit ebenso bestimmten wie bestimmenden Ab-sichten in andere Angelegenheiten als in unsere eigenen einzu-mischen beginnen, drohen wir Probleme zu bekommen. Einfa-cher und klarer kann man die Botschaft nicht formulieren, wo sich die Falle der Coabhängigkeit stellt.

Büchertipps zum Weiterlesen:
Melody Beattie: Die Sucht, gebraucht zu werden. München 1990 (A/E)
Helmut Kolitzus: Die Liebe und der Suff … Schicksalsgemeinschaft Suchtfamilie. München 1997 (A/E)
Helmut Kolitzus: Ich befreie mich von deiner Sucht. Hilfen für Angehörige von Suchtkranken. München 2000 (A/E)
Helmut Kuntz: Der rote Faden in der Sucht. Neue Ansätze in Theorie und Praxis. Weinheim, 3. Auflage 2006 (F + A/E)

8
Die Suche nach dem »Suchtgen« oder: Die nicht existente Stecknadel im Heuhaufen

Die analogen Entsprechungen der Konsum- und Wohlstandsgesellschaft zur süchtigen Dynamik bloßzulegen entlarvt deren Funktionieren nach suchtartigen Mechanismen. Das ist gesellschaftlich unbequem und politisch wie wirtschaftlich wenig genehm, müsste es doch das konsequente radikale Kehren vor der eigenen Türe zur Folge haben, wollte unser Gemeinwesen an den Wurzeln der Sucht Grundlegendes verändern, statt einzig die Symptome zu verwalten.

Viel Energie und Aufwand wird folglich darauf verwandt, zu verhindern, die Sucht als das zu betrachten, was sie ist: eine Emotions- und Beziehungskrankheit mit gesellschaftlichen Ursachen. Ideologisch wäre es eine unendliche Erleichterung, wenn interessegeleitete Forscher finden würden, wonach sie so eifrig und unermüdlich suchen: das »Suchtgen«, dem man alle Übel des Phänomens »Suchtabhängigkeit« anlasten könnte. Das kollektive Aufatmen wäre groß, müsste die Gesellschaft als soziales Gemeinwesen sich doch keine lästigen Fragen mehr stellen lassen zu ihrem verantwortlichen Beitrag hinsichtlich Erzeugung, Aufrechterhaltung und Förderung der süchtigen Dynamik.

Aber die süchtige Abhängigkeit mit ihrer zerstörerischen Dynamik findet sich nicht in den menschlichen Erbanlagen.

Das Suchtgen als das »verantwortliche Ding« im Erbgut eines Menschen ist eine Fiktion, eine Wunschvorstellung, welche von kollektiver Mitverantwortung freisprechen soll. Immer dann, wenn Wissenschaftler versuchen, das ersehnte Suchtgen zu finden, scheitern sie kläglich. So einfach liegen die Dinge nicht.

Zweifelsfrei sind genetische Faktoren beteiligt bei der Ausprägung der unterschiedlichen körperlichen Konstitution von Menschen. Die jeweilige körperliche Verfassung der Suchtmittel gebrauchenden Menschen aller Altersstufen hat einen mitentscheidenden Einfluss auf die Verträglichkeit und Wirkung der Stoffe ihrer Wahl in deren jeweiliger Dosierung. Biologisch bedingt ist zudem die geschlechtsspezifische Tatsache, dass der weibliche Organismus Alkohol weniger stark abbaut als der männliche. Das hängt mit der Tätigkeit des spezifischen Enzyms »Alkoholdehydrogenase« zusammen, welches bei Frauen vorwiegend in der Magenschleimhaut, aber auch in der Leber weniger aktiv ist als bei Männern. Als genetischen Nachteil kann man das freilich nur ansehen, wenn man Alkoholverträglichkeit in größeren Mengen für vorteilhaft hält.

Ebenfalls eine genetische Grundlage zu haben scheint nach dem heutigen Stand des Wissens das grundlegende menschliche Streben nach Neuem. Die Suche nach neuen Erfahrungen sowie das Lernen daraus schließt für nicht wenige Menschen auch risikobehaftetes Verhalten oder den Neugiergebrauch von Suchtmitteln ein. Das allein verursacht allerdings keine süchtige Abhängigkeit. Wenn Wissenschaftler nicht davon ablassen mögen, für ein so hochkomplexes menschliches Verhalten wie »Suchtverhalten« einzelne Gene verantwortlich machen zu wollen, sind sie auf der falschen Fährte. Auch die Versuche, messbare Unterschiede im Haushalt der menschlichen Botenstoffe für die Erklärung der süchtigen Abhängigkeit heranzuziehen, führen nicht zum gewünschten Ergebnis. Zwar haben legale wie illegale Suchtstoffe zahlreiche spezifische Wechselwirkungen mit den menschlichen Botenstoffen und deren Rezeptoren im Gehirn, im Organismus sowie im peripheren und zentralen Nervensystem, aber die allein verantwortlichen Ursachen für die verheerende Macht der süchtigen Dynamik finden sich in diesem Zusammenspiel genauso wenig. Das Aufeinandertreffen spezifischer Wirkstoffe von Rauschdrogen auf ebenso spezifizierte Schlüsselstellen (Rezeptoren) im menschlichen Gehirn, Organismus und Nervensystem verändert auf Dauer nachhaltig die Aktivität und Funktion der körpereigenen Botenstoffe. Der so veränderte Informationsfluss im Gehirn als der Steuerzentrale des menschlichen Handelns prägt bei allen regelmäßigen Konsumenten psychoaktiver Rauschdrogen über kurz oder lang ein spezielles Suchtgedächtnis aus. Somit erwächst auch das Suchtgedächtnis als Ergebnis eines höchst komplexen Prozesses von Ursache und Wirkung nicht aus einem dafür verantwortlichen Suchtgen.

Selbst in Familien, in welchen Suchtmittelabhängigkeit über Generationen hinweg derart weitergegeben wird, dass sie in jeder nachfolgenden Generation aufs Neue ihr Verhängnis zu bewirken vermag, geschieht die Vererbung der Sucht nicht auf dem Weg über die familiären Gene. Wir haben es vielmehr mit dem Phänomen der sozialen Vererbung zu tun. Familien, in deren System Suchtmittelabhängigkeit ursächlich bedingt entstanden ist, laufen Gefahr, das Symptom so lange sozial weiterzuvererben, bis die innerfamiliären Ursachen des süchtigen Geschehens erfolgreich bearbeitet worden sind. Dadurch wird das Symptom entbehrlich. Vermag die Familie diese Aufgabe nicht zu bewältigen, kann sich die »Suchtspur« tatsächlich über Generationen hinweg durch die Familiengeschichte ziehen.

Ein besonderes Erbe der Menschen lässt sich nicht einmal in Spuren im genetischen Erbgut finden. Nichtsdestotrotz hat es sich als »immaterielles Bewusstsein« oder als »kollektives Unbewusstes« über die Jahrtausende hinweg vererbt. Es handelt sich um das seit Menschengedenken ungebrochen bestehende Bedürfnis der Menschen nach Sinnhaftigkeit in ihrem Leben. Von

Anbeginn haben die Menschen daher Disziplinen und Rituale gefunden, mittels deren sie spirituelle Tiefe und Erfüllung suchten. Allen magisch-spirituellen Ritualen war eines gemeinsam: das Streben nach Glück auf einem sinnhaften Lebensweg. Seit es denkende Menschen gibt, gehörten zu den entsprechenden Zeremonien auch fest gefügte Rituale im Umgang mit berauschenden Pflanzen und Stoffen weit jenseits von süchtiger Abhängigkeit. Der Gebrauch der magischen Stoffe war kulturell eingebettet in Stammesfeste, spirituell-religiöse Rituale, Heilungszeremonien und in das nie in Zweifel gezogene mythische Wissen, welches Menschen, Tiere, Pflanzen und übernatürliche Kräfte oder Götterwesen als zu respektierende Teile eines zusammenhängenden Ganzen begriff. Die magischen Kräfte, welche den von der Natur freigebig zur Verfügung gestellten Rauschdrogen innewohnen, wurden streng zeitlich begrenzt in Dienst genommen, um sich durch Berauschung, Musik, Tanz und Rhythmus in eine kulturell zielgerichtete Trance zu versetzen. Die Menschen wollten die verborgenen Wahrheiten in den fraglos für existent gehaltenen Parallelwelten zwischen der real erlebten Welt und dem Reich der Götter, Ahnen und Geister erkunden. Die archaischen Drogenriten und Heilungszeremonien verfolgten ausschließlich den Zweck, sozial bewahrend und ordnend in die Lebensgeschicke der Menschen einzugreifen. Seit undenklichen Zeiten waren derartige Rauschrituale höchstes Kulturgut.

Die Drogenriten der Menschheitsgeschichte sind Bestandteil unseres kulturellen Erbes. Das »Wissen« darum sowie das unauslöschliche Bedürfnis nach tranceartiger Berauschung und Spiritualität sind Bestandteil des kollektiven, archaischen Unbewussten, über welch unbegreiflichen Wege es auch immer weiter »vererbt« werden mag. Der zivilisierte Mensch hat sich jedoch von seinem archaischen Erbe entfremdet. Das Übersinnliche, die alte Welt der Götter, Ahnen, Wesenheiten und Geister ist ihm fremd geworden. Seine Entfremdung geht so weit, dass das tiefe Bedürfnis nach Spiritualität, Trance und Selbstvergessenheit zwar nach wie vor entwicklungsgeschichtlich fest in ihm verankert ist, er sich aber nicht mehr bestimmungsgemäß zu verhalten weiß. Auf seinem Weg, das Leben mit Sinn zu erfüllen, hat er sich hoffnungslos verirrt. Mit seiner überheblichen Entwertung der weisen Rituale seiner Vorfahren hat er sich gleichzeitig von jedweder sozial verträglichen Drogen-»Kultur« verabschiedet. Das im kollektiven Unbewussten sozusagen in der Verbannung weiterexistierende menschheitsgeschichtliche Erbe erscheint im zivilisatorischen Rauschmittelgebrauch nur noch bis zur Unkenntlichkeit entstellt. Der technikgläubige Mensch der Postmoderne weiß Rauschdrogen als Rauschgifte fast nur noch in sozial schädlicher Weise zu gebrauchen. Selbst dort, wo Drogenkonsumenten der kalten Wirklichkeit zu entgehen suchen, indem sie sich ihre eigenen Gegenwelten und kulturellen Netzwerke schaffen, finden sie nur noch selten persönliche Weiterentwicklung oder gar sinnhafte Erfüllung. Allzu viele finden langfristig sogar nur die hässlichen Gesichter der Sucht.

Die Entfremdung des Menschen von seinen menschheitsgeschichtlich tief verwurzelten Bedürfnissen nach Spiritualität und Erfüllung spielt eine weitaus größere Rolle bei der Entstehung von süchtiger Abhängigkeit, als wir uns im Allgemeinen vorzustellen vermögen. Wissenschaftler, welche in ihrem Forschungsdrang fixiert sind auf die Suche nach dem ominösen Suchtgen, erforschen derartige Zusammenhänge allerdings nicht einmal in Ansätzen.

Wegweiser durch die Welt der Rauschdrogen

Seit Jahrtausenden wissen die Menschen sich unterschiedlicher Substanzen und Verhaltensweisen zu bedienen, mittels deren sie sich in rauschhafte oder tranceartige Zustände versetzen können. Im Bereich der stofflichen Drogen existiert eine Fülle verschiedener Klassifikationen von Substanzen. Das Ergebnis ist ein Nebeneinander von Begriffen, bei welchem man als Außenstehender leicht die Orientierung verlieren kann. Ich werde daher als Wegweiser durch die Welt der Rauschdrogen zunächst die wichtigsten Begrifflichkeiten erläutern und anschließend die Drogenkarten auf dem Markt der Möglichkeiten zeichnen.

Was ist was? Das ABC der Begrifflichkeiten

Überall auf unserem Globus greifen Menschen in ganz bestimmten Lebenssituationen und Stimmungslagen zu Rauschmitteln unterschiedlichster Herkunft und Wirkung. Hierfür haben sich die beiden Begriffe »Set« und »Setting« eingebürgert.

Set bezeichnet beim Rauschmittelgebrauch die aktuelle innere Befindlichkeit und Grundstimmung des Konsumenten zum Zeitpunkt der Drogeneinnahme. Der User hat eine innere Grundhaltung der Droge seiner Wahl gegenüber sowie eine persönlich geprägte Erwartung an die erhoffte Wirkung des Mittels. So weit das gängige Verständnis von »Set«. Doch es fehlt etwas absolut Entscheidendes, das ich in meiner täglichen Arbeit immer wieder hinzufüge und nachdrücklich betone: Zwar bestimmt die innere Erwartungshaltung des Konsumenten die Wirkung der Droge ebenso entscheidend mit wie deren Dosierung, doch sollten Nutznießer keinesfalls den Fehler begehen, die *Eigenmächtigkeit* psychoaktiver Substanzen zu unterschätzen. Diese Wirkungskomponente wird nur allzu gerne ignoriert.

Setting bezeichnet beim Rauschmittelgebrauch die äußeren Rahmenbedingungen und Umstände, unter denen die Drogeneinnahme erfolgt. Da das äußere Umfeld geeignet ist, ganz bestimmte Eigenheiten im Wirkungsspektrum einer Substanz hervorzuheben oder verblassen zu lassen, ist Sorgfalt bei der Auswahl der Lokalität sowie der sozialen und kulturellen Begleitumstände für den Drogengebrauch geboten.

Drogenkonsumenten unterscheiden sich beachtlich bezüglich ihrer Kompetenz in der Handhabung von Drogen sowie hinsichtlich ihrer bevorzugten Gebrauchsmuster. Wir finden die hochkompetenten Drogennutzer ebenso wie die an Anzahl leider bedeutend größere Gruppe der wenig Umsicht beweisenden Konsumenten. Bestens informierte Drogengebraucher entscheiden auf einer sachlich einwandfreien Grundlage über ihr Tun. Unbedarfte, gänzlich ahnungslose oder unzureichend informierte Konsumenten wissen kaum, worüber sie eigentlich entscheiden, wenn sie zu Rauschmitteln greifen. Kaum einer hat den Durchblick bei der verwirrenden Vielzahl psychoaktiver Substanzen oder gar bei den nebeneinander gebrauchten Begrifflichkeiten für die auf dem Markt befindlichen Stoffe. Je nachdem, von welcher Seite man sich den Substanzen nähert, werden sie unterschiedlichsten Klassifikationssystemen zugeordnet. Es macht einen Unterschied, ob wir Rauschmittel nach chemischen, pharmakologischen oder gänzlich unspezifischen Gesichtspunkten ordnen oder ob wir uns bevorzugt für deren Wirkungsspektrum als Ordnungskriterium interessieren. Alle Substanzen können daher verschieden bezeichneten Stoffgruppen zugeordnet werden. Bei den »Drogenkarten« werde ich die unterschiedlichen Zuordnungen vermerken. Die zunächst vorgenommene Klärung der geläufigsten Begrifflichkeiten erfolgt in alphabetischer Reihenfolge und beinhaltet keine weiteren Wertigkeiten.

Analgetika sind schmerzstillende Mittel.

Antidepressiva werden zur Stimmungsaufhellung eingesetzt.

Anxiolytika sind dämpfende Substanzen zur Lösung oder Stillung von Ängsten.

Aphrodisiaka wirken sexuell anregend und steigern die Liebeslust. Bei aphrodisierend wirkenden »Liebes-« oder »Sexdrogen« werden leicht Bedürfnisse nach tiefer menschlicher Nähe als Erotisierung oder gar Sexualisierung missverstanden.

Designerdrogen sind synthetisch hergestellte Rauschmittel. Ihre Bezeichnung leitet sich ab aus der Art ihrer Herstellung. Seit die moderne Labortechnik es ermöglicht, bedienen sich die Produzenten von Designerdrogen unterschiedlicher chemischer Ausgangssubstanzen, deren biochemische Wirkung man kennt, deren Molekularstruktur jedoch geringfügig verändert und neu entworfen wird. Es entsteht eine neue Substanz mit berauschender Wirkung, deren chemischer Umbau die Umgehung des Betäubungsmittelgesetzes zum Ziel hat. Als neu geschaffene Designerdroge fällt sie nicht unter dessen Bestimmungen. In der Herstellung neuer Drogen sind der Phantasie und Kreativität der Chemodesigner praktisch keine Grenzen gesetzt. Persönlich habe ich den Begriff der Designerdrogen ausgeweitet und verstehe darunter alle neu synthetisierten Substanzen, die in ihrer psychoaktiven Wirkung gezielt optimiert und auf die Bedürfnisse der Konsumenten zugeschnitten werden.

Dissoziative Substanzen vermögen die vollständige Spaltung zwischen Körper sowie Bewusstsein und Geist zu bewirken. Entfremdungsgefühle, Selbstauflösung, Nahtoderlebnisse, Verspüren fremder Wesenheiten sowie bizzarste, in keinen

Erlebniszusammenhang einzuordnende Empfindungen rufen nicht selten psychische Komplikationen im Anschluss an den Trip hervor.

Einstiegsdrogen sind diejenigen Stoffe und Substanzen, welche in der Substanzhierarchie der potenziellen Suchtstoffe als erste konsumiert werden. In unserer Gesellschaft sind das in aller Regel die legalen Drogen Zigaretten und Alkohol und weniger Cannabis als illegale Substanz.

Empathogene Drogen wirken als »Herzensöffner«, indem sie perfekt die zwischenmenschlichen Kontakt- und Kommunikationsbedürfnisse bedienen. Sie berühren und steigern die Fähigkeit, sich intuitiv-wortlos in die Befindlichkeit anderer Menschen einzufühlen und sich auf sie zu beziehen.

Entaktogene Mittel berühren das eigene Innere und bedienen die Sehn-Sucht nach dem wahren Selbst. Sie verstärken tiefe Gefühle und vermögen die Türen zum persönlichen Unbewussten zu öffnen.

Entheogene Rauschdrogen lassen die gesamte Schöpfung und insbesondere die übersinnliche Welt der Götter, Ahnen, Wesenheiten und Geister gewahr werden. Sie rufen die eigenartigsten Empfindungen, Gefühle, Bilder und Selbsterfahrungen hervor. Mit ihrem Wirkungsspektrum bedienen sie die tiefen Bedürfnisse nach Spiritualität und Sinnhaftigkeit.

Ethnobotanische Drogen sind Rauschmittel pflanzlicher Herkunft, welche von den Menschen in den Ursprungsregionen ihrer Verbreitung mit höchstem Respekt bedacht werden. Sie finden gezielte Verwendung bei spirituell-sakralen Gebräuchen, Initiationsriten, Heilungszeremonien oder bei sozial tief verwurzelten Stammesfesten. Fest eingefügt in die Geschichte, Tradition und Kultur ethnischer Gruppen dienen sie dem sozialen Zusammenleben. Losgelöst von jeglicher ethnischen Einbindung, finden sie auf dem hiesigen Markt der Möglichkeiten eine eher beliebige, risikobehaftete Verwendung als Rauschdrogen.

Euphorika hellen die Stimmung auf und bedienen die Sehn-Sucht nach unbeschwerten Glücksgefühlen.

Halluzinogene Substanzen wirken stark bewusstseins- und sinnesverändernd, indem sie halluzinatorisches Erleben hervorrufen. Die gängige Ansicht dabei ist, dass Halluzinationen als »Erscheinungen« niemals real sind, sondern ausschließlich im Erleben dessen existieren, der halluziniert. Dennoch vermischen sich die eigene psychische Realität und die äußere materielle Realität. Empfindungen aus der eigenen inneren Erlebniswelt werden verwoben mit Eindrücken aus der Außenwelt. Darüber hinaus erfassen Halluzinationen Vorgänge im Außen, die tatsächlich existieren, sich der normalen Wahrnehmung aber verschließen und nur durch Bewusstseinsveränderung unter Drogeneinfluss zugänglich werden. Dies kann einerseits Einblicke in normalerweise verborgene Wahrnehmungs- und Wirklichkeitsebenen eröffnen, andererseits zu Orientierungsschwierigkeiten und Realitätsverlust führen. Typisch für halluzinatorisches Erleben sind mystische, spirituelle und magische Erlebnisse. Synästhetische Effekte verwischen die Grenzen zwischen den getrennten Sinneskanälen. Halluzinogene können auch verdrängte Erlebnisinhalte für das Bewusstsein wieder verfügbar machen. Das Erleben kann derart überwältigend werden, dass es in psychoseähnliche, paranoide oder horrorartige Zustände mündet.

Horrordrogen entspringen als Begrifflichkeit der auf Sensationen bedachten Medienwelt. Grundsätzlich kann jedes Rauschmittel unter entsprechend ungünstigen Umständen zur Horrordroge werden. Einigen wenigen synthetischen wie pflanzlichen Stoffen wohnt jedoch die Tendenz inne, verstärkt Trips mit stark negativistischen oder gar zerstörerischen Verläufen zu begünstigen.

Modedrogen sind Substanzen, deren weite Verbreitung gerade »angesagt« ist. Sie wechseln je nach gesellschaftlicher Entwicklung und den aktuellen jugendkulturellen Strömungen. Der Begriff ist daher gänzlich unscharf.

Narkotika sind Drogen, welche normalerweise als Narkosemittel in der Veterinär- oder Humanmedizin eingesetzt werden.

Partydrogen sind alle Stoffe, die beim Feiern von Partys konsumiert werden. Da das nahezu alle derzeit am Markt verfügbaren Rauschmittel sein können, ist der Begriff unscharf.

Psychedelika sind stark wirkende Substanzen, welche die gesamte Wahrnehmungsfähigkeit verändern und ins Überwache steigern. Die Veränderungen der sensorischen Wahrnehmung sowie des Raum- und Zeitgefühls liegen weit außerhalb der normalen Erfahrungswelt. Psychedelisches, die Seele offenbarendes Erleben kann transzendentalen und spirituellen Trance-Zuständen gleichen.

Sedativa sind Mittel zur Entspannung und Beruhigung von Körper und Seele.

Stimulanzien werden zur körperlichen wie seelischen Antriebssteigerung mit stark erhöhter Wachheit sowie zur Aufblähung des Selbstbewusstseins eingesetzt.

Basisinformationen zur Orientierung auf dem Markt der Möglichkeiten: Die Drogenkarten

Drogen sind zunächst ganz neutral »Stoffe« oder »Substanzen«. Erst ihr Einsatz als »Mittel zum Zweck« verleiht ihnen eine nähere Bedeutung. Eine ganze Reihe der auf dem Markt der Möglichkeiten erhältlichen Stoffe und Substanzen sind von ihrer ursprünglichen, bestimmungsgemäßen Verwendung her »Genussmittel« oder rituell eingesetzte Rauschdrogen. Ihr rechtlicher Status spielt dabei keine Rolle. Erst durch ihre nicht bestimmungsgemäße Verwendung werden Genussmittel oder potente, psychoaktive Rauschdrogen zu Suchtmitteln und Rauschgiften.

Die Nutznießer bestimmter Substanzen unterscheiden sich erheblich in ihren Kompetenzen zum Umgang mit den Mitteln ihrer Wahl. Etliche Genuss- oder Rauschmittel können kontrolliert konsumiert werden, ohne dass das für die Konsumenten jemals negative Konsequenzen nach sich ziehen muss. Ausschließlich ein bestimmungsfremder beziehungsweise ein schädlicher oder missbräuchlicher Gebrauch von psychoaktiven Stoffen ist in der Lage, zu bewirken, dass die Konsumenten den Weg in die süchtige Abhängigkeit einschlagen.

Da in Bezug auf Drogen in allen Generationen nach wie vor ein erheblicher Informationsbedarf besteht, zeichne ich in diesem Abschnitt die »Drogenkarten« der gebräuchlichsten und meistgefragten Mittel. Sie ermöglichen eine schnelle, sachgerechte Orientierung auf der Ebene von Basiswissen.

Zucker als erster potenzieller Suchtstoff, die Alltagsstimulanzien *Koffein* und *Teein* sowie alle Arten bestimmungsgemäß oder missbräuchlich benutzter Medikamente bleiben bei den Drogenkarten unberücksichtigt. Einzige Ausnahme bilden einige missbräuchlich benutzte Narkotika.

Legale Einstiegsdrogen

Alkohol

Substanz/Wirkstoff:
Ethylalkohol oder Ethanol.

Szenenamen:
Alk, Sprit, Fusel, Bölkstoff.

Historie:
Alkohol hat eine jahrtausendealte Geschichte als Nahrungs-, Genuss- und Rauschmittel, die ihren Ursprung bereits im Altertum hat. Weite Verbreitung fand der Alkoholkonsum im Mittelalter und mit der beginnenden Neuzeit. Teilweise wurden Leibeigene und Tagelöhner mit alkoholischen Getränken entlohnt. Diese Praxis führte mit der frühkapitalistischen Industrialisierung zu den ersten Formen der alkoholbedingten Verelendung. Prohibitionsversuche waren regelmäßig zum Scheitern verurteilt. Heutzutage ist Alkohol nahezu überall auf der Welt uneingeschränkt verfügbar. Sein Gebrauch ist gesellschaftlich anerkannt und hat Alkohol zu einer beliebten Geselligkeitsdroge gemacht.

Zuordnung:
sedierende, zentralnervös dämpfende Substanz; Euphorikum; Partydroge.

Rechtlicher Status:
legal.

Gehandelte Formen:
alkoholhaltige Getränke aller Art;
als Inhaltsstoff zahlreichen Nahrungsmitteln und Medikamenten beigegeben.

Konsumarten:
oral: Trinken.

Gebrauchsmuster:

eher weiche Gebrauchsmuster bei kontrolliertem, bestimmungsgemäßem Gebrauch als Genussmittel;
harte, schädliche Gebrauchsmuster bei Rauschtrinken, Kampftrinken und bei süchtiger Abhängigkeit.

Erwünschte Wirkungen:

In gemäßigter Dosierung wirkt Alkohol entspannend, angstlösend, enthemmend, geselligkeitsfördernd und euphorisierend;
in höherer Dosierung überwiegen die sedierenden, die Sorgen, aber auch jegliche Verhaltensaktivität dämpfenden Effekte.

Unerwünschte Nebenwirkungen:

Bei unverträglicher Dosierung kann Alkohol zu Aufdringlichkeit und überschießender Aggression oder umgekehrt zu sozialem Rückzug und weinerlichem Selbstmitleid führen. Betrunkensein und soziale Enthemmung sind nicht selten mit Selbstentblößung im wörtlichen wie übertragenen Sinne verbunden.

Risiken/Langzeitfolgen:

u. a. erhöhte Unfallgefahr; Black-outs; Entzugserscheinungen; körperliche, psychische und neurologische Funktionsstörungen; Leberschäden bis hin zur Zirrhose; Beeinträchtigung der Gedächtnisleistungen und Hirnfunktionen bis hin zu Unzurechnungsfähigkeit und Demenz; Kontrollverlust; körperliche wie psychische Abhängigkeit; sozialer Abstieg; Zerstörung der zwischenmenschlichen Beziehungen; Delirium; Tod durch chronischen Alkoholmissbrauch oder durch akute Alkoholvergiftung; hohes Risiko bei Schwangerschaften.

Wirkungsmechanismus:

Nach seiner Aufnahme verteilt sich Alkohol gleichmäßig in Gewebe und Körperflüssigkeit. Er passiert mühelos die Blut-Hirn-Schranke. Der eigentliche Wirkungsmechanismus von Alkohol wird über zahlreiche psychische und neurochemische Prozesse vermittelt. Alkohol aktiviert bzw. hemmt spezifische Rezeptortypen und beeinflusst mittel- wie unmittelbar die Signalübertragung vieler Botenstoffe. Die durch den Alkoholeinfluss bewirkten Aktivitäten der Neurotransmitter bei der Steuerung von Gefühlen und des Belohnungssystems im Gehirn begünstigen die Entstehung des psychisch stark bindenden Suchtgedächtnisses.

Abhängigkeitspotenzial:
körperlich: mittel bis hoch;
psychisch: hoch.

Nachweisbarkeit:
Messung des Alkoholanteils in der Atemluft mit der typischen »Fahne«;
Nachweis im Blut, zeitlich je nach der Höhe des aktuellen Alkoholspiegels.

Behandlung/Therapie:
Entzug/Entgiftung; Abstinenz; Psychotherapie; Veränderung der das Trinken fördernden Lebensumstände.

Ergänzender persönlicher Kommentar:
Alkohol ist unbestreitbar die psychoaktive Einstiegsdroge Nummer eins. Bestimmungsgemäß ist Alkohol zwar ein Genussmittel. Es gibt jedoch kein zweites Suchtmittel, das derart regelmäßig missbraucht wird. Alkohol führt zu mehr menschlichen und familiären Dramen sowie zu höheren gesellschaftlichen wie wirtschaftlichen Gesamtschäden, als alle illegalen Drogen zusammengenommen.

Nikotin

Substanz/Wirkstoff:
Nikotin.

Szenenamen:
Glimmstängel, Kippe, Fluppe.

Historie:
Als Heimat der Tabakpflanze gilt der amerikanische Doppelkontinent. Spanische Eroberer brachten die Pflanze im 16. Jahrhundert zunächst nach Spanien, von wo aus sie ihren Siegeszug durch ganz Europa antrat. Seither ist Nikotin eine der meistkonsumierten psychoaktiven Substanzen überhaupt.

Zuordnung:
stimulierende Substanz, selbst wenn die Wirkung je nach Situation subjektiv als beruhigend empfunden wird; Gesellschafts- bzw. Partydroge.

Rechtlicher Status:
legal.

Gehandelte Formen:
Zigaretten; Zigarren; Pfeifentabak; Wasserpfeifentabak; Kautabak; Schnupftabak.

Konsumarten:
Rauchen, Kauen, Schnupfen; Nikotinkaugummi- oder pflaster.

Gebrauchsmuster:
eher weiche Gebrauchsmuster beim kontrollierten Genussraucher; harte, schädliche Gebrauchsmuster beim süchtig abhängigen (Gewohnheits-)Raucher.

Erwünschte Wirkungen:
leicht entspannende bis anregende Wirkungen je nach Situation und Befindlichkeit des Rauchenden; Steigerung der Aufmerksamkeit und Merkfähigkeit; Reduzierung des Appetits und der Gewichtszunahme.

Unerwünschte Nebenwirkungen:

Übelkeit; wechselseitige Verstärkung von Zigaretten- und Alkoholkonsum.

Risiken/Langzeitfolgen:

Entzugssymptome; Herz-Kreislauf-Probleme; chronische Atemwegserkrankungen; Raucherhusten; depressive Verstimmungen; Krebs; vorzeitiger Tod; erhöhter Risikofaktor bei Schwangerschaften.

Wirkungsmechanismus:

Nikotin verteilt sich gleichmäßig im Körper und dringt schnell in das Gehirn ein. Im peripheren Nervensystem bewirken die durch Nikotin aktivierten Rezeptoren den Anstieg von Blutdruck und Herzfrequenz, die Freisetzung von Adrenalin sowie die gesteigerte Aktivität des Verdauungstrakts. Innerhalb des Zentralnervensystems bewirkt Nikotin über die Anregung einer verstärkten Dopaminausschüttung angenehme Belohnungsgefühle. Die Belohnungsgefühle wirken ihrerseits verstärkend auf die Rauchgewohnheiten.

Abhängigkeitspotenzial:

körperlich: hoch; psychisch: hoch.

Nachweisbarkeit:

praktisch ohne Bedeutung.

Behandlung/Therapie:

Entwöhnung bzw. Entzug; nicht unproblematische Nikotinersatztherapien; eventuell Psychotherapie; Verhaltensänderungen.

Ergänzender persönlicher Kommentar:

Neben Alkohol gehören Zigaretten zu den direkten Einstiegsdrogen. Raucher bezahlen einen hohen Preis. Langjähriger Tabakkonsum ist vermutlich die häufigste Todesursache schlechthin. Nichtraucher bezahlen mit: durch Passivrauchen sowie durch die Vergesellschaftung der durch Tabakkonsum verursachten Kosten.

Erste Grenzüberschreitung

Sie verlassen den Sektor der legalen Drogen und überschreiten die Grenze zu den illegalen Stoffen und Substanzen.

Hinweise für Konsumenten

Wer sich als Konsument zum Gebrauch von Cannabis, der illegalen Droge Nummer eins, entschließt, übertritt die Grenze von den legalen Suchtstoffen zu den illegalen bzw. illegalisierten Drogen. Das ist persönliche Entscheidungssache. Um sich aber vor vermeidbaren Schwierigkeiten zu bewahren, hat jeder zukünftige oder aktuelle Cannabiskonsument ein persönliches Interesse daran, das 11. Gebot zu beachten, welches da lautet: »Du sollst dich nicht erwischen lassen.«

Hinweis für Angehörige und Nichtkonsumenten

Der Hinweis auf das 11. Gebot: »Du sollst dich nicht erwischen lassen«, ist in keinem Falle als Bagatellisierung des illegalen Status von Cannabis misszuverstehen. Er ist vielmehr ein Appell an die Eigenverantwortung und Kompetenz der Cannabisnutzer vor dem Hintergrund der Lebensrealität, dass die Kriterien »legal« bzw. »illegal« von ihnen als willkürlich und wenig entscheidungsrelevant erlebt werden. Davon unabhängig ist für Angehörige, die vom Cannabisgebrauch Jugendlicher Kenntnis erhalten, Umsichtigkeit im Handeln gefragt.

Illegale Rauschmittel

Cannabis

Substanz/Wirkstoff:
Delta-9-Tetrahydrocannabinol (THC).

Szenenamen:
Shit, Dope, Piece, Ecken, Pot, Ganja, Bhang, Kif.

Historie:
Seit mindestens 4200 v. Chr. wird Cannabis als Pflanze zur Faserherstellung sowie als Nahrungs- und Heilmittel benutzt. Wegen seiner psychoaktiven Wirkungen wird Cannabis ebenfalls seit Jahrtausenden geschätzt. Als »Geschenk der Götter« wird die weltweit verbreitete Pflanze kulturell hoch verehrt. Heutzutage ist sie die meistgebrauchte illegale Rauschdroge. Weltweit greifen wenigstens 150 Millionen Menschen auf die Wirkungen von Cannabis zurück.

Zuordnung:
Sedativum; Euphorikum; Psychodelikum; mildes Halluzinogen; Entaktogen; Partydroge.

Rechtlicher Status:
illegal.

Gehandelte Formen:
Das gepresste Harz der weiblichen Cannabispflanzen wird als Haschisch gehandelt; die getrockneten Blüten und Blattspitzen werden als Marihuana verkauft; konzentriertes Haschischöl ist weniger beliebt.

Konsumarten:
inhaliert: Rauchen von Haschisch oder Marihuana als »Joint« oder in speziellen Rauchgeräten (Kiffen);
oral: Verzehr von Haschisch, vorzugsweise in Kuchen, Haschischplätzchen, Konfekt oder seltener in fetthaltigen, heißen Getränken.

Gebrauchsmuster:

Das gemäßigte, genüssliche Rauchen von Joints oder der gelegentliche Verzehr von Cannabis sind als weiche Gebrauchsmuster einzustufen. Obwohl Cannabis als verhältnismäßig weiche Droge gilt, kann es mit harten Gebrauchsmustern konsumiert werden. Das Inhalieren großer Mengen von Rauch beim »Bong«- oder »Eimer«-Rauchen, das tägliche Rauchen etlicher Joints oder der regelmäßige Verzehr von Cannabis sind solche harten Gebrauchsmuster.

Erwünschte Wirkungen:

euphorische Stimmung; unbeschwerte Heiterkeit; körperliche Entspannung; Glücksgefühle; Steigerung der bildlichen Vorstellungskraft; Beflügelung der Gedanken; gesteigerte Einfühlsamkeit in Musik und Texte; Befreiung von Ängsten; traumartige Zustände; Steigerung der Berührungsempfindlichkeit; Reduzierung des Aggressionspotenzials für die Dauer der Wirkung.

Unerwünschte Nebenwirkungen:

Erhöhung von Puls- und Herzschlag; Rötung der Augen; trockener Mund; Hustenreiz; Übelkeit; unlustvolle Körperwahrnehmungen; »Fressflashs« als Heißhungerattacken.

Risiken/Langzeitfolgen:

Schädigung der Atemwege und der Lunge; »Kifferhusten«; Verstärkung depressiver Grundbefindlichkeiten; »Hängenbleiben« in psychotischen Zuständen; Blockierung der seelischen Reifung; süchtige Abhängigkeit.

Wirkungsmechanismus:

Die Wirkstoffe von Cannabis binden sich an spezielle Cannabinoid- bzw. Anandamidrezeptoren im Körper, im Gehirn und im zentralen Nervensystem. Im Gehirn findet sich ein überaus auffälliges Verteilungsmuster der Cannabinoidrezeptoren. Die Wirkstoffe verteilen sich dementsprechend mit einer derartigen Eigenwilligkeit im Gehirn, dass sie über die den jeweiligen Hirnarealen zugeordneten Steuerungsfunktionen die typischen Cannabiswirkungen nach sich ziehen.

Abhängigkeitspotenzial:

körperlich: eher gering, aber Ausbildung von Toleranz;
psychisch: das psychische Abhängigkeitspotenzial von Cannabis
wird durchgängig unterschätzt.

Nachweisbarkeit:

Bei einmaligem Konsum ist Cannabis im Urin bis zu 12 Tagen,
im Blut 1–2 Tage nachweisbar. Bei Gewohnheitsgebrauch ver-
längern sich die Nachweiszeiten im Urin auf 4–6 Wochen, im
Blut auf 2–3 Tage. Durch Haaranalysen lässt sich Cannabis über
Monate oder gar Jahre nachweisen.

Behandlung/Therapie:

Schädlicher Gebrauch von Cannabis mit seinen psychosozialen
Begleiterscheinungen sowie süchtige Abhängigkeit von der Droge sind bei gegebener Motivation des Konsumenten recht gut
behandelbar.

Ergänzender persönlicher Kommentar:

Cannabis kann von Konsumenten, welche sowohl über die nötige persönliche Lebenskompetenz wie zusätzlich über die spezifische Drogenkompetenz zum Umgang mit Haschisch oder Marihuana verfügen, gut kontrolliert werden. In der Realität des
Drogenalltags ist Cannabis allerdings die am meisten unter-
schätzte illegale Rauschdroge. Auf Grund seines Stellenwerts in
der Drogenhierarchie wird Cannabis weiter hinten im Buch ein
eigenes Kapitel gewidmet.

Zweite Grenzüberschreitung

Hinweise für Konsumenten

Mit dem Überschreiten der Grenze von Cannabis zu einer der im Weiteren aufgeführten Substanzen erreicht dein Drogengebrauch eine neue »Qualität«. Du lässt dich mit Mitteln ein, die in der Zusammensetzung der Stoffe, in ihrer Dosierung, ihrem Wirkungsspektrum sowie in ihren Risiken um ein Vielfaches schwieriger zu »(be)handeln« sind als die erste illegale Droge Cannabis. Der Konsum jeder dieser Substanzen steigert dein Drogenrisiko erheblich. Der Gebrauch mehrerer Stoffe potenziert es. Willkürlicher Mischkonsum lässt dein Risiko in allen Belangen völlig unkalkulierbar werden.

Hinweise für Angehörige

Bringen Sie als Mutter, als Vater oder als betroffener Dritter in Erfahrung, dass eines Ihrer Kinder die Grenze von Cannabis zu einer oder mehreren der in den weiteren Drogenkarten aufgeführten Substanzen überschreitet, dürfen Sie nicht lange untätig zusehen. Machen Sie sich schleunigst sachkundig. Stellen Sie sich innerlich darauf ein, dass Sie ein Höchstmaß an Standfestigkeit, Durchhaltevermögen und Beziehungskompetenz aufbringen müssen, um die sich anbahnenden Probleme im Zaum zu halten.

Ecstasy

Substanz/Wirkstoff:
3,4-Methylen-Dioxy-N-Methylamphetamin (MDMA);
3,4-Methylen-Dioxy-Amphetamin (MDA);
3,4-Methylen-Dioxy-N-Ethylamphetamin (MDE, MDEA);
oder
Methamphetamin;
Paramethoxyamphetamin (PMA);
Paramethoxymethamphetamin (PMMA);
usw. usf.
Das Problem bei Ecstasy ist, dass alle möglichen Substanzen unterschiedlichster Zusammensetzung, Qualität, Dosierung und Wirkung unter seinem Namen verkauft werden. Die Konsumenten spielen somit unfreiwillig russisches Roulette.

Szenenamen:
E, XTC, Adam.

Historie:
MDMA als Ausgangssubstanz für Ecstasy ist seit 1914 bekannt. Es war jedoch kommerziell für den offiziellen Pharmamarkt nicht interessant genug. Seit den 70er- und 80er-Jahren verzeichnete es zunächst einen Erfolg als Droge in der psycholytischen Therapie und Analyse und anschließend einen unaufhaltsamen Aufstieg zur Partydroge Nummer eins.

Zuordnung:
synthetische Droge; Psychedelikum; Entaktogen; Empathogen; (schwaches) Entheogen; Designerdroge; Partydroge.

Rechtlicher Status:
illegal.

Gehandelte Formen:
in der Regel als Pillen oder Tabletten;
seltener als kristallines Pulver.

Konsumarten:
oral: geschluckt.

Gebrauchsmuster:

Der angemessen dosierte Gebrauch von Ecstasy in einem ruhigen Umfeld mit dem Ziel, die entaktogenen und empathogenen Eigenschaften des Mittels zur Selbsterfahrung zu nutzen, kann durchaus als weiches Gebrauchsmuster bezeichnet werden. Der gewohnheitsmäßige Gebrauch der Droge an Partys oder gar im Alltag ist ein hartes Gebrauchsmuster.

Erwünschte Wirkungen:

Herzensöffnung durch Steigerung des Einfühlungsvermögens in andere Menschen; starke Berührung des eigenen Inneren; Nährung des Selbstwertgefühls; ozeanische Glücksgefühle; Verschmelzungsgefühle; Lebensbejahung; genussvolles Erleben der eigenen Körperlichkeit; Steigerung der Berührungsempfindlichkeit und Sinnlichkeit; Trancezustände; magisches Erleben.

Unerwünschte Nebenwirkungen:

Schlafstörungen; Erhöhung der Herzfrequenz; Übelkeit; trockener Mund; Kiefersperre; Pupillenerweiterung; stark erhöhte Körpertemperatur; depressiver Kater.

Risiken/Langzeitfolgen:

Kreislaufkollaps; Herzversagen; starke innere Organschäden; Verlust des Bezuges zum Alltag; Sprachstörungen; depressive, schwarze Löcher; psychotische Zustände; Gehirnschädigungen; süchtige Abhängigkeit.

Wirkungsmechanismus:

Ecstasy (MDMA) entfaltet seine Wirkungen vordringlich über die starken Eingriffe in das serotonerge System. Der Botenstoff Serotonin ist maßgeblich an der Regulierung der Gefühlszustände beteiligt.

Abhängigkeitspotenzial:

körperlich: eher gering, aber hohe Toleranzbildung;
psychisch: sehr hoch.

Nachweisbarkeit:

Ecstasy gehört zu den Substanzen, welche von standardisierten Schnelltests erfasst werden. Es ist im Blut etwa 1 Tag, im Urin 2–4 Tage nachweisbar.

Behandlung/Therapie:

Behandlungsbedürftig werden können zum einen die körperlichen Begleiterscheinungen eines gewohnheitsmäßigen Ecstasygebrauchs sowie zum anderen die psychischen und psychiatrischen Langzeitfolgen.

Ergänzender persönlicher Kommentar:

Da Ecstasy zu den am häufigsten gebrauchten Partydrogen zählt, ist ihm weiter hinten im Buch ein zusätzliches eigenes Kapitel gewidmet.

Amphetamin

Substanz/Wirkstoff:
(RS)-1-Phenylpropan-2-ylazan;
oder einfacher: Amphetamin und seine Derivate.

Szenenamen:
Speed, Pep, Amph.

Historie:
Amphetamin wurde erstmals 1887 hergestellt. Seit 1930 kam es in der Humanmedizin, aber auch beim Militär zum Einsatz. Auf Grund des Suchtpotenzials von Amphetamin wurden die medizinischen Indikationen untersagt bzw. dem Betäubungsmittelrecht unterstellt. Als Rauschdrogen erleben Amphetamine weltweit immer neue Missbrauchswellen.

Zuordnung:
synthetische Droge; Psychostimulanz; Designerdroge; Partydroge.

Rechtlicher Status:
illegal.

Gehandelte Formen:
meist als weißes oder eingefärbtes Pulver; gelegentlich als Pillen, Tabletten, Kapseln.

Konsumarten:
nasal: Sniefen, Schnupfen, Ziehen einer »Line«;
oral: als Pillen oder über Einreiben in die Mundschleimhäute;
intravenös: Spritzen ist möglich, aber eher selten.

Gebrauchsmuster:
Auf Grund der Potenz von Amphetamin als Rauschdroge macht es keinen Sinn, von weichen Gebrauchsmustern zu sprechen, selbst dann nicht, wenn Konsumenten die Substanz nur gelegentlich benutzen.

Erwünschte Wirkungen:

gesteigerte Konzentrations- und Leistungsfähigkeit; Tanztreiber; erhöhtes Selbstwertgefühl bis hin zu Grandiosität; Gefühl von innerer Leichtigkeit durch die Befreiung von lastenden Sorgen; Abheben und gelassenes Wohlbefinden.

Unerwünschte Nebenwirkungen:

Rededrang und »Laberflash«; Pupillenerweiterung; nervöse, getriebene Unruhe; erhebliche Schlafstörungen.

Risiken/Langzeitfolgen:

Befindlichkeitsstörungen mit Aggressivität oder depressivem Kater; Hängenbleiben auf dem »Speedfilm« mit psychotisch anmutenden Symptomen; seelisches Einfrieren; ausgeprägte Fehlhandlungen; Speedpickel; Zahnverfall; Gliederschmerzen; Herzschäden; generelle körperliche wie seelische Auszehrung; süchtige Abhängigkeit.

Wirkungsmechanismus:

Das Spektrum der zentralnervösen Wirkungen von Amphetamin entfaltet sich über die stark vermehrte Freisetzung der Botenstoffe Noradrenalin und Dopamin, die Körper wie Seele »unter Strom« setzen.

Abhängigkeitspotenzial:

körperlich: Zwar sollen Amphetamine keine direkte körperliche Abhängigkeit erzeugen, doch ist das bestenfalls relativ zu sehen. Die Toleranzbildung und die Auswirkungen auf den Körper sind nicht zu unterschätzen;
psychisch: eher hoch.

Nachweisbarkeit:

Amphetamine gehören zu den Stoffen, die bei Kontrollen durch Schnelltests erfasst werden. Im Urin sind sie 2–4 Tage, im Blut etwa 1 Tag nachweisbar.

Behandlung/Therapie:

Behandlungsbedürftig können die körperliche Auszehrung sowie psychische Komplikationen und süchtige Abhängigkeit werden.

Ergänzender persönlicher Kommentar:
Zwar ist Speed an Partys und im Alltagsgebrauch weit verbreitet, seine Potenz und Eigenmächtigkeit wird jedoch von den meisten Konsumenten sträflich unterschätzt.

Methamphetamin

Substanz/Wirkstoff:
(S)-(Methyl)(1-phenylpropan-2yl)azan.

Szenenamen:
Crystal, Ice, Crank, Meth, Thaipille, Yaba, Shabu, Glass, Super-Speed, Freebase-Speed.
(Bei »Crystal« besteht Verwechslungsgefahr mit dem Narkose-mittel Phencyclidin, das oft unter der gleichen Bezeichnung ge-handelt wird.)

Historie:
Methamphetamin wurde erstmalig 1919 synthetisiert und um 1930 auf den Markt gebracht. Die anfänglichen pharmazeu-tischen Nutzungen wurden auf Grund seiner erheblichen Nebenwirkungen einschließlich des Suchtpotenzials zurückge-nommen. Strukturverwandte Substanzen können auf Betäu-bungsmittelrezept erschwert verordnet werden. Seit den 80er-und 90er-Jahren genießt Methamphetamin eine neue Populari-tät als Rauschdroge.

Zuordnung:
synthetische Droge; Psychostimulanz; Designerdroge; (Party-droge).

Rechtlicher Status:
illegal;
stark eingeschränkte Verordnung von strukturverwandten Stof-fen als verschreibungsfähige Betäubungsmittel möglich.

Gehandelte Formen:
als Methamphetamin-Hydrochlorid (Metamphetamin-HCL) in Pulverform (Meth);
als freie Base in reiner kristalliner Form (Crystal, Ice, Crank, Glass, Super-Speed, Freebase-Speed).

Konsumarten:
nasal: Schnupfen oder »Rotzen« (bisweilen ist die Eigensprache

der Konsumenten überaus verräterisch!) der Pulverform oder der klein gehackten Kristalle;
oral: als Pulver oder als Tabletten und Kapseln geschluckt;
inhaliert: Rauchen des Methamphetamins als freie Base in speziellen Pfeifen oder Inhalieren der Kristalle in Form von Folienrauchen.

Gebrauchsmuster:
Auf Grund seiner Potenz, die um ein Mehrfaches stärker ist als diejenige von Amphetamin, sind alle Gebrauchsmuster von Methamphetamin harte Anwendungsformen der Droge.

Erwünschte Wirkungen:
stark körperlich wie seelisch stimulierend; euphorisierend; Steigerung der Konzentrations- und Leistungsfähigkeit; Halluzinationen; sexuell anregend.

Unerwünschte Nebenwirkungen:
Fahrigkeit; Zittern; Unruhe; Kopfschmerzen; Übelkeit; Schwitzen; trockener Mund; erweiterte Pupillen; Herzrhythmusstörungen; aggressives Verhalten mit Eigen- und Fremdgefährdung.

Risiken/Langzeitfolgen:
Schlafstörungen; Hautentzündungen; Haarausfall; starke Auszehrung; erhöhte Risikobereitschaft; Aggressivität; Depressivität; Größenwahn; Einfrieren der Gefühle; Speed-Crash beim brutalen Runterkommen; starker Blutdruckanstieg bis hin zur Hirnblutung; Verfolgungswahn; psychotische Symptome; innere Blutungen; Organschäden; Hirnschäden bzw. »Löcher im Kopf«; Bewusstlosigkeit; Atemlähmung; Koma; Tod.

Wirkungsmechanismus:
Das Wirkungsspektrum von Methamphetamin wird über die vermehrte Ausschüttung der Neurotransmitter Noradrenalin, Dopamin und Serotonin vermittelt bei gleichzeitiger Hemmung der Wiederaufnahme dieser Botenstoffe in die präsynaptische Membran der Nervenzellen im Gehirn. Dadurch kommt es zu Schädigungen des dopaminergen und serotonergen Systems im Gehirn.

Abhängigkeitspotenzial:
körperlich: durch die schnelle Toleranzbildung kommt es zu ausgeprägten Abstinenzreaktionen;
psychisch: sehr hoch.

Nachweisbarkeit:
Methamphetamin gehört zu den üblichen Substanzen, die von Schnelltests erfasst werden. Es ist im Urin 3–4 Tage, im Blut etwa 1 Tag nachweisbar.

Behandlung/Therapie:
Behandlungsbedürftig können die zahlreichen körperlichen Folgeerscheinungen des Methamphetaminmissbrauchs sowie die psychischen oder psychiatrischen Komplikationen werden. Jegliche Behandlung kann sich schwierig gestalten.

Ergänzende Erfahrungsberichte von Konsumenten:
Die Auswertung von mehreren Hundert Erfahrungsberichten im Internet ergibt für Crystal ein eindeutiges Urteil:

»Ihr werdet mit der Zeit garantiert merken, wie im Arsch euer Körper und vor allem euer Geist eigentlich sein kann. Leute, bemerkt endlich, dass Crystal die schlechteste Droge ist, die je auf den Markt der Partydrogen kam und euch genau so in den Arsch richten kann wie Heroin oder Ähnliches.«

»Ich würde sogar so weit in meiner Behauptung gehen, dass Crystal die härteste Droge ist, die es je gab, da die Ausmaße einfach nicht abzuschätzen sind und auch der Körper rapide zu Grunde geht.«

LSD

Substanz/Wirkstoff:
Lysergsäurediethylamid.

Szenenamen:
Acid, Trips, Tickets, Micros, Pappen.

Historie:
LSD wurde erstmals 1938 als Mutterkornderivat entwickelt. Zum Einsatz kam es als Forschungssubstanz in der Psychotherapie und Psychiatrie. Seit den 1960er-Jahren findet LSD seine Verbreitung als Rauschdroge mit immer wiederkehrenden Popularitätswellen.

Zuordnung:
(halb)synthetische Droge; Psychedelikum; Halluzinogen; Entheogen; (Partydroge).

Rechtlicher Status:
illegal.

Gehandelte Formen:
meist als Lösung auf Löschpapier oder Pappe aufgebracht. Das Trägermaterial ist mit unterschiedlichen Logos, Motiven oder Comics bedruckt;
auch als Microtabletten oder Kapseln im Handel.

Konsumarten:
In der Regel wird LSD oral geschluckt.

Gebrauchsmuster:
Selbst wenn die Substanz kontrolliert eingenommen wird, spricht man auf Grund der großen Potenz von LSD besser nicht von weichen Gebrauchsmustern.

Erwünschte Wirkungen:
Intensivierung der Berührungsempfindlichkeit und Sinnlichkeit; Euphorie; intensive Halluzinationen; Intensivierung der Wahrnehmung auf allen Sinneskanälen; Aufhebung der Trennung

zwischen den Sinneskanälen (Synästhesien); Ganzheit der Wahrnehmung; Bewusstseinsveränderung; Bewusstseinserweiterung; Aufhebung der Zeitgrenzen; traumartige Trancezustände; schwebende, fließende Leichtigkeit im Sein; ozeanische Selbstentgrenzung und Verschmelzung mit dem kosmischen Universum; transzendentes, mystisches Erleben.

Unerwünschte Nebenwirkungen:

Pupillenerweiterung; Atembeschwerden; Herzrasen; Schweißausbrüche oder Kälteempfinden; abrupte Stimmungsumschwünge; Angst und Panikattacken; Derealisation; Identitätsauflösung; Horrortrip.

Risiken/Langzeitfolgen:

ausgeprägte Fehlhandlungen; Hängenbleiben auf dem Horrortrip; Identitätsverlust; Auflösung von Ich und Selbst; Auslösung existenzieller Lebenskrisen; psychotische Symptomatik.

Wirkungsmechanismus:

LSD wirkt auf verschiedene Neurotransmittersysteme. Insbesondere bindet es sich auf Grund seiner strukturellen Ähnlichkeit an spezifische Serotoninrezeptoren. Über diesen Weg ahmt es die Wirkungen dieses Botenstoffes nach. Da dabei nur eine ganz spezielle Auswahl an Rezeptoren aktiviert wird, verändert sich die Informationsverarbeitung im Gehirn. Es wird die Filterfunktion unterdrückt, welche die Großhirnrinde unter normalen Umständen vor einer Reizüberflutung abschirmt. Der ungebremste Strom an Sinneseindrücken, Bildern und Visionen während einer LSD-Reise wird als faszinierende Bereicherung der Wahrnehmung erlebt.

Abhängigkeitspotenzial:

körperlich: geht gegen null;
psychisch: Psychische Abhängigkeit ist möglich, aber LSD ist auf Grund der Toleranzbildung eher selbstbegrenzend. Es braucht eine Karenzzeit, um die volle Wirkung bei erneuter Einnahme zu spüren. Zudem möchten die meisten Konsumenten das Mittel nach einer LSD-Reise nicht direkt wieder gebrauchen.

Nachweisbarkeit:

LSD ist im Blut etwa 1 Tag, im Urin etwa 2–4 Tage nachweisbar. Konventionelle Urinanalysen reichen allerdings auf Grund der geringen Spuren der Substanz im Urin nicht aus.

Behandlung/Therapie:

Behandlungsbedürftig werden am ehesten psychische oder psychiatrische Nachklänge eines LSD-Trips.

Ergänzender persönlicher Kommentar:

Frühere Berichte, nach denen LSD zu Hirn- oder Rückenmarks- schäden sowie zu Veränderungen des menschlichen Erbguts führen würde, gehören ins Reich der Sagen und Legenden. Sie sind der Tribut der Angst vor der entheogenen Mächtigkeit der Rauschdroge. Paradoxerweise gehört LSD trotz seiner Potenz zu den körperlich verträglichsten Substanzen. Seine Eigenmächtig- keit im Wirkungsspektrum gebietet jedoch, dem Mittel mit höchstem Respekt zu begegnen.

Halluzinogene Pilze

Substanz/Wirkstoff:
Psilocybin (4-Phosphoryloxy-N, N-dimethyltryptamin);
Psilocin (4-Hydroxy-N, N-dimethyltriptamin).

Szenenamen:
Psilos, Magic Mushrooms, Zauberpilze.

Historie:
Als heilig verehrte Pilze gehören zu den ältesten zeremoniell eingesetzten Rauschmitteln der Menschheit. Insbesondere in den Gebräuchen der frühen mittelamerikanischen Hochkulturen hatten sie einen festen Platz bei spirituellen Zeremonien oder magischen Ritualen. 1959 wurde die psychoaktive Substanz Psilocybin erstmals isoliert und kurz danach vollsynthetisch hergestellt. In den Ursprungsregionen der traditionellen Pilzzeremonien werden die magischen Kräfte der Pilze auch heutzutage noch rituell eingebunden genutzt. Daneben haben die Zauberpilze massiven, weltlichen Eingang in den Drogenalltag der Moderne gefunden.

Zuordnung:
Psychedelika; Halluzinogene; Entheogene; ethnobotanische Drogen.

Rechtlicher Status:
illegal.

Gehandelte Formen:
vorwiegend als frische oder getrocknete Pilze;
seltener als Pulver in Kapseln;
noch seltener als vollsynthetisch hergestelltes Psilocybin;
Pilzsporen und Anzuchtsets sind im Versandhandel erhältlich.

Konsumarten:
oral: vorzugsweise durch den Verzehr frischer oder getrockneter Pilze.

Gebrauchsmuster:
Werden psychoaktive Pilze unter kontrollierten Umständen in

angemessner Dosierung zu Zwecken der Selbsterfahrung eingesetzt, kann man von weichen Gebrauchsmustern sprechen. Die
Schwierigkeiten bei der Dosierung, die damit verbundenen Risiken sowie die Potenz der Wirkstoffe rücken den Gebrauch allerdings eher in die Nähe der als hart zu bezeichnenden Gebrauchsmuster.

Erwünschte Wirkungen:

sanftes, warmes, traumartiges Erleben; Euphorie; Steigerung der
Empfindsamkeit und Einfühlsamkeit; Halluzinationen; Erleben
der Anwesenheit eines unsichtbaren, weisen Begleiters auf dem
Trip; Raum- und Zeitreisen; Gotteserfahrungen; Eintauchen in
mystische, transzendente Erlebnis- und Gefühlswelten; archety-
pische Erinnerungsbilder; Gefühle des Schwebens bis hin zur
Befreiung vom Körper.

Unerwünschte Nebenwirkungen:

Kältegefühl oder Hyperthermie; Atembeschwerden; Herzrasen;
starke Pupillenerweiterung; Übelkeit; Identitätsauflösung.

Risiken/Langzeitfolgen:

Angstvisionen; psychotische Reaktionen; Persönlichkeitsspal-
tung; Fehlhandlungen; falsche Dosierung; akute Notfälle durch
Verwechslung mit giftigen Pilzen.

Wirkungsmechanismus:

Psilocybin wirkt auf verschiedene Neurotransmittersysteme.
Insbesondere bindet es sich auf Grund seiner strukturellen Ähnlichkeit an spezifische Serotoninrezeptoren. Über diesen Weg
ahmt es die Wirkungen dieses Botenstoffes nach. Da dabei nur
eine ganz spezielle Auswahl an Rezeptoren aktiviert wird, verändert sich die Informationsverarbeitung im Gehirn. Es wird die
Filterfunktion unterdrückt, welche die Großhirnrinde unter
normalen Umständen vor einer Reizüberflutung abschirmt. Der
Strom an Sinneseindrücken, Bildern und Visionen während einer Pilz-Erfahrung wird häufig als pures Mysterium erlebt.

Abhängigkeitspotenzial:

körperlich: wenig ausgeprägt;

psychisch: grundsätzlich möglich, wobei Pilze ihr Risiko selbst begrenzen, zum einen durch Toleranzbildung, zum anderen durch die Qualität der Erfahrung. Die meisten Konsumenten drängt es nicht zu einer unmittelbaren Wiederholung von Pilz-Reisen.

Nachweisbarkeit:

Von den üblichen Schnelltests werden Pilze nicht erfasst. Ein Nachweis der Wirkstoffe im Blut ist etwa 1 Tag, im Urin etwa 2–3 Tage möglich.

Behandlung/Therapie:

Notfallmedizinisch behandelt werden müssen die zahlreichen akuten Vergiftungen durch Überdosierung oder Verwechslung mit Giftpilzen. Psychische wie psychiatrische Komplikationen können ebenfalls auftreten.

Ergänzender persönlicher Kommentar:

Psychoaktive Pilze sind kein Spielzeug, sondern hochpotente Rauschdrogen. Das unbedarfte Konsumieren von Pilzen, nur weil es andere auch tun, rächt sich leicht.

Kokain

Substanz/Wirkstoff:
Methyl-[3ß-(benzoyloxy)-tropan-2ß-carboxylat] oder einfacher:
Methyl-Benzoyl-Ecgonine.

Szenenamen:
Koks, Schnee, Coke.

Historie:
In Südamerika wird der Kokastrauch bereits seit Jahrtausenden als Kulturpflanze angebaut. Ebenso lange werden die Kokablätter gekaut oder als Kokatee bereitet. Nachdem 1859 Kokain erstmalig isoliert wurde, begann seine Vermarktung. Im medizinischen Bereich wurde es vor allem als schmerzstillendes Mittel genutzt. Als stimulierender Zusatzstoff wurde es Erfrischungsgetränken beigegeben. Erst als das Suchtpotenzial von Kokain offenkundig wurde, entfielen die legalen Verwendungszwecke. Heutige Kokainzubereitungen sind Produkte der weltweiten, illegal operierenden Marktwirtschaft für Drogen.

Zuordnung:
Stimulanz; Partydroge.

Rechtlicher Status:
illegal.

Gehandelte Formen:
Kokainhydrochlorid ist als weißes kristallines, bitter schmeckendes Pulver oder in Form reiner Kokainkristalle auf dem Markt.

Konsumarten:
nasal: Sniefen oder Ziehen einer »Line« von Kokain in Pulverform; intravenös: gespritzt, auch gemischt mit Heroin als sog. »Speedball«; oral: in Mundschleimhäute eingerieben.

Gebrauchsmuster:
Auf Grund seines Suchtpotenzials macht es keinen Sinn, für Kokain weiche Gebrauchsmuster zu definieren.

Erwünschte Wirkungen:

aufputschende Antriebssteigerung; Erhöhung der Konzentrations-, Denk- und Leistungsfähigkeit; kalt euphorisierend; enthemmend; sexuell stimulierend; Gefühl von Unschlagbarkeit.

Unerwünschte Nebenwirkungen:

erhöhter Pulsschlag; Weitstellung der Pupillen; Kreislaufkomplikationen; quälende halluzinatorische Störungen des Körperempfindens; Krampfanfälle; paranoide Reaktionen.

Risiken/Langzeitfolgen:

Erschöpfungszustände; körperliche wie psychische Auszehrung; Verätzungen und Perforationen der Nasenschleimhaut und -scheidewand; maßlose Selbstüberschätzung; aggressives, asoziales Agieren; Psychosen; Ausbildung von Tics; Selbstwertverlust mit depressiven Abstürzen; schwere Schädigungen der Leber; süchtige Abhängigkeit.

Wirkungsmechanismus:

Kokain intensiviert die Wirkungen von Dopamin, Serotonin und Noradrenalin. Insbesondere durch die Manipulation des dopaminergen Systems wird das Gehirn mühelos in den Zustand einer Dauerbelohnung versetzt.

Abhängigkeitspotenzial:

körperlich: Dass Kokain keine direkte körperliche Abhängigkeit erzeugen soll, ist bestenfalls relativ zu sehen. Es kommt zu einer schnellen Toleranzbildung und der Dauerkonsum von Kokain ist mit erheblichen körperlichen Nebenwirkungen verbunden; psychisch: extrem hoch und leider regelmäßig absolut unterschätzt.

Nachweisbarkeit:

Kokain wird standardmäßig von Schnelltests erfasst. Im Blut ist es 1–2 Tage, im Urin bis zu 4 Tagen nachweisbar.

Behandlung/Therapie:

Behandlungsbedürftig sind in erster Linie die möglichen psychischen und psychiatrischen Komplikationen des Kokaingebrauchs sowie die süchtige Abhängigkeit.

Ergänzender persönlicher Kommentar:

Kokain ist eine absolut manische Egodroge, die ihr großes Risiko geschickt über längere Zeit zu verschleiern weiß. Alle Konsumenten glauben zunächst, die Droge gut zu beherrschen. Sie bemerken zumeist erst dann, mit welch eigenmächtigem Gegner sie sich eingelassen haben, wenn er sie bereits absolut psychisch kontrolliert. Die Eigenmächtigkeit von Kokain wird ebenso grandios verkannt wie das gesellschaftliche Ausmaß seiner Verbreitung auch außerhalb der üblichen Konsumentenszenen.

Crack und Freebase (Kokain)

Substanz/Wirkstoff:
Methyl-[3ß-(benzoyloxy)-tropan-2ß-carboxylat] oder einfacher: Methyl-Benzoyl-Ecgonine.

Szenenamen:
Crack, Freebase, Supercoke; Steine, Rocks.

Historie:
Crack und Freebase sind eine neuzeitliche Aufbereitung von Kokain nach den Mechanismen des Drogenmarktes.

Zuordnung:
Stimulanz; (Partydroge).

Rechtlicher Status:
illegal.

Gehandelte Formen:
Kokain als freie Base in Form weiß-gelblicher Kristalle oder mit Backpulver versetzt als Crack in Form kleiner Steine oder Rocks. Beide Zubereitungsformen sind rauchbar.

Konsumarten:
inhaliert: Rauchen von Freebase oder Crack in speziellen Pfeifen; oder als Folienrauchen von Alufolie inhaliert.

Gebrauchsmuster:
Da Crack und Freebase höchstriskante Drogen sind, lassen sich dementsprechend nur harte Gebrauchsmuster definieren.

Erwünschte Wirkungen:
heftiger, allerdings kurzer Rausch; Überflutung durch den »Flash«; stimmungsaufhellend bis euphorisierend; Gefühle von Energie, Wachheit und Leistungsfähigkeit.

Unerwünschte Nebenwirkungen:
Blutdruckerhöhung; Pupillenerweiterung; Schlaflosigkeit; Schädigungen der Schleimhäute; depressive Verstimmungen beim harten Runterkommen; aggressive Reizbarkeit; Angstgefühle.

Risiken/Langzeitfolgen:

Zahnverfall; schwere Schädigungen der Atemwege und der Lunge; Leber- und Hirnschäden; körperliche wie psychische Auszehrung; Paranoia und Psychosen; Beschaffungskriminalität und Prostitution; psychische, körperliche wie soziale Verelendung; süchtige Abhängigkeit; sehr hohes Schwangerschaftsrisiko.

Wirkungsmechanismus:

Crack und Freebase wirken vor allem über die Manipulation des dopaminergen Systems im Gehirn.

Abhängigkeitspotenzial:

körperlich: Die Auswirkungen des Freebase- oder Crackkonsums auf den Körper sind verheerend, selbst wenn es nicht zu unmittelbaren körperlichen Entzugssymptomen kommt; psychisch: extrem hoch.

Nachweisbarkeit:

Crack und Freebase werden standardmäßig von Schnelltests erfasst. Im Blut sind sie 1–2 Tage, im Urin bis zu 4 Tagen nachweisbar.

Behandlung/Therapie:

Behandlungsbedürftig können alle körperlichen, psychischen oder psychiatrischen Komplikationen des Crackkonsums werden. Bisherige Erfahrungen mit der Behandlung der süchtigen Abhängigkeit von der Droge sind wenig ermutigend.

Ergänzender persönlicher Kommentar:

Mit der Kreierung von Crack hat die Drogen(un)kultur der zivilisierten Industriegesellschaften einen traurigen Höhepunkt erreicht.

Heroin

Substanz/Wirkstoff:
Diacetylmorphin.

Szenenamen:
H, Stoff.

Historie:
Die kommerzielle Vermarktung von Diacetylmorphin unter dem Namen Heroin begann 1898. Es wurde als nicht suchterzeugendes Mittel gegen verschiedene Krankheiten angepriesen. Auch Morphium wurde als Schmerzmittel durch Heroin ersetzt. Nachdem das Suchtpotenzial von Heroin erkannt war, verlor es seine medizinische Bedeutung. Umso größer wurde seine Popularität als Rauschmittel. Produktion wie Vertrieb sind fest in der Hand des weltweit operierenden organisierten Verbrechens. Heroin wird auch in der Partyszene benutzt.

Zuordnung:
Sedativum, (Partydroge).

Rechtlicher Status:
illegal.

Gehandelte Formen:
als weißes bis beiges kristallines, geruchloses, bitter schmeckendes Pulver; als weiß-bräunliches Heroingranulat mit leichtem Geruch nach Essig.

Konsumarten:
intravenös: Spritzen in die Venen (Fixen);
oral: möglich, aber selten;
nasal: Sniefen oder Schnupfen mit Hilfe eines Röhrchens;
inhaliert: auf Folie verdampft, werden die Dämpfe mit einem Röhrchen inhaliert (»den Drachen jagen«);
Das Rauchen von Heroin gilt bei Konsumenten auf Grund der sauberen Anwendungsform fälschlicherweise als weniger abhängigkeitserzeugend als Fixen.

Gebrauchsmuster:
Alle Gebrauchsmuster von Heroin sind als hart zu bezeichnen.

Erwünschte Wirkungen:
euphorisierende Überflutung mit Gefühlen des absoluten Wohlseins; Sorglosigkeit; Beruhigung; ausgeglichene Zufriedenheit; träumerisches Versinken; Erhabenheit über den Alltag.

Unerwünschte Nebenwirkungen:
Übelkeit und Erbrechen; Kreislaufstörungen; Engstellung der Pupillen; Herabsetzung des Stoffwechsels.

Risiken/Langzeitfolgen:
körperliche wie seelische Auszehrung; Hepatitis- und HIV-Infektionen bei unsterilem intravenösem Gebrauch; eitrige, bakterielle Entzündungen und Abszesse, welche schlecht verheilen; soziale Verelendung; Beschaffungskriminalität; Prostitution; süchtige Abhängigkeit; der Wirkungsverlust bei Abhängigkeit verlangt nur noch die Stillung der Sucht; Überdosierung mit Atem- oder Herzstillstand; Koma; Tod.

Wirkungsmechanismus:
Heroin bindet an Opioidrezeptoren, die überall im Gehirn und Rückenmark vorkommen. Über die Aktivierung dieser Rezeptoren vermitteln sich die Wirkungen der Droge.

Abhängigkeitspotenzial:
körperlich: schwere körperliche Abhängigkeit mit starken Entzugssymptomen;
psychisch: extrem hohe Abhängigkeit mit psychischem Suchtdruck.

Nachweisbarkeit:
Heroin gehört zu den routinemäßig untersuchten Substanzen bei Schnelltests. Es ist im Urin 2–4 Tage nachweisbar.

Behandlung/Therapie:
Heroinabhängigkeit erfordert Entzug, Entgiftung sowie an-

schließende Psychotherapie. Erfolgsprognosen sind nur eingeschränkt positiv. Die Rückfallquoten sind überaus hoch. Substi-
tutionsbehandlungen erfüllen nur eingeschränkt die in sie ge-
setzten politisch-gesellschaftlichen Hoffnungen.

GHB

Substanz/Wirkstoff:
Gamma-Hydroxybutyrat, Gamma-Hydroxybuttersäure.

Szenenamen:
Liquid Ecstasy (der Name ist überaus irreführend, da das Wirkungsspektrum von GHB nichts mit demjenigen von Ecstasy zu tun hat), Liquid X, Fantasy, Gamma.

Historie:
GHB wurde erstmals 1961 synthetisiert. Später wurde die Substanz als körpereigener Stoff entdeckt. Anfänglich wurde die Substanz als Antidepressivum medizinisch genutzt. Aktuell besteht in Deutschland eine pharmazeutische Zulassung nur für den Einsatz als Narkosemittel. Missbräuchliche Nutzung erfährt GHB als Aufbausubstanz in Kreisen der Bodybuilder sowie als Rauschdroge.

Zuordnung:
Narkotikum; Aphrodisiakum; Euphorikum; Designerdroge; Partydroge.

Rechtlicher Status:
als Rauschdroge illegal; pharmazeutische Zulassung als Narkosemittel.

Gehandelte Formen:
als farb- und geruchlose, salzig schmeckende Flüssigkeit in kleinen Flaschen;
seltener als Tablette oder Kapsel.

Konsumarten:
vorwiegend oral als Flüssigkeit, seltener als Pulver geschluckt.

Gebrauchsmuster:
Von kompetenten Gebrauchern kann GHB vergleichsweise sicher angewandt werden. Seine unbedarfte, naive Verwendung führt jedoch häufig zu erheblichen Komplikationen, weshalb es problematisch wäre, von weichen Gebrauchsmustern zu spre-

chen. Insbesondere die im Drogenalltag häufige Kombination mit Alkohol führt leicht zu lebensbedrohlichen Zuständen.

Erwünschte Wirkungen:
leicht euphorisierend; antidepressiv und angstlösend; sozialisierende, kontaktstiftende Wirkung in dem Sinne, dass es als angenehm empfunden wird, unter Menschen zu sein; sexuell anregend mit erhöhter Berührungssensibilität; eher sanftes Runterkommen ohne Katergefühle.

Unerwünschte Nebenwirkungen:
Bei »vernünftiger« Dosierung eher wenig unangenehme Nebenwirkungen.

Risiken/Langzeitfolgen:
bei zu hoher Dosierung oder in Kombination mit weiteren Substanzen Übelkeit, Erbrechen, Kopfschmerzen; krampfartiges Muskelzucken; Atemdepression; Kreislaufkollaps; schlagartige Bewusstlosigkeit; Koma; Tod.

Wirkungsmechanismus:
GHB verstärkt die Wirkung des dämpfenden Neurotransmitters Gamma-Aminobuttersäure (GABA) im Gehirn und bewirkt eine erhöhte Dopaminausschüttung.

Abhängigkeitspotenzial:
körperlich: GHB erzeugt zwar keine körperliche Abhängigkeit, ist aber bei falscher Anwendung höchst riskant;
psychisch: bei regelmäßiger Nutzung entsteht psychische Abhängigkeit.

Nachweisbarkeit:
GHB wird von üblichen Drogenscreenings nicht erfasst.

Behandlung/Therapie:
Notfallmäßig und intensivmedizinisch versorgt werden müssen die zahlreichen Zwischenfälle, zu denen der Mischkonsum von GHB und vorzugsweise Alkohol führt. Psychische Langzeitfolgen werden psychotherapeutisch oder psychiatrisch behandelt.

Ketamin

Substanz/Wirkstoff:
2-(2-Chlorphenyl)-2-(Methylamino)-Cyclohexanon.

Szenenamen:
Special K, Vitamin K, Ket.

Historie:
Ketamin wird seit seiner Markteinführung 1965 als Narkosemittel in der Veterinär- und Humanmedizin eingesetzt. Es produziert allerdings ganz spezifische Nebenwirkungen. Das einzigartige Wirkungsspektrum hat dazu geführt, dass Ketamin zunehmende Verwendung in der Drogenszene findet.

Zuordnung:
dissoziatives Narkotikum; (Partydroge).

Rechtlicher Status:
Ketamin ist als Arzneimittel in der Human- wie Veterinärmedizin erhältlich.

Gehandelte Formen:
als flüssige Injektionslösung;
als kristallines Pulver;
seltener als gepresste Pillen oder Tabletten.

Konsumarten:
injiziert: intravenös oder intramuskulär;
oral: geschluckt;
nasal: geschnupft.

Gebrauchsmuster:
Es empfiehlt sich nicht, für Ketamin weiche Gebrauchsmuster zu definieren.

Erwünschte Wirkungen:
Befreiung von der Bindung an den Körper; Erfahrungen von universeller Grenzenlosigkeit; lebendige, farbenprächtige, beeindruckende Halluzinationen, Traumbilder und Visionen; disso-

ziative Erlebnisse; Nahtoderfahrungen; Bewusstseinsverände-
rungen; Seelenreisen; existenzielle Erfahrungen von immateriel-
lem Bewusstsein; Kontakt zu außerirdischen Wesenheiten.

Unerwünschte Nebenwirkungen:
erhöhter Speichelfluss; Übelkeit; motorische Koordinationsstö-
rungen; Bewegungsunfähigkeit; Inkontinenz; Gedankenabriss;
Bewusstlosigkeit; Angstreaktionen; Kontrollverlust; Fehlhandlungen.

Risiken/Langzeitfolgen:
plötzliche Ohnmacht mit Verletzungsrisiko; Krampfanfälle;
Hirndrucksteigerung; Atemstillstand; Persönlichkeitsveränderungen; Unfähigkeit, die dissoziativen oder transzendentalen
Erlebnisse jenseits aller vertrauten Realität verarbeiten zu können.

Wirkungsmechanismus:
Ketamin greift in die Regelfunktionen des Neurotransmitters
Glutaminsäure ein, des wichtigsten erregenden (exzitatorischen)
Botenstoffs im Zentralnervensystem. Es bindet sich an einen
spezifischen Glutamatrezeptor und blockiert dessen Wirkung.
Das Außer-Funktion-Setzen der von diesem Rezeptor ausgehen-
den Signalübermittlungen entkoppelt spezifische Schaltkreise
im Gehirn. Die Wahrnehmung ist folglich stark fragmentiert
und wird mit gänzlich anderen Bedeutungsinhalten versehen.

Abhängigkeitspotenzial:
körperlich: keine körperliche Abhängigkeit, wohl aber Toleranzbildung;
psychisch: psychische Abhängigkeit ist möglich, wenn die bizarren Wirkungen ihre Bindungskräfte entfalten.

Nachweisbarkeit:
Ketamin wird von den routinemäßigen Schnelltests nicht erfasst.

Behandlung/Therapie:

Behandlungsbedürftig werden am ehesten die nachklingenden Erlebnisse einer Ketamin-Reise, welche in keinen vertrauten Erfahrungszusammenhang eingeordnet werden können.

Ergänzender persönlicher Kommentar:

Ketamin ist kein Partyspielzeug, das man mal eben so probiert, weil andere es gleichfalls tun. Der unbedachte Umgang mit dem eigenmächtigen Wirkungspozential des Mittels rächt sich.

PCP

Substanz/Wirkstoff:
Phenyl-cyclohexyl-piperidin.

Szenenamen:
Angeldust, Crystal, Peace pill, Killerjoint.

Historie:
In den 1950er- und 1960er-Jahren wurde PCP als Narkosemittel in der Human- und Veterinärmedizin eingesetzt. Wegen beunruhigender Nebenwirkungen erwies es sich für den Gebrauch an Menschen als ungeeignet. Benutzt wird es nur noch als illegale Substanz in bestimmten Kreisen der Drogenszene.

Zuordnung:
dissoziatives Anästhetikum; synthetische Droge; (Horrordroge).

Rechtlicher Status:
illegal.

Gehandelte Formen:
als weißes Pulver oder in kristalliner Form;
als Tabletten oder Pillen;
(PCP wird öfter unter falschem Namen verkauft).

Konsumarten:
oral: geschluckt;
nasal: Sniefen, Schnupfen;
inhaliert: geraucht in Verbindung mit Tabak oder Marihuana;
gespritzt: intravenöser Gebrauch ist möglich, aber eher selten.

Gebrauchsmuster:
Alle Gebrauchsmuster von PCP sind als hart einzustufen.

Erwünschte Wirkungen:
euphorisierend; starke Veränderung des Körperempfindens bis hin zum Verlust jeglichen Körpergefühls; bizarre Wahrnehmungsveränderungen.

Unerwünschte Nebenwirkungen:

Fehlhandlungen; Übelkeit; Bluthochdruck; Schweißausbrüche; Hyperventilation; Verlust der Körperkontrolle; panische Angst; regungslose Starre; Bewusstlosigkeit.

Risiken/Langzeitfolgen:

sehr oft negative Verläufe bis hin zu Horrortrips; unkontrollierbare Muskelkontraktionen; epileptische Anfälle; Koma; psychotische Reaktionen; innere Vereisung; Gedächtnisstörungen; Gehirnschäden (»Löcher im Kopf«).

Wirkungsmechanismus:

PCP bindet sich an spezifische Glutamatrezeptoren vom NMDA-Typ. Die exzitatorische (anregende) Wirkung von Glutamat wird blockiert.

Abhängigkeitspotenzial:

körperlich: gering;
psychisch: bei regelmäßigem Gebrauch entwickelt PCP eine Bindungswirkung.

Nachweisbarkeit:

PCP ist von Schnelltests zu erfassen und 2–4 Tage im Urin nachweisbar.

Behandlung/Therapie:

Behandlungsbedürftig werden am ehesten die psychischen und psychiatrischen Komplikationen des PCP-Gebrauchs.

Ergänzende Erfahrungsberichte von Konsumenten:

Vier Internetzitate zeigen die Richtung an, in der PCP wirkt:

> »PCP ist die schrecklichste Droge auf diesem Planeten. Ich hasse sie. Wenn du sie konsumierst, hasst du dich und alles andere.
> Ein Freund hat sich auf PCP mal auf die Bahnschienen gelegt und hätte gewartet, bis der Zug kommt. Hätte ich ihn nicht gerettet, wäre es aus gewesen.
> Die PCP-Atome dringen überfallartig in das Gehirn und killen alles, was sich bewegt. Das überträgt sich auf dich. Du willst alles killen, was sich bewegt.

Du wirst auf dieser Droge zum Monstrum, du würdest sogar deine Familie abschlachten und am Ende lachst du darüber.«

»Diese Droge hat einen Trip aus Angst und Sadismus bei mir ausgelöst.«

»Verpfeift keine Kiffer, aber Leute, die PCP verkaufen.«

»Im Allgemeinen ist PCP eine der kältesten, nervösesten, uneuphorischsten und unkontrolliertesten Trips überhaupt.«

Engelstrompete

Substanz/Wirkstoff:
Skopolamin und Hyoscyamin.

Szenename:
Brugmansia (botanischer Name).

Historie:
Die rituelle Nutzung der in den südamerikanischen Ursprungsregionen als heilig geltenden Pflanze geht vermutlich auf prähis-
torische Zeiten zurück. Der hiesige Missbrauch als profane
Rauschdroge ist neueren Datums.

Zuordnung:
ethnobotanische Droge; Halluzinogen; Entheogen; (Modedroge).

Rechtlicher Status:
legal; Brugmansia-Pflanzen und Samen sind in jedem besser
sortierten Blumenhandel zu erwerben.

Gehandelte Formen:
als Rauschmittel werden Pflanzenteile wie Blüten und Blätter
genutzt.

Konsumarten:
oral: Blüten oder Blätter meist als Aufguss bereitet;
inhaliert: getrocknete Blätter werden auch geraucht.

Gebrauchsmuster:
Auf Grund der hohen psychischen wie physischen Risiken des
Gebrauchs von Engelstrompete verbietet es sich, von weichen
Gebrauchsmustern zu sprechen.

Erwünschte Wirkungen:
visionäre, halluzinatorische Erlebnisse.

Unerwünschte Nebenwirkungen:
unangenehme körperliche Begleiterscheinungen wie Schluckbe-
schwerden oder trockene Schleimhäute; extreme Pupillenerwei-

terung; Herzrasen bis hin zu Herzrhythmusstörungen; häufig erschreckende Erlebnisse; starkes Agieren bis hin zu Gewalttätigkeit; Gedächtnisverlust.

Risiken/Langzeitfolgen:

psychotische Zustände; Delirium; akute Vergiftungen bis hin zu Todesfällen.

Wirkungsmechanismus:

Die Wirkstoffe werden schnell resorbiert, und es kommt durch die über Skopolamin und Hyoscyamin vermittelten Effekte zu Halluzinationen, bei welchen sich die Grenzen zwischen Rausch und Realität gänzlich verlieren.

Abhängigkeitspotenzial:

körperlich: eher unbedeutend;
psychisch: eher selbstbegrenzend wegen unangenehmer Rauschverläufe und Vergiftungserscheinungen.

Nachweisbarkeit:

Engelstrompete wird beim Drogenscreening nicht erfasst.

Behandlung/Therapie:

Psychotherapeutisch oder psychiatrisch behandlungsbedürftig sind bisweilen die Nachklänge eines Rausches mit Engelstrompete. Die lebensbedrohlichen akuten Vergiftungserscheinungen müssen häufig intensivmedizinisch behandelt werden.

Ergänzender persönlicher Kommentar:

Der Gebrauch von Engelstrompete führt die Konsumenten als akute Notfälle nicht selten direkt auf die Intensivstationen von Kliniken. In manchen tragischen Fällen vermag aber selbst die Intensivmedizin das Leben der Konsumenten nicht mehr zu retten.

Vorsicht, wenn Sie als Leser die schönen Engelstrompeten in Ihrem Garten oder auf dem Balkon angepflanzt und Sie Kinder im jugendlichen Alter haben.

Salvia divinorum

Substanz/Wirkstoff:
Salvinorin A.

Szenenamen:
Wahrsagesalbei, Zaubersalbei, Magische Minze;
(nicht zu verwechseln mit der Gewürzpflanze Salbei, die nicht psychoaktiv wirkt).

Historie:
In den mexikanischen Ursprungsregionen wird die magische Pflanze seit Jahrhunderten rituell eingebunden genutzt. Hierzulande sorgt der um sich greifende Einsatz als Rauschdroge für wachsende Probleme.

Zuordnung:
ethnobotanische Rauschdroge; Halluzinogen; Entheogen; (Modedroge).

Rechtlicher Status:
Salvia kann als Kulturpflanze in Form von Stecklingen über den botanischen Fachhandel oder über den (Internet-)Versand bezogen werden.

Gehandelte Formen:
Stecklinge; Pflanzenmaterial; getrocknete Blätter; flüssige Konzentrate.

Konsumarten:
inhaliert: Rauchen der getrockneten Blätter (in Wasserpfeifen); Inhalieren von verdampften, hoch konzentrierten Pflanzenextrakten (Folienrauchen);
oral: durch Kauen von Pflanzenteilen, wobei die Wirkstoffe nicht geschluckt, sondern nur über die Mundschleimhäute aufgenommen werden.

Gebrauchsmuster:
Auf Grund der Risiken, die der Gebrauch von Salvia divinorum für die meisten Konsumenten mit sich bringt, verbietet es sich, von weichen Gebrauchsmustern zu sprechen.

Erwünschte Wirkungen:

halluzinogene Rauschzustände; visionäres Erleben; Zeitreisen; Erfahrung paralleler Welten; Wahrnehmung fremder Kräfte; Kontakt zu Wesenheiten; Trennung von Bewusstsein und Körper; Körperphantasien mit Verwandlungen in andere Wesen; Gefühl, als reines, immaterielles Bewusstsein zu existieren.

Obwohl Salvia divinorum die bizarrsten und fremdartigsten Bewusstseinszustände hervorrufen kann, werden alle Erlebnisse als klar und absolut real erfahren.

Unerwünschte Nebenwirkungen:

starke Schweißausbrüche; Angst; Panikzustände; Desorientierung.

Risiken/Langzeitfolgen:

Persönlichkeitsveränderungen; Identitätsauflösung; Realitätsverlust; Hängenbleiben in anderen Welten; Angstüberflutung; psychotische Symptome.

Wirkungsmechanismus:

So geheimnisvoll wie die Pflanze an sich, ist auch ihr Wirkmechanismus. Salvinorin A ist der stärkste halluzinogene Wirkstoff im Reich der ethnobotanischen Pflanzen. Bisher ist aber kein spezifischer Rezeptor entdeckt, der die Vielfalt der magisch anmutenden Wirkungen vermitteln könnte.

Abhängigkeitspotenzial:

Eher gering. Die Rauschdroge beschränkt ihren Gebrauch durch ihren bizarren, heftigst zupackenden Rausch selbst. Die meisten Konsumenten sind heilfroh, wenn die Wirkung einer Salvia-Reise sie wieder in die vertraute Realität entlässt. Meist müssen die Konsumenten eine heftige Angst überwinden, die Substanz mehrfach zu benutzen.

Nachweisbarkeit:

Ein Drogenscreening auf Salvinorin A wird in der Praxis nicht durchgeführt.

Behandlung/Therapie:

Psychiatrisch oder psychotherapeutisch behandlungsbedürftig können durch Salviagebrauch hervorgerufene Persönlichkeitsstörungen, Identitätsverwirrungen oder psychotische Symptome werden.

Ergänzender persönlicher Kommentar/Erfahrungsbericht eines Konsumenten:

Salvia divinorum eignet sich in keiner Weise zum unbedarften Experimentieren, weil jemand die Droge aus Neugier einmal testen möchte. Dafür ist sie zu potent.

Ein Erfahrungsbericht gibt Einblick in die Befremdlichkeit einer Verwandlung in ein nicht menschliches Wesen:

> »Von einem Augenblick zum anderen verwandelte ich mich mehr und mehr in dieses Echsenvieh.
> Das Schlimmste daran ist, ich bildete mir nicht ein, eine Echse zu sein, wie ich zu Anfang noch dachte. Als ich nämlich kurz danach in den Spiegel sah, war aus mir wirklich eine Echse geworden, richtig mit Schuppen und so. Das ist nun eine Woche her, und so langsam gewöhne ich mich an diesen langen Schwanz und diese ekligen Dinge, die man als Echse so tut. Auch das Schreiben mit diesen Klauen ist nicht einfach.
> Meine Persönlichkeit habe ich noch so, wie als Mensch, doch auch das verändert sich echsenmäßig. Versteht mich nicht falsch, es ist eine echte Erfahrung. Trotzdem möchte ich gerne wieder Mensch sein.
> Wer kann mir helfen? Ich brauche wirklich dringend Hilfe.«

Kurzsteckbriefe zu weiteren Rauschdrogen

2C-B

Das illegale 4-Bromo-2,5-Dimethoxyphenetylamin ist ein Psychostimulans mit euphorisierender, aphrodisierender und leicht halluzinogener Wirkung.

2C-T-2 und 2C-T-7

Die Phenetylamine bewirken langwährende stimulierende und halluzinatorische Effekte. Beide Substanzen werden häufig unangenehm erlebt.

DMT und Ayahuasca

N-Dimethyltriyptamin wird vollsynthetisch hergestellt. Triptaminhaltige Pflanzenzubereitungen gehen auf südamerikanische Ayahuascarituale zurück. Das Wirkungsspektrum schwankt zwischen entheogenen, visionär erleuchtenden und paranoiden, erschreckenden Erlebnissen.

DOB

Das illegale 2,5-Dimethoxy-4-Bromamphetamin wirkt entaktogen und stark halluzinogen. Es zählt zu den stärksten bisher bekannten psychoaktiven Substanzen.

DOM (STP)

2,5-Dimethoxy-4-Methylamphetamin wird gerne als Super-LSD gehandelt. Es ruft einen Energierausch und Halluzinationen hervor. Hierzulande ist die illegale Droge recht selten.

Euphoria

4-Methyl-Aminorex wirkt stimulierend und euphorisierend zugleich. Viele Benutzer haben den Eindruck, dass sie intelligenter würden, daher der Szenename »Intellex«. Höhere Dosierungen lassen allerdings eher Laberflashs sowie Ziel- und Planlosigkeit erkennen.

Herbal Ecstasy

Herbal X ist eine Kombination verschiedener natürlich vorkommender Pflanzenwirkstoffe. Das Wirkungsspektrum ist vergleichsweise bescheiden.

Lachgas

Vor allem Lachgas für die lebensmitteltechnische Verwendung in Sahnebereitern wird als beliebte Partydroge benutzt. Es ruft beim Inhalieren kurze euphorische und belustigende Rauschzustände hervor. Lachgas gilt bei den Konsumenten fälschlicherweise als ungefährlich. Es kann zu Gewöhnung, psychischer Abhängigkeit und bei langanhaltendem Gebrauch zu einer Schädigung der längeren Nervenbahnen führen.

MBDB

N-Methyl-1-(1,3-benzodioxol-5yl)-2-butylamin ist ein Psychostimulans mit starker entaktogener Wirkung. Die Droge wird jedoch nur noch selten angeboten.

MTA

4-Methylthioamphetamin wirkt gleichzeitig antriebssteigernd wie entspannend. Einzelne dokumentierte Todesfälle belegen das Risiko der illegalen Substanz.

PMA und PMMA

Paramethoxyamphetamin und Paramethoxymethamphetamin finden sich gelegentlich als Bestandteile von Ecstasypillen. Beides sind halluzinogen wirkende Substanzen mit hoher Toxizität. Da sie einen stark verzögerten Wirkungseintritt zeigen, werden Konsumenten leicht verleitet nachzulegen. Todesfälle durch tragische Überdosierungen sind bekannt.

Poppers

Poppers bezeichnet flüchtige, inhalierbare Nitrite wie Amylnitrit. Die Substanz wird als klare, farblose oder gelbliche Flüssigkeit in kleinen Flaschen gehandelt. Sie wird meist von erwachsenen Personen als sexuell stimulierendes Mittel gebraucht.

Schnüffelstoffe, Feuerzeuggase, Deosprays, Haarsprays

Organische Lösungsmittel, Feuerzeuggase, Deosprays und Haarsprays werden vielfach zur Erzeugung von kurzen Rauschzuständen missbraucht. Ihr Risiko wird sträflich unterschätzt. Es reicht von körperlichen Schädigungen bis hin zu schwer wiegenden Nerven- und Gehirnschäden.

Subutex

Subutex wird medizinisch zur Substituierung von Heroinabhängigen eingesetzt. Wie viele Substitutionsmittel wird es auch stark missbräuchlich verwandt.

Selbst mit den zusätzlichen Kurzsteckbriefen ist das Angebot an Rauschdrogen längst nicht komplett erfasst. Der Markt ist ständig in Bewegung, weil gänzlich neue Substanzen oder alte Stoffe in neuem Gewand angeboten werden. Die gängigsten Substanzen sind jedoch beschrieben. Jeder aktuelle oder zukünftige Konsument von Drogen ist gehalten, seiner ersten Konsumentenpflicht nachzukommen und sich ausführlich über die Stoffe seiner Wahl zu informieren, bevor er sie zu sich nimmt. Drogen- und suchtspezifische Informationen bilden stoffspezifische Kompetenzen aus.

So viele Rauschdrogen es auf dem Markt auch schon gibt, für manche Konsumenten scheint es nie genug, wie folgendes Statement eines jungen Mannes belegt, der seinem Empfinden nach gerade ein paar nette Experimente mit GHB erlebt hat und im Anschluss meint: »Also ich hoffe, dass bald wieder ein neues Mittelchen auf den Markt kommt.« Er steht beileibe nicht alleine mit seinem Wunsch da. Seine Verniedlichung der »Mittelchen« spricht allerdings nicht gerade für eine ausgeprägte Drogenkompetenz.

Büchertipps zum Weiterlesen:
Hans Cousto: DrogenMischKonsum. Das Wichtigste in Kürze zu den gängigsten (Party-) Drogen. Solothurn 2003 (A/J + E)
Helmut Kuntz: Ecstasy – auf der Suche nach dem verlorenen Glück. Vorbeugung und Wege aus Sucht und Abhängigkeit. Weinheim, 2. Auflage 2003 (F + A/E + J)
Helmut Kuntz: Cannabis ist immer anders. Haschisch und Marihuana: Konsum – Wirkung – Abhängigkeit. Weinheim, 4. Auflage 2007 (A/J + E)
Ralph Parnefjord: Das Drogentaschenbuch. Stuttgart 2000 (F + A/E + J)

Vom Scheuen klarer Worte – Zwischen Repression, Tolerierung und Akzeptanz

Illegale Drogen werden auf hohem Niveau massenhaft konsumiert. Aus Gründen der Glaubwürdigkeit und zur Schadensbegrenzung führt daher kein Weg daran vorbei, jungen Menschen alle nötigen Informationen zur Verfügung zu stellen, welche sie grundsätzlich in die Lage versetzen, eine spezifische Drogenkompetenz gegenüber den auf dem Markt befindlichen Substanzen ausbilden zu können. Szenenahe Peergroup-Projekte, akzeptierende Drogenarbeit sowie zahlreiche Präventionsfachstellen sind in den letzten Jahren immer stärker dazu übergegangen, den jugendlichen Konsumenten von Drogen Safer-Use-Regeln an die Hand zu geben. Safer-Use-Hinweise sind nicht als detaillierte Gebrauchsanweisungen für den Gebrauch von Drogen misszuverstehen. Durch ihre konsequente Befolgung vermögen junge Leute das Risiko ihres grundsätzlich mit Risiken behafteten Drogengebrauchs einzudämmen. Im Extremfall wirkt sich das lebensrettend aus. Der Safer-Use-Gedanke ist ein rein pragmatisches Instrument der alltäglichen Drogenarbeit, welches sich zigfach bewährt hat. In keinem Falle möchte ich es in der Arbeit missen. Mittlerweile läuft die ursprünglich gute Idee jedoch leider Gefahr, sich in Teilen selbst ad absurdum zu führen. Um allen Eventualitäten zu begegnen, werden die Safer-Use-Kataloge zu den diversen Substanzen immer ausführlicher und detaillierter. Die akzeptierende Drogenarbeit ist gefährdet, in eine drogenpolitische Falle zu laufen. Wo sie das Gefühl für die eigenen Grenzen bewahrt, ist alles im grünen Bereich. Wo sie sich gegenüber dem Konsum psychoaktiver Substanzen jedoch zu akzeptierend zeigt, steht sie sich selbst im Wege. Eine zu akzeptierende Drogenarbeit muss letztendlich an dem Punkt ins Leere laufen, wo ihre eigene Akzeptanz keine erkennbaren Grenzen mehr zu ziehen vermag. Persönlich beschleicht mich zunehmendes Unbehagen, wenn ich sehe, dass selbst die riskantesten Drogen auf dem Markt noch mit einem Beipackzettel für Safer-Use-Gebrauch versehen werden.

Jugendlichen Drogenkonsumenten zu erklären, worauf sie achten müssen, damit sie sich beim Gebrauch von Ketamin nicht im wahrsten Sinne des Wortes »in die Hose pissen«, weil sie auf dem Höhepunkt der Wirkung inkontinent werden können, oder wie sie sich nach dem Sniefen von Speed, Crystal oder Koks die gepuderte Nase spülen sollen, mag zwar immer noch pragmatisch begründet scheinen. Zusätzlich bekommt es allerdings Züge von Lächerlichkeit oder Peinlichkeit, zumindest dort, wo manches als Safer Use verpackte Getue den Geruch von Anbiederung an die Drogenkonsumenten annimmt. Ich kann mich bisweilen des Eindrucks nicht erwehren, dass manche glühenden Anhänger der akzeptierenden Drogenarbeit befürchten, es sich mit den Konsumenten bestimmter Drogen zu verscherzen, wenn sie weniger akzeptierend, dafür aber umso bestimmter auftreten würden. Teile der Safer-Use-Kampagnen kommen mir mittlerweile vor wie die Kapitulation vor der Tatsache, dass gegen Drogen ohnehin kein Kraut gewachsen scheint und die Drogengebraucher sowieso tun und lassen, was sie wollen. Zwar werden alle Hinweise zum Gebrauch risikoträchtiger Stoffe mit Warnungen vor einem unbedachten Einsatz versehen, doch bleiben die samtweich verpackten Hinweise ohne Biss. Statt endlich wieder glasklare, unmissverständliche Position zu beziehen und deutlich verlautbaren zu lassen, dass bestimmte Drogen »einfach Scheiße sind«, um im drastischen Jargon von selbst Drogen gebrauchenden Jugendlichen zu bleiben, die wissen, weshalb sie ganz spezielle Stoffe links liegen lassen, bleiben bestimmte Verfechter der akzeptierenden Drogenarbeit bei wenig verbindlichen, höchst vorsichtig formulierten Risikohinweisen.

Die selbstbewusste politische Abgrenzung der akzeptierenden Drogenarbeit von der repressiven Law-and-Order-Seite der Drogenpolitik macht Sinn. Die drogenpolitische Falle besteht im Beziehen und Beibehalten einer Position am anderen Pol. Überengagierte Verfechter der akzeptierenden Drogenarbeit laufen Gefahr, über das Ziel hinauszuschießen. Sie sehen quasi nur noch mit einem Auge hin und übersehen mit dem zweiten, dass

sie große Teile ihrer Zielgruppen auf dem Boden einer völlig er-
nüchternden Realität abholen müssen. Viele der grundsätzlich
richtigen drogenpolitischen Botschaften setzen zu stark die
Existenz der kompetenten, drogenmündigen Konsumenten voraus. Es gibt sie zwar, diese mündigen Nutznießer potenter
Rauschmittel. Doch leider sind sie eher die Ausnahme als die
Regel. Die Strategien der akzeptierenden Drogenarbeit stärken
zwar die spezifische Drogenkompetenz zahlreicher Konsumenten, aber nicht in dem Umfang, dass unterschwellig mitverbrei-
tete Botschaften nicht unbeabsichtigte Wirkungen nach sich ziehen könnten. Wer als Theoretiker wie Praktiker der
akzeptierenden Drogenarbeit von seiner menschlichen Stärke
her selbst in der Lage ist, kompetent und mündig mit LSD, magischen Pilzen, Meskalin oder anderen hochpotenten Stoffen
umzugehen, darf dies trotz aller unbestreitbaren Erfolge der szenenahen Arbeit nicht in gleicher Weise bei der Mehrheit der jugendlichen Zielgruppen voraussetzen. Er ist gehalten, mit größter Sorgfalt darauf zu achten, dass er die eigene Liebe zu den
Substanzen nicht unbewusst an weniger drogenmündige junge
Leute weitergibt. Wird in unterschwelligen Botschaften jedoch
die ganze Faszination der Drogen transportiert, kommt dieses
Stimmungsbild bei den Zielgruppen der Arbeit durchschlagender an als alle bewusst verbreiteten Safer-Use-Hinweise.

Man braucht im Übrigen kein erklärter Anhänger einer
(wachsweichen) akzeptierenden Drogenarbeit zu sein, um den
Konsumenten von Rauschmitteln grundsätzlich mit mensch-
lichem Respekt und Taktgefühl zu begegnen. In einer tolerieren-
den Haltung findet die Drogenarbeit eine sichere Position. Sie
ermöglicht einen toleranten Umgang mit denjenigen Rauschdrogen, die mit abschätzbarer Risikoabwägung grundsätzlich
beherrschbar sind, ohne deren Konsum zu verniedlichen oder
sogar relativ bedenkenlos gutzuheißen. Die entsprechende innere wie fachliche Haltung schließt Aspekte kritischer Akzeptanz
ein. Die Tolerierung endet dort, wo gegenüber kaum oder nicht
beherrschbaren Drogen unmissverständlich klare Worte gefordert sind. Eindeutige Botschaften, gekoppelt an eine glaubwür-

dige menschliche Haltung, kommen in Prävention, Beratung und Therapie durchschlagender an als manche mittlerweile arg durchgeweichten Positionen einer zu akzeptierenden Drogenarbeit. Manche ihrer Vordenker und Praktiker täten gut daran, den Rahmen ihrer für die Konsumenten so überaus wertvollen Arbeit neu abzustecken, damit sie nicht als Ganzes in Misskredit zu geraten droht. Entscheidend sind im Übrigen niemals die Etiketten der verfolgten Arbeitsansätze, sondern die menschlichen wie fachlichen Qualitäten derjenigen, welche die Arbeit umsetzen.

Stoffungebundene 10 Verhaltenssüchte

Stoffgebundene Abhängigkeiten machen nur die eine Hälfte der Sucht aus. Die andere Hälfte teilen sich die stoffungebundenen Verhaltensabhängigkeiten. Sie sind weiter verbreitet, als uns allen lieb sein kann. Oftmals sind wir an ihr Auftreten so stark gewöhnt, dass wir sie gar nicht mehr als Suchtverhalten identifizieren. Grundsätzlich kann jedes menschliche Verhalten suchtartigen Charakter annehmen. Bestimmte Verhaltenssüchte sind jedoch von besonderer Dramatik.

Macht-, Herrsch- und Kontrollsucht

Eine der sträflichst unterschätzten Formen süchtigen Verhaltens ist die Macht-, Herrsch- und Kontrollsucht mit ihren vielfältigen Gesichtern und Ausprägungen. Eine offiziell anerkannte »Störung« mit Krankheitswert ist sie nicht. Doch als politische und wirtschaftliche Suchtaktivität auf den organisierenden Metaebenen von Gesellschaft, Politik und Wirtschaft ist sie ursächlich beteiligt an der ungebremsten Zunahme stofflicher wie nichtstofflicher Süchte auf der individuellen und familiären Ebene.

Viele Verantwortliche in den Leitungsfunktionen von Gesellschaft, Politik und Wirtschaft erliegen der süchtigen Dynamik. Ihre Lebensführung verengt sich extrem auf ihr Tätigkeitsfeld. Ihr Denken, Fühlen und Handeln, ihre Phantasien und Lebensziele sind gebunden an die Drogen »Politik« und »Macht«. Wie jeder Süchtige verlieren sie in wachsendem Maße den Bezug zur Realität. Die Berauschung an Macht, Erfolg und Geld macht blind für das Leben außerhalb der Elfenbeintürme und Glaspaläste, in welchen sie vor dem Hintergrund ihres Herrschaftswissens die politischen und wirtschaftlichen Fäden ziehen.

Die Mächtigen selbst jonglieren betont locker mit den Begrifflichkeiten aus der harten Drogenszene, wenn sie von ihrer »Sucht nach Selbstbestätigung« und von der »Droge Politik« sprechen. Der »Entzug« oder die »Entwöhnung« von der täglichen Dosis Macht sind mit quälenden, bisweilen existenziellen Abstinenzerscheinungen verknüpft. Machtgewohnte Menschen sind emotional wie professionell reduziert und von daher eigentlich völlig machtuntauglich. Es sind selten die menschlich wie fachlich Besten, die in die höchsten Ämter und Führungsetagen aufsteigen. Dorthin arbeiten sich vornehmlich diejenigen vor, die weitgehend immun sind gegen Selbstzweifel und Reue bezüglich des eigenen Handelns.

Von ihren weit reichenden Entscheidungen, die sie nur zu oft auf dem Hintergrund persönlicher Machtlüsternheit, narzisstischer Eitelkeit, mangelhafter fachlicher Kompetenz, politischen Abenteurertums oder religiösen Sendungsbewusstseins treffen, sind sie leider wenig persönlich betroffen. Sie entscheiden über die Sicherung oder Vernichtung von Arbeitsplätzen, über Bewahrung oder Ausbeutung von Natur und Umwelt sowie über Krieg und Frieden und damit über Leben und Tod unzähliger Jungen und Mädchen, Frauen und Männer. Es ist kaum übertrieben, zu behaupten, dass die Droge »Macht« mit all ihrem Gefolge weltweit mehr psychische wie physische Verheerungen anrichtet, als alle anderen Ausprägungen von Sucht zusammengenommen. Das Phänomen ist bei politischen wie wirtschaftlichen »Global Players« so omnipräsent, dass wir ihm kaum noch nennenswerte Beachtung schenken. Wirtschaftliche wie politische Entscheidungen, die über die Köpfe der an den Entscheidungsprozessen nicht beteiligten Menschen hinweg getroffen werden, wirken vielfach so tief in deren Lebensalltag hinein, dass sie elementar deren tragendes Selbstgefühl von Urheberschaft und Wirksamkeit verletzen. Über diesen Weg prägen sich weltweit unendlich viele individuelle Suchtkarrieren aus.

Da die weltumspannenden Organisationsebenen von Politik und Wirtschaft von suchtartigen Mechanismen infiziert sind, kann es nicht ausbleiben, dass Vergleichbares in den privatesten Winkeln unserer zwischenmenschlichen Beziehungen auftaucht.

Minderschwere Formen von Herrsch- und Kontrollsucht finden sich in den unterschiedlichsten Ausprägungen in der Psyche vieler Menschen. Überaus belastend werden sie in der speziellen Variante erlebt, bei der Menschen sich ungemein anstrengen, die Fäden allen Geschehens in ihrem privaten Umfeld in der Hand zu behalten. Sie tragen alle Last der Welt auf ihren Schultern, weil sie von der inneren Überzeugung getrieben sind, in ihrem Leben alles alleine bewältigen zu müssen. Es fällt ihnen unendlich schwer, auch nur das geringste Vertrauen darein zu entwickeln, dass verlässliche Menschen an ihrer Seite ihnen beim Tragen der Lebensbelastungen hilfreich zur Seite stehen könnten. Ein solches Lebensskript bringt zwar ausgeprägte praktische Lebenskompetenz und individuelle Stärke mit sich, verspricht aber andererseits Mühsal und ein hohes Maß an innerer Einsamkeit.

Je virulenter sich die verschiedensten Spielarten von Herrsch- und Kontrollsucht in den zwischenmenschlichen Beziehungen bemerkbar machen, desto weniger befriedigend gestalten sich diese Beziehungen. Jeder Mensch hätte also ein ureigenes Interesse daran, sich selbst auf herrsch- und kontrollsüchtige Anteile hin zu überprüfen. Selbst die geringste Reduzierung solcher Anteile gestaltet das persönliche Leben wie das zwischenmenschliche Miteinander augenblicklich freudvoller.

Magersucht und andere Ess-Störungen

Magersucht, Ess-Brech-Sucht und Ess-Sucht sind von der Dynamik her so eng mit den suchttypischen Mechanismen verknüpft, dass es Sinn macht, sie zu den Verhaltenssüchten zu rechnen. Alle drei Ausprägungen der Ess-Störungen sind anerkannte Krankheitsbilder, deren kennzeichnende Merkmale in die internationalen Manuale der Krankheiten (ICD) und der psychischen Störungen (DSM) Eingang gefunden haben.

Von Ess-Störungen betroffen sind hauptsächlich junge Mädchen und Frauen. In den letzten Jahren ist das Symptom allerdings zunehmend häufiger auch bei jungen Männern zu beobachten. Das chronifizierte Vollbild der Ess-Störungen ist extrem schwierig zu behandeln und zu therapieren. Angehörige wie Behandelnde können sich an der Hartnäckigkeit des Symptoms buchstäblich die Zähne ausbeißen. Prävention und rechtzeitige Intervention tun daher Not. Leider steckt eine spezifische Prävention für Ess-Störungen aber noch in den Kinderschuhen. Der gesellschaftliche Druck zur Ausprägung von Ess-Störungen ist dagegen allgegenwärtig.

Auslöser, nicht Ursache, von Ess-Störungen sind oft genug belanglos scheinende Situationen. So kann die gedankenlose Bemerkung eines ansonsten liebevollen Vaters gegenüber seiner pubertierenden Tochter: »Du bist aber ganz schön pummelig geworden«, deren magersüchtiges Verhalten in Gang setzen. Hinter der auslösenden Situation verbergen sich multiple gesellschaftliche, familiendynamische und persönliche Ursachen für Ess-Störungen. In jedem Falle wird man bei der Ursachensuche im Selbstempfindungsbereich von Urheberschaft und Wirksamkeit fündig. Insbesondere mit Magersucht geht in der Regel eine überhöhte Leistungsorientierung einher. Mit einsetzender Magersucht werden junge Mädchen überdurchschnittlich gute Schülerinnen. Das freut die Eltern und es freut die Lehrer. Dass der Leistungssprung ein höchst alarmierendes Kennzeichen von Magersucht sein kann, wird zu diesem Zeitpunkt in nahezu allen Fällen übersehen. Wenn es um Sucht geht, hält das soziale Umfeld schließlich nur nach negativen Vorboten Ausschau.

Die Dynamik von Ess-Störungen folgt den Gesetzmäßigkeiten der süchtigen Abhängigkeit:

- Das Symptom schleicht sich still und leise ein.
- Essgestörte Menschen leugnen beharrlich ihr Symptom. Erst

nach einer späten Krankheitseinsicht bezeichnen sie sich selbst als essgestört.

- Wie bei stoffgebundenen Abhängigkeiten überlagern die Langzeitfolgen von Ess-Störungen gegen Ende die ursprünglichen, symptomauslösenden Kernursachen. Die Sucht wird auf Grund ihrer eigenständigen Dynamik zum vorherrschenden Problem.
- Essgestörte unterliegen einem überwältigenden Impuls zur Ausübung ihrer Verhaltensstörung. Das Verhalten unterliegt keiner willentlichen Kontrolle mehr. Die Dosis wird mit der Zeit gesteigert, d. h., es wird mehr gegessen, erbrochen oder gehungert.
- Die körperlichen Begleiterscheinungen der Ess-Störungen wirken auf Dauer abhängigkeitsverstärkend.
- Essgestörte üben mit ihrem Suchtverhalten Macht aus. Gehen sie bis zum bitteren Ende, zerstören sie sich selbst und ihr soziales Umfeld.
- Teilweise unterliegen Essgestörte einer grandiosen Selbstüberschätzung.
- Essgestörte weisen häufig einen Beigebrauch von Abführmitteln und Appetitzüglern auf.

Ess-Störungen sind vielfach ein letzter verzweifelter Ausdruck im Ringen um Autonomie und Selbstbestimmung. Insbesondere bei magersüchtigen Mädchen und jungen Frauen treibt dieses bis zum Äußersten gehende Ringen Angehörige wie beteiligte Dritte um. Der Umgang mit den verletzten Seelen und geschundenen Körpern der Betroffenen erfordert die Kenntnis des Symptoms mit seiner ihm innewohnenden Dynamik sowie ein hohes Maß an Zeit, Taktgefühl und Beharrlichkeit.

Glücksspielsucht

Der Begriff »Glücksspielsucht« beinhaltet die drei Komponenten Spiel, Glück und Sucht, welche das Bild des pathologischen Glücksspiels zusammensetzen. In Anlehnung an die Diagnostik einer stofflichen Abhängigkeit spricht man heutzutage offiziell von Glücksspielsucht, wenn mindestens fünf von zehn typischen Merkmalen gegeben sind, die ich hier frei wiedergebe:

- Das innere Eingenommensein vom Glücksspiel
- Die Erhöhung der Geldeinsätze, um die angestrebte Gefühlserregung zu erreichen
- Wiederholt gescheiterte Anstrengungen, das Spielen zu kontrollieren oder aufzugeben
- Das Auftreten von Abstinenzerscheinungen wie Unruhe und gesteigerter Gereiztheit bei dem Versuch, das Glücksspiel einzuschränken oder aufzugeben
- Die Funktion des Spielens, Problemen oder unangenehmen Gefühlen auszuweichen
- Das Bestreben, durch wiederholtes Glücksspiel vorangegangene Geldverluste wettzumachen
- Lügen gegenüber dem sozialen Umfeld, um das Spielen und die Geldnot zu vertuschen
- Kriminelle Handlungen, um das Spielen zu finanzieren
- Die Gefährdung oder der Bruch zwischenmenschlicher Beziehungen sowie der Verlust der beruflichen Position auf Grund des Glücksspielverhaltens
- Das Sichverlassen auf Dritte, um aus der durch das Spielen verursachten finanziellen Sackgasse herauszufinden

Glücksspielsucht ist eine sehr geschlechtsspezifische Form der süchtigen Abhängigkeit. Über 90 % der Glücksspieler sind Männer. Bei Frauen findet sich dafür häufiger die Variante der pathologischen Kaufsucht. Es gibt in Deutschland mindestens so viele Glücksspieler wie Abhängige von harten Drogen. Spieler sind nicht selten sehr schillernde Persönlichkeiten, die durch ihr Auftreten andere Menschen, welche das Problem dahinter nicht zu »riechen« vermögen, zu blenden wissen. Nur auf den ersten Blick scheint es ein Widerspruch, dass Glücksspieler, welche unter Umständen ein jahrelanges, intensives Bemühen verfolgen, das Glück zu erzwingen, im Endeffekt gar keines erleben dürfen.

Sie müssen verlieren, weil sie tief in ihrer Seele der Überzeugung sind, Verlierer im Leben zu sein. Ihr Selbstwertgefühl lässt nichts anderes zu. Manche Glücksspieler gehen daher selbst so weit, gewonnene Geldsummen zu verbrennen oder anderweitig zu vernichten. Sich daran zu erfreuen ist ihnen wesensfremd. Die jahrelange Karriere als Spieler zieht regelmäßig eine hohe, oft sogar ruinöse Verschuldung nach sich. Nicht selten verspielen Glücksspieler schwindelerregende Geldsummen. Für einen Einsatz würden manche die eigene Frau verkaufen. Ihre Seele können sie nicht mehr verkaufen. Das haben sie mit dem erlittenen Kontrollverlust bereits getan. Bei keiner zweiten Form von Suchtverhalten ist der Kontrollverlust derart absolut und total wie bei der Glücksspielsucht.

Gegen Glücksspielsucht scheint bisweilen kein Kraut gewachsen. Sie ist schwierig zu behandeln bzw. zu therapieren. In vielen Fällen kommt eine stoffliche Abhängigkeit hinzu. Wo sich die Glücksspielsucht als therapieresistent erweist, kann sich der süchtig agierende Spieler im Extremfall nur noch durch den Freitod von seiner Sucht befreien. Die Selbstmordrate bei Spielern ist überdurchschnittlich hoch.

Computer- und Internetsucht

Immer mehr Menschen bilden bedenkliche Verhaltensformen im Umgang mit den Lebenszeitvernichtungsweltmeistern Fernsehen, Computer und Handy aus. Insbesondere Spielen am PC, Chatten und Surfen im Internet bergen ein hohes Suchtpotenzial, dem eine wachsende Zahl von Usern verfällt.

Durch exzessives Spielen am PC verkümmern zwischenmenschliche Beziehungen und soziale Kompetenzen. Oder Letztere werden erst gar nicht zufriedenstellend aufgebaut, weil nahezu die gesamte Kommunikation auf den Dialog mit dem technischen Medium reduziert bleibt. Die Jagd nach dem nächsthöheren Level beim Computerspielen oder der Kick, bei Netzwerkpartys die Nase vorne zu haben, zwingen den Spieler vor den PC und halten ihn dort gefangen. Meist sind es männliche Jugendliche und junge Männer, die sich zum Sklaven der Spielewelt machen.

Beim süchtigen Chatten und Surfen im Internet sind die Geschlechter etwas gleichmäßiger vertreten. Etwa 650.000 bis 700.000 Männer und Frauen gelten alleine in Deutschland als süchtig abhängige Internetuser. Ihre Verhaltensaktivitäten verengen sich extrem auf das Onlinesein im weltweiten Netz. Auf Grund des erlittenen Kontrollverlustes sind sie kaum in der Lage, den Beginn und die Beendigung der Internetbenutzung zu steuern. Für andere Aktivitäten können sie kein Zeitbudget erübrigen. Internetabstinenz ruft quälende Entzugserscheinungen wie gesteigerte Unruhe und Gereiztheit hervor. Unliebsame Folgen der Internetnutzung wie Beziehungsstörungen in der Familie, Ärger mit Freunden oder Vorhaltungen durch den Arbeitgeber werden ignorierend in Kauf genommen.

Im direkten Zusammenhang mit Kaufen und Zocken steht die grassierende Seuche, bei Internetbörsen mitzusteigern. Nach dem Motto »Drei, Zwei, Eins. Meins« wird die ultimative Befriedigung im Zuschlag der Versteigerung gesucht.

Alle Varianten von PC- und Internetsucht sind ernst zu nehmende Verhaltensabhängigkeiten, die Menschen ebenso zu ruinieren vermögen wie harte stoffliche Drogen.

Kaufsucht

»Ich kaufe, also bin ich«: Neben Schnäppchenjagd und Shopping als Freizeitverhalten sowie Affektkäufen als Trostspendern finden wir als Steigerung des ganz normalen alltäglichen »Konsumterrors«, der unsere Gesellschaft am Laufen hält, die pathologische Kaufsucht.

Kaufsucht äußert sich im unwiderstehlichen Drang, sich durch Geldausgeben Güter und Dienstleistungen anzueignen. Die willentliche Kontrolle über das Kaufen geht dem Kaufsüchtigen verloren. Nach dem suchtdynamischen Gesetz der Verengung jeglicher Lebensführung wird der Kaufrausch zum einzig bestimmenden Lebensinhalt. Alles Denken und Fühlen wird davon beherrscht. Sobald kaufsüchtige Menschen etwas in ihren Besitz gebracht haben, verliert es schon seinen befriedigenden Reiz. Die Euphorie verfliegt und weicht Scham und Schuldgefühlen, weil das Suchtverhalten alles andere in den Schatten stellt und verschlingt. Dagegen hilft vorübergehend nur die Dosissteigerung durch die nächste Einkaufstour. Versuche, das Symptom loszuwerden, sind von heftigsten inneren Entzugserscheinungen begleitet. Peinigende Versagensgefühle, Überschuldung sowie der Verlust der tragenden zwischenmenschlichen Beziehungen können den Leidensdruck derart übersteigern, dass der Kaufsüchtige die Befreiung von seiner süchtigen Bindung in der Selbsttötung sucht.

Kaufsüchtige sind von der inneren Überzeugung durchdrungen, mit den Herausforderungen des täglichen Lebens und den Schwierigkeiten zwischenmenschlicher Beziehungen nicht aus eigener Kraft fertig zu werden. Da die primären Bedürfnisse völlig ungestillt bleiben, entlarvt das süchtig agierende Verhalten des Kaufsüchtigen auf überdeutliche Art und Weise die getriebene Suche nach sekundärer Ersatzbefriedigung.

Kaufsucht schleicht sich still und leise in das Kaufverhalten der Betroffenen ein. Die Tendenz ist steigend. Mindestens 10–20 % der bundesdeutschen Bevölkerung gelten als deutlich gefährdet, in süchtiges Kaufen zu entgleiten.

Arbeitssucht

Arbeitssucht ist die einzige Form von Suchtverhalten, die in unserer Gesellschaft noch auf positive Resonanz stößt. Das Leiden des an seiner Arbeitswut krankenden Workaholics wird nur zu gerne übersehen, solange er funktioniert. Im Gefolge der »New Economy« wird der Rhythmus seines Lebens einzig von der ökonomischen Logik der »geldwerten Gesellschaft« diktiert. Folglich werden Menschen, die der Unbarmherzigkeit des ökonomischen Wettbewerbs erliegen oder von ihm aufgefressen werden, zunehmend ihres menschlichen Antlitzes beraubt und kommen nur noch als zombiehafte Arbeitsjunkies daher. In Deutschland gibt es mindestens so viele arbeitssüchtige Menschen wie Abhängige von harten Drogen. Viele arbeitende Menschen gelten als arbeitssuchtgefährdet, da der Druck im Kessel der Konkurrenz- und Leistungsgesellschaft bedrohlich ansteigt. Das Symptom der Arbeitssucht weist folgende suchttypische Merkmale auf:

- Der süchtig Arbeitende wird von der Arbeit völlig beherrscht. Sie absorbiert sein gesamtes Denken und Handeln.
- Der süchtig Arbeitende hat die Kontrolle über Zeiten und Umfang des Arbeitens verloren. Freizeit, Abschalten und Auftanken fehlen in seinem inneren Vokabular.
- Bestrebungen, die Arbeit zu reduzieren, oder zwangsweise arbeitsfreie Zeiten führen zu heftigen Abstinenzerscheinungen, bis hin zu bedrohlichen körperlichen Symptomen.
- Arbeitssucht ist mit Toleranzbildung verbunden. Um Hochstimmung, Rauschgefühle oder überhaupt eine halbwegs stabile Gefühlslage aufrechtzuerhalten, muss der Arbeitssüchtige die Dosis, d. h. die Arbeitsleistung, steigern.
- Der Arbeitssüchtige wird zunehmend perfektionistisch, will alles kontrollieren, wird unfähig, Arbeit zu delegieren.
- Letztlich wirkt sich die Arbeitssucht auf die Persönlichkeit des süchtig Agierenden sowie auf seine zwischenmenschlichen Beziehungen zerstörend aus.

Spätestens ab den letzten beiden Stadien kostet ein Arbeitssüchtiger die Gesellschaft mehr Geld, als sich an seiner Arbeit verdienen lässt. Arbeitssucht ist in jedem Falle ein behandlungsbedürftiges Symptom, das Leiden schafft.

Selbstverletzendes Verhalten

Grundsätzlich ist jede Form süchtiger Abhängigkeit selbstschädigend. Beim konkret selbstverletzenden Verhalten handelt es sich jedoch um die offene Selbstbeschädigung der Haut und des Körpers durch das Ritzen oder Schneiden mit Rasierklingen, Scherben, Scheren, Messern oder durch das Sichverbrennen mit Zigaretten, Feuerzeugen und Herdplatten.

Manche Selbstverletzungen sind oberflächlich und heilen ohne entstellende Narben ab. Hierunter fallen zumeist auch die Ritzer, die sich derzeit eine wachsende Zahl von Jungen und Mädchen mit den Klingen von Bleistiftspitzern oder den Spitzen von Zirkeln zufügen. Das scheint eine regelrechte Modeerscheinung geworden zu sein. Ebenfalls eine Modeerscheinung sind die weit verbreiteten Piercings und Tattoos. Sie werden zwar als Körperschmuck und Körperkult gewertet. Richtiger wäre es jedoch, solche Praktiken als minderschwere Formen selbstverletzenden Verhaltens einzustufen. Zumindest zeugen sie nicht von einem ungebrochenen Körperselbst. Die meisten so genannten Schönheitsoperationen könnte man ebenfalls getrost als selbstverletzendes Verhalten einstufen.

Das selbstverletzende Verhalten von chronischen Ritzerinnen ist jedoch von einer gänzlich anderen Qualität. Viele Ritzerinnen – es handelt sich vorwiegend um junge Mädchen und Frauen – schneiden extrem tief. Ihre Wunden hinterlassen bleibende körperliche Schädigungen. In der Regel geht selbstverletzendes Verhalten mit einem erheblich gestörten Körperselbst sowie mit vielfältigen Persönlichkeitsstörungen einher. Der selbst zugefügte Schmerz überdeckt einen größeren inneren Schmerz.

Selbstverletzendes Verhalten versetzt das soziale Umfeld der Betroffenen regelmäßig in helle Aufregung. Der Verstand weigert sich, das Symptom zu begreifen. Die Ritzerinnen selbst beruhigt es, wenn sie ihr Blut fließen sehen. Eltern, Lehrer oder Mitarbeiter von Jugendhilfeeinrichtungen reagieren dagegen kopflos. Meistens führt der Weg von Ritzerinnen sie früher oder später in psychotherapeutische oder psychiatrische Kliniken, wo sie ausgesprochen unbeliebte Problempatientinnen sind, denen es nicht selten gelingt, in kürzester Zeit eine ganze Station aufzumischen. Der Umgang mit ihnen erfordert ein Höchstmaß an menschlicher wie fachlicher Kompetenz. Mit der wachsenden Verrohung unserer Gesellschaft wächst auch die Zahl der sich selbst verletzenden Menschen stetig an.

Büchertipps zum Weiterlesen:
Monika Gerlinghoff/Herbert Backmund: Was sind Ess-Störungen? Ein kleines Handbuch zur Diagnose, Therapie und Vorbeugung. Weinheim, 3. Auflage 2003 (F/E)
Jörg Petry: Glücksspielsucht. Entstehung, Diagnostik und Behandlung. Göttingen 2003 (F/E)
Stefan Poppelreuter/Werner Gross (Hrsg.): Nicht nur Drogen machen süchtig. Entstehung und Behandlung von stoffungebundenen Süchten. Weinheim 2000 (F/E)
Ulrich Sachsse: Selbstverletzendes Verhalten. Psychodynamik – Psychotherapie. Göttingen 1999 (F/E)

Suchtmittelgebrauch und Abhängigkeit bei Eltern

Wenn Eltern rauchen

Das folgende Kapitel ist rauchenden Müttern und Vätern auf den Leib geschrieben. Wenn du es als Kind oder als nicht rauchender Jugendlicher liest, kannst du daraus unmittelbar deine Rechte gegenüber rauchenden Erwachsenen oder auch älteren Geschwistern ableiten.

Wenn Eltern rauchen, ist das weder ein Zeichen von besonderer Charakterschwäche noch ist es moralisch verwerflich. Nichtsdestoweniger zieht es Schwierigkeiten für die Kinder nach sich, welche Mütter und Väter oft nicht ausreichend bedenken.

Solange rauchende Frauen und Männer keine Kinder haben, sind sie nur für ihre eigene Gesundheit verantwortlich. Wie fürsorglich oder nachlässig sie damit umgehen, ist vordringlich ihre Privatsache. Das ändert sich von dem Augenblick an, in dem Kinder ins Spiel kommen.

Für viele rauchende Frauen ist eine Schwangerschaft Grund genug, ihren Konsum von Zigaretten von heute auf morgen einzustellen. Das Motiv ist so gewichtig, dass ihnen das in vielen Fällen sogar ohne nennenswerte Schwierigkeiten gelingt. Ihr Denken und Fühlen werden von etwas derart Neuem und Überwältigendem in Anspruch genommen, dass dahinter sogar die süchtige Abhängigkeit von Nikotin verblasst. Die überdauernde psychische Bindungswirkung des Rauchens beweist sich jedoch später, wenn viele der während der Schwangerschaft abstinenten Frauen nach der Geburt oder spätestens nach dem Abstillen des

Kindes sofort wieder in alte Rauchgewohnheiten zurückfallen. Süchtig abhängige Raucherinnen, die selbst während der Schwangerschaft nicht von Zigaretten lassen können, setzen ihr Kind einem erhöhten Risiko aus. Sie handeln verantwortungslos. Das ist keine moralisierende Wertung mit erhobenem Zeigefinger, sondern ein nicht wegzudiskutierender Fakt.

Sind rauchende Frauen und Männer Mütter und Väter, ist es zwingender Bestandteil ihrer elterlichen Rolle und Verantwortung, in welcher Weise sie ihrem Suchtverhalten nachgehen. Fürsorgliche Eltern, die sich ihrer Sucht bewusst sind, nehmen weitestgehend Rücksicht auf die Gesundheit ihrer Kinder. Sie ziehen sich zum Rauchen ganz konsequent in einen dafür bestimmten Raum der Wohnung oder des Hauses zurück. Den restlichen Teil der Wohnung halten sie rauchfrei. Noch rücksichtsvollere Eltern befriedigen ihr Verlangen nach Zigaretten nur auf dem Balkon oder auf der Terrasse. Die Gesundheit ihrer Kinder ist ihnen diese Unbequemlichkeit allemal wert.

Mütter und Väter, die weniger bewusst mit ihrer Sucht umgehen, rauchen überall in der Wohnung oder im Haus. Sie nebeln ihre Kinder über Jahre hinweg ein und belästigen sie mit ihrer Abhängigkeit von Zigaretten, ohne einen selbstkritischen Gedanken daran zu verschwenden, was sie ihren Kindern damit zumuten. Mit jeder Zigarette verletzen sie das Recht ihrer Kinder auf körperliche Unversehrtheit. Viele Kinder empfinden das Rauchen ihrer Eltern als eine Qual, der sie durch eigenes Zutun nicht zu entgehen vermögen. Es stinkt ihnen im wahrsten Sinne des Wortes. Sie kämpfen mit Hustenreiz und tränenden Augen, bekommen keine Luft mehr oder erleiden in engen, unbelüfteten Räumen regelrechte Erstickungsanfälle. Kinder dem Zwang zum passiven Mitrauchen auszusetzen erfüllt den Tatbestand der gedankenlosen Nötigung. Das sind sicherlich harte Worte für rauchende Eltern. Zu verstehen sind sie als Appell an die elterliche Kompetenz, ihre Kinder vor Schaden zu bewahren.

Gleichgültig, in welcher Form Mütter oder Väter ihr Suchtverhalten pflegen, sie unterschätzen nahezu regelmäßig, wie viele Sorgen sich ihre Töchter und Söhne wegen ihres Rauchens machen. Kinder ab einem bestimmten Alter haben oft genug gehört oder gelesen, dass Rauchen extrem ungesund ist und dass es sogar zum Tode führen kann. In Präventionsveranstaltungen höre ich Kinder einhellig davon erzählen, wie sehr sie sich Gedanken um die Gesundheit ihrer Eltern machen. Manche äußern ganz konkret ihre tägliche Befürchtung, dass ihre Mutter oder ihr Vater am Rauchen sterben könnten, insbesondere dann, wenn diese bereits typische gesundheitliche Beeinträchtigungen durch das Rauchen zeigen oder wenn die Kinder bereits mit ansehen mussten, wie ihr heiß geliebter Opa oder ein anderes Mitglied aus der Verwandtschaft an den langfristigen Folgen des Rauchens verstorben ist. Kein Kind wünscht sich, dass es seinen Vater oder seine Mutter vorzeitig durch Rauchen verliert. In aller Regel bleiben Kinder mit solchen Ängsten jedoch alleine gelassen.

Feinfühlig, wie Kinder sind, verschonen sie ihre Eltern meistens mit ihren heimlichen Ängsten. Sprechen sie die Mutter oder den Vater darauf an, machen sie zudem die Erfahrung, dass sie mit ihren Gefühlen nicht wirklich ernst genommen werden. Nicht selten reagieren Eltern sogar ausgesprochen verärgert auf die Gesprächsversuche ihrer Kinder. Wie sollten sie auch anders? Alle Raucher müssen die geniale kognitive Spaltung bewerkstelligen, dass sie wider besseres Wissen einem Verhalten nachgehen, von dem sie wissen, dass es im harmlosesten Falle ihrer Gesundheit begrenzten Schaden zufügt und im schlimmsten Falle ihren Tod verursacht. Die Sorgen ihrer Kinder an sich heranzulassen müsste in die einzig logische Konsequenz münden, ihr schädliches Verhalten umgehend aufzugeben.

Kinder haben das Recht, dass rauchende Erwachsene Rücksicht auf sie nehmen. Sie haben obendrein das Recht, sich das gebotene Maß an Rücksicht nicht bloß unverbindlich zu erbitten, sondern es ultimativ einzufordern. Es ist ein Armutszeugnis und ein Beweis für die Macht der süchtigen Abhängigkeit von Zigaretten, dass so viele Erwachsene nicht mehr in der Lage sind, Kindern ihr selbstverständliches Recht auf Unversehrtheit zu gewähren. In meinen Präventionsveranstaltungen ermutige ich Kinder, die das Thema von sich aus zur Sprache bringen, ausdrücklich dazu, sich die Rücksichtnahme rauchender Erwachsener zurückzuerobern. Um ihnen vermeidbaren Ärger zu ersparen, spreche ich mit ihnen auch darüber, wie sie am geschicktesten vorgehen, wenn sie das Gespräch mit rauchenden Eltern, älteren Geschwistern oder sonstigen Erwachsenen suchen. Reagieren Raucher darauf mit Unverständnis, Lächerlichmachen oder gar Verärgerung, stellen sie sich vor den Kindern nicht nur in ihrer Sucht, sondern obendrein in ihrer Rolle als Erwachsene bloß.

Rauchende Mütter und Väter sollten ihre Kinder niemals gedankenlos Zigaretten kaufen lassen oder sie zum nächsten Automaten schicken. Ich ermutige Kinder, die das Rauchen ihrer Eltern nicht richtig finden, sich gegen solche Bitten oder Anordnungen ihrer Mütter und Väter zu verwahren. Ihre Weigerung begründen sie den überraschten Eltern damit, dass sie sich nicht länger unwidersprochen zum Komplizen der elterlichen Sucht machen lassen wollen. Rauchende Mütter und Väter, die ihrer Elternrolle gerecht werden möchten, akzeptieren eine solch konsequente Haltung nicht bloß, sondern wissen sie sogar ausdrücklich zu würdigen. Reagieren Eltern verärgert, ist es ein Zeichen dafür, wie sehr ihnen die Sucht den Blick auf angemessenes Elternverhalten trübt.

Rauchende Eltern sind nicht unbedingt das beste suchtpräventive Vorbild für ihre Kinder. Viele Raucher leiden jedoch selbst unter ihrer Sucht. Sie tragen ein permanent schlechtes Gewissen mit sich herum. Sie würden am liebsten aufhören zu rauchen, schaffen es aber trotz aller Anstrengung nicht mehr. Die süchtige Bindung ist stärker als ihr Wille oder ihre Motivation, das schädliche Verhalten aufzugeben. In solchen Fällen hilft nur das offene Gespräch mit den Kindern darüber, wie sehr die eigene Abhängigkeit als lästige Pein erlebt wird. Eine Garantie dafür, dass die eigenen Kinder später nicht rauchen werden, ist das eigene, mit der Sucht kämpfende Vorbild allerdings nicht. Rauchende Eltern haben generell schlechte Karten, wenn ihnen daran gelegen ist, eigene Kinder vom Rauchen fern zu halten oder es ihnen gar zu verbieten.

Nicht rauchende Eltern geben von vorneherein ein besseres suchtpräventives Vorbild ab. Es gibt eine gute Chance, dass ihre Kinder später gleichfalls nicht rauchen. Nur die absolute Gewähr dafür gibt es nicht. Mütter und Väter können die Chance noch etwas erhöhen, indem sie ihren Haushalt konsequent zur rauchfreien Zone erklären. Viele nicht rauchende Eltern werden an dem Punkt schwach, dass sie bei Besuch von Verwandten oder Freunden den Gästen das Rauchen in der Wohnung oder im Haus gestatten. Sie sind der Meinung, sie dürften Rauchern, die zu Gast sind, das Rauchen nicht verwehren. Das ist sicherlich persönliche Ermessenssache. Niemand braucht jedoch das Suchtverhalten von Rauchern zu seinem Problem zu machen. Als überzeugte Nichtraucher tun Eltern sich selbst wie ihren Kindern einen großen Gefallen, wenn sie ihre Wohnung ohne Wenn und Aber zur rauchfreien Zone erklären. Rauchende Freunde, die sich tatsächlich als Freunde erweisen, rütteln nicht an einer solchen Grenze. Nur Raucher, die sich ihrer Sucht so sehr ergeben haben, dass sie zu keiner Selbstreflexion mehr fähig sind, werden die Grenze zu ignorieren suchen. Wenn Nichtraucher freundlich, aber absolut klar und bestimmt das rauchfreie Territorium der eigenen Wohnung verteidigen, wird dies erfahrungsgemäß viel unproblematischer akzeptiert, als viele das glauben. Für Kinder mit ihrer wachen Beobachtungsgabe ist es jedenfalls ein Zeichen, dass Konsequenz durchsetzbar ist. Schwierig wird es nur dann, wenn die eigene Haltung von Nichtrauchern uneindeutig und damit zwangsläufig wacklig ist.

Kinder sind in der Regel milde Richter gegenüber dem Verhalten ihrer Eltern. Folglich gehen sie auch gnädig mit dem süchtigen Rauchen von Müttern oder Vätern um. Aber weil sie ihre Eltern lieben, sorgen sie sich um sie. Und weil sie sich sorgen, versuchen sie manchmal, mit ihren Eltern über deren Rauchen zu sprechen oder es sogar auf ihre kindliche Art zu kontrollieren. Es ist die Aufgabe der Erwachsenen, die Botschaften der Kinder zu verstehen und ernst zu nehmen.

Wenn Eltern trinken

In Deutschland gebrauchen rund zehn Millionen Menschen in einem bedenklich hohen Maße die Volksdroge Alkohol. Etwa 2 bis 2,5 Millionen Trinkende sind von dem Stoff klassisch abhängig. Rechnen wir die Familienangehörigen der Alkoholabhängigen hinzu, kommen wir schnell auf mindestens 8 bis 10 Millionen Menschen, die jeden einzelnen Tag ihres Lebens von den verheerenden psychischen, körperlichen und sozialen Auswirkungen des Alkoholmissbrauchs betroffen sind. Es gibt nur wenige Menschen, die nicht zu berichten wissen, dass ihnen das Problem aus der eigenen erweiterten Familiengeschichte oder zumindest aus derjenigen von Freunden oder Bekannten leidlich vertraut ist.

Trinken Eltern in schädlichem Maße Alkohol, muss das nicht automatisch bedeuten, dass sie Rabeneltern sind. So einfach ist die Gleichung nicht. Im Grunde ihres Herzens können sie trotzdem liebevolle Eltern sein, die sich um ihre Kinder sorgen. Viele vom Alkohol abhängige Männer und Frauen sind oder waren durchaus liebesfähige und liebenswerte Menschen. Sie haben sich mit Alkohol bloß einen Gegner ins Haus geholt, der ihre liebenswerten Seiten auf Dauer zerschleißt. Die traurige Seite der Gleichung ist allerdings die, dass es eine nicht geringe Zahl von trinkenden Vätern und Müttern gibt, die keinen Gedanken zu viel an die Befindlichkeiten ihrer Kinder verschwenden. Sie haben zwar Kinder, aber sie kümmern sich nicht um die Jungen und Mädchen, sondern vernachlässigen sie in sträflicher Art und Weise. An dieser Realität von Desaster-Familien gibt es nichts zu schönen.

Trinkende Eltern sind also noch lange nicht gleich trinkende Eltern und die Kinder von alkoholabhängigen Müttern oder Vätern vermögen sich sehr unterschiedlich zu entwickeln. Über die Mechanismen der sozialen Vererbung wird ihnen zwar von vornherein eine schwere Hypothek auf die Zukunft und ein höheres Risiko mitgegeben, später ihrerseits suchtabhängig zu werden oder sich das Problem mit der Wahl eines süchtig abhängigen Partners durch die Hintertür wieder ins Haus zu holen. Doch eine zwangsweise Entwicklung ist das keineswegs.

Für Kinder und Jugendliche macht es einen erheblichen Unterschied, ob nur ein Elternteil trinkt oder ob Mutter und Vater beide vom Alkohol beherrscht werden. Trinkt nur ein Elternteil, macht es für die Ausprägung der Geschlechtsidentität wie spezieller Lebenskompetenzen der Kinder gleichfalls einen Unterschied, ob es der Vater ist, der am Alkohol hängt, oder die Mutter und ob die Kinder ihrerseits Jungen oder Mädchen sind. Für die Dynamik in der Familie ist es von prägender Bedeutung, welche Grundproblematik oder Persönlichkeitsstörung sich hinter dem Alkoholismus des trinkenden Elternteils verbirgt. Kinder entwickeln sich unterschiedlich, je nachdem, zu welchem Zeitpunkt ihres geistig-seelisch-körperlichen Entwicklungsprozesses das Alkoholproblem in der Familie sein zerstörerisches Werk in Gang setzt. Einen weiteren Unterschied bewirkt, ob die Familie sich auf die kranken, gestörten Abläufe im Familiengeschehen fixiert oder ob sie durch die Ausschöpfung ihrer gesunden Ressourcen eine gewisse Stabilität zum Tragen bringt. Aktueller Alkoholmissbrauch eines Elternteils belastet Kinder in weitaus stärkerem Maße, als wenn der Alkoholabhängige bereits seit Jahren trocken lebt oder sich aktuell um Abstinenz bemüht. In jedem Falle sind trinkende Väter und Mütter in besonderer Weise herausgefordert, sich ihrem Problem zu stellen und einen Umgang damit zu finden, welcher ihre Kinder nach Möglichkeit vor allzu negativen Langzeitfolgen bewahrt.

Besonders dramatisch wird die familiäre Situation für Kinder, wenn Vater und Mutter gleichzeitig in schädlicher Weise Alkohol missbrauchen. Trinkt nur ein Elternteil, ist die innere Haltung des nicht trinkenden Erziehungsberechtigten gegenüber dem Partner, dessen Alkoholproblem und natürlich gegenüber den Kindern von richtungsweisender Bedeutung. Verhält sich der nicht trinkende Elternteil absolut coabhängig oder grenzt er sich konsequent und deutlich vom Alkoholproblem des Partners ab? Steht er in Liebe und Beharrlichkeit zu ihm, um den Alkohol mit vereinten Kräften zu besiegen, oder verlässt er den

Partner in der schmerzvollen Gewissheit, dass Bleiben vergebliche Liebesmüh und zum weiteren Schaden der Kinder wäre? Wofür er sich auch entscheidet, dem nicht trinkenden Elternteil kommt in jedem Falle die Aufgabe zu, die Kinder vor den alkoholbedingten, schädigenden Verhaltensweisen des trinkenden Elternteils zu schützen. Können Kinder sich in ihrer Not und mit ihrem Gefühlswirrwarr an den nicht trinkenden Elternteil wenden oder bleiben sie allein gelassen? Bekommen sie ihre Wahrnehmung der Familienrealität in fairer Weise bestätigt oder besteht der nicht trinkende Elternteil darauf, dass die Kinder falsch fühlen? Formuliert der Nichttrinkende hörbar seine Erwartung an den Partner, dass er sich seinem Alkoholproblem stellt und Veränderungsschritte einleitet oder flüchtet er sich in Beschönigungen, Ausreden, Erklärungen und falsches Verständnis? In dem Fall wächst die Not der allein gelassenen Kinder sprunghaft an.

Zum alltäglichen Brot der Alkoholikerfamilie gehört nicht nur die Überdosis Alkohol, sondern obendrein die Überdosis an negativen Gefühlen. Häufig wird jede lebendige Aktivität in alkoholbelasteten Familien durch peinigende Scham- und Versagensgefühle erstickt. Fast das Schlimmste am Alkohol ist, dass er auf Dauer absolut würdelos macht. Da nichts von den Problemen der Familie nach draußen dringen soll, mauert sie sich als Festungsfamilie ein. Die Kinder fühlen sich genötigt, sich lieber die Zunge abzubeißen, als nach außen etwas über ihre eigene Not verlauten zu lassen, um Hilfe zu erfahren. Das ist besonders dramatisch oder gar traumatisierend, wenn der trinkende Elternteil nicht bloß trinkt, sondern sich unter den Wirkungen des Suchtmittels in ein menschliches Monster verwandelt, das tobt, brüllt, schlägt, misshandelt oder missbraucht.

Weder der trinkende noch der nicht trinkende Elternteil sollten sich der trügerischen Illusion hingeben, sie könnten das familiäre Alkoholproblem vor ihren Kindern verheimlichen. Selbst wenn der Alkoholmissbrauch noch so verdeckt erfolgt, spüren die Kinder, dass etwas Diffuses in der Luft liegt, das nicht stimmt. Die feinfühligen Antennen von Kindern für Stimmungen und Stimmigkeiten sind mit keinem Mittel auszutricksen. Folglich ist Offenheit in jedem Falle sinnvoller als Vertuschung, und sei sie noch so gut gemeint, um die Kinder zu schonen.

Häufig finden in Alkoholikerfamilien Rollenvermischungen statt. Die Eltern sind nicht mehr in der Lage, ihre elterlichen Funktionen zu erfüllen, und versagen auf ganzer Linie in ihrer Verantwortung für die Kinder. Die Kinder sind gezwungen, vorschnell erwachsen zu werden oder zumindest erwachsen zu erscheinen, um ihrerseits die Versorgung der Eltern zu übernehmen. Ihre Überforderung ist damit vorprogrammiert. Die Versorger-und-Helfer-Rolle ist indes nur eine von zahlreichen möglichen Rollen, die Kinder aus Alkoholikerfamilien typischerweise ausprägen können. Gebärden sie sich als Familienkasper, Clown oder Maskottchen, werden sie zu Animateuren, welche angestrengt versuchen, die Familie zu beleben. Als rebellisches Problemkind oder schuldbeladener Sündenbock können sie sich aufopfern bzw. von den Eltern geopfert werden, um vom peinlichen Versagen des Vaters, der Mutter oder gar beider abzulenken. Nicht die Eltern zeichnen in dem Falle verantwortlich dafür, dass sie trinken, sondern sie geben vor, trinken zu müssen, weil die Kinder so missraten sind. Als Vermittler oder Friedensstifter betätigen sich Kinder, wenn sie versuchen, die Spaltungen zwischen streitenden Eltern diplomatisch zu kitten. Übererwachsene Kinder übernehmen als Partnerersatz die Rolle des trinkenden Elternteils in der Paarbeziehung von Mann und Frau. Unauffällige Kinder, die spüren, dass in der hochexplosiven Dynamik der Alkoholikerfamilie kein sicherer Platz für sie existiert, machen sich unsichtbar. Erfolgt das aus Taktik heraus, steckt dahinter eine aus der Not geborene kompetente Lebensstrategie. Werden Kinder jedoch aus tiefster Vereinsamung heraus unauffällig, drohen sie zu verlorenen Kindern zu werden. Manche Kinder verfügen über absolut erstaunliche Selbstheilungskräfte und Überlebensstrategien. Sie tauchen aus dem Chaos ihrer alkoholbelasteten Herkunftsfamilie relativ unbeschadet auf und gehen mit einem gerüttelt Maß an innerer Stärke und Lebenskompetenz ihren eigenen Weg.

Eltern, denen trotz ihres Alkoholmissbrauchs etwas an ihren Kindern liegt, sind gut beraten, genauestens hinzusehen, welche Rollen und Positionen ihre Kinder im Familiengefüge einnehmen und inwieweit ihr eigener Alkoholmissbrauch dafür verantwortlich ist. So vermögen selbst Mütter und Väter mit einem Alkoholproblem das ihnen Mögliche zu tun, um ihren Kindern die Startchancen in ein befriedigendes Leben nicht über die zu verarbeitenden Toleranzgrenzen hinaus zu erschweren.

Denken Sie als Leser einen Moment ungeschönt über Ihren eigenen, ganz privaten Umgang mit Alkohol nach. Kommen Sie zu dem Schluss oder wissen Sie bereits, dass Ihr Umgang mit dem Mittel nicht frei von Problemen ist, wagen Sie den Schritt und wenden Sie sich an eine Suchtberatungsstelle. Es kann Ihnen nichts passieren. Alles Schlimme ist bereits passiert. Sie können nur gewinnen: einen Zuwachs an Unabhängigkeit, Würde und Beziehungsfähigkeit.

Hilfestellungen für Kinder und Jugendliche in Familien mit Alkoholproblemen

Da die folgenden Bekräftigungen direkt für dich als Sohn oder Tochter von Eltern mit Alkoholproblemen gedacht sind, wechsele ich die Anredeform und spreche dich unmittelbar persönlich an.

Erwachsene sollten dir die Chance gewähren, dich gemäß den Bekräftigungen zu verhalten.

Haben dein Vater, deine Mutter oder sogar beide ein Problem im Umgang mit Alkohol, ist das für dich als Kind oder Jugendlicher eine Bürde, die dein Leben überschattet. Im Rahmen des Möglichen vermagst du dich allerdings selbst zu entlasten, wenn du unbeirrbar an deinen nachstehenden Rechten als Kind festhältst:

- Als Kind oder Jugendlicher hast du ein Recht auf deine Kindheit. Es ist dein Geburtsrecht, dass deine Mutter und dein Vater als Erwachsene ihre angemessene elterliche Verantwortung für dein Wohlergehen übernehmen.

- Wenn dein Vater oder deine Mutter zu viel Alkohol trinkt und du darunter leidest, ist es dein Recht, das Problem beim Namen zu nennen. Nur dadurch kann sich etwas für dich verändern.

- Du ganz allein darfst sagen, wie es dir in deiner Familie geht. Du spürst es tief in dir drin. Als Kind oder Jugendlicher bist du überaus feinfühlig für die Wahrnehmung familiärer Stimmungen. Vertrau unbeirrbar auf deine Gefühle. Was du spürst, ist richtig. Lass dir von keiner Person einreden, deine Gefühle seien falsch. Versucht jemand, dir deine Gefühle auszureden, frage dich, weshalb es für die Person wichtig ist, die Richtigkeit deiner Wahrnehmung zu bestreiten. Lass dich nicht verrückt machen, nur weil andere Menschen zu bequem, zu unsicher, zu konfliktscheu oder zu beziehungsabhängig sind, um ein Alkoholproblem in deiner Familie eindeutig als solches zu bezeichnen.

- Falls deine eigenen Stimmungen stark schwanken zwischen unsicher, niedergeschlagen, ratlos, enttäuscht, wütend, besorgt, ängstlich, verantwortlich, verzweifelt oder auch hoffnungsvoll sein, liegt das nicht daran, dass mit dir etwas nicht stimmt. Mit dir ist alles in Ordnung. Deine berechtigten, wechselnden Gefühle sind ein Zeichen dafür, wie schwer es für dich ist, in deiner Familie alleine mit dem Trinken eines Elternteils zurechtkommen zu müssen.

- Du bist niemals verantwortlich dafür, dass dein Vater oder deine Mutter zu viel Alkohol trinken. Lass dir in keiner Situation einreden, sie würden bloß trinken, weil du als Kind zu böse, zu faul, zu undankbar, zu wenig hilfsbereit oder einfach nicht gut genug bist. Jede eventuelle Beschuldigung deiner Person ist ein Versuch deiner Eltern, von ihrer Verantwortung für ihr Trinken abzulenken.

- Streng dich nicht vergeblich an, das Trinken eines Elternteils kontrollieren zu wollen. Flaschen zu verstecken oder auszuschütten bringt dir nur vermeidbaren Ärger ein. Sage aber laut und deutlich: »Nein«, wenn dich dein Vater oder deine Mutter losschicken möchten, um alkoholische Getränke für sie einzukaufen.

- Du darfst mit Recht erwarten, dass dich der nicht trinkende Elternteil vor den Launen des anderen schützt. Ist er dazu nicht willens oder in der Lage, hast du das Recht, dich nach anderweitigem Schutz umzuschauen. Niemand darf dich durch sein Trinken belästigen. Nicht einmal dein Vater oder deine Mutter.

- Selbst wenn dein Vater oder deine Mutter trinken, hast du sie vermutlich immer noch sehr gerne. Du wirst sie nach außen hin schützen und nichts Schlechtes über sie erzählen wollen. Deine Loyalität verdient Anerkennung. Es wird sie dir bloß niemand danken. Mit dem Bestreben, deine Eltern zu schützen, sitzt du in einer lähmenden Beziehungsfalle. Entscheidest du dich für den Schutz deiner Mutter oder deines Vaters, muss es dir zwangsläufig schlechter gehen, weil du dich in dem Falle nicht mehr selbst ausreichend zu schützen vermagst. Sorge besser für dich. Die Last der Sorge für deine Eltern stellt die Generationen auf den Kopf. Sie überfordert dich und erdrückt deine Lebensfreude.

- Es ist dein Recht, deine Mutter oder deinen Vater aufzufordern, sich Hilfe für ihr Alkoholproblem zu suchen. Zwingen kannst du sie dazu allerdings nicht. Trinkende Menschen sind überaus eigenwillig darin, ob sie ihr Problem wahrhaben möchten oder nicht.

- Wird die Situation zu Hause unerträglich für dich, hast du das Recht, die Tür zu deinem Zimmer hinter dir zuzumachen oder wegzugehen. Bleibe eine Weile bei Verwandten oder guten Freunden, wo du dich sicher aufgehoben fühlst.

- Leidest du auf Dauer so stark unter der familiären Situation, dass es dir die Luft zum Atmen raubt, versuche von dir aus aktiv die Situation zu verbessern. Tue das nötigenfalls sogar gegen den ausdrücklichen Wunsch eines nicht trinkenden Elternteils. Suche dir eine Vertrauensperson, mit welcher du über deine Lage sprichst. Du verrätst damit niemanden. Du wendest dich auch nicht gegen deine trinkenden Eltern als Menschen, sondern gegen den Alkohol, der sie daran hindert, ihre Rollen als Mutter oder Vater so auszufüllen, wie du das als Kind brauchst. Sind deine Eltern nicht zur Übernahme ihrer elterlichen Verantwortung in der Lage, gibt es daran nichts zu beschönigen, zu entschuldigen oder zu deuten. In dem Falle steht dir als Kind Hilfe von außen zu. Es steht dir die Möglichkeit offen, dich alleine oder mit der Unterstützung einer vertrauten Person an ein Familienzentrum oder ans Jugendamt zu wenden. Alles ist besser als ein stilles Weiterleiden.

- Wenn dein Vater oder deine Mutter zu viel trinken, bedeutet das nicht, dass sie dich als ihr Kind nicht mehr lieben. Wenn du allerdings das untrügliche Gefühl hast, dass deine Eltern dich nicht wirklich gern haben, dann lass dir deren mangelnde Liebe von niemandem schönreden. Dein Gefühl täuscht dich nicht. Da hilft kein Herumreden um den heißen Brei. Es ist zwar für dich unendlich traurig, der Tatsache ins Gesicht zu sehen, dass dein Vater oder deine Mutter dich als Kind nicht gerne genug haben. Doch sage dir immer wieder, dass das nicht an deiner mangelnden Liebenswürdigkeit liegt, sondern daran, dass deine Eltern einer größeren Hassliebe verfallen sind: dem Alkohol. Suche dir die Zuneigung, die du als Kind brauchst, bei dir nahe stehenden, beziehungsfähigen Menschen, die es gut mit dir meinen.

- Niemandem steht das Recht zu, deine Grenzen als Kind zu überschreiten oder gar zu verletzen, auch nicht im betrunkenen Zustand. Betrunkensein ist keine Entschuldigung für Fehlverhalten. Führt das Trinken eines Elterteils zu Grenzverletzungen mit seelischer oder körperlicher Gewalt oder zu sexuellen Übergriffen, ist es dein unbestreitbares Recht, dich dagegen mit einer Anzeige zur Wehr zu setzen. Das erfordert ein ungeheures Maß an Mut von dir. Wiederum bist nicht du es, der mit einem solchen Schritt die Familie zerstört, sondern der Elternteil, welcher dir Gewalt antut. Du klagst bloß ein, was dir als Kind unverbrüchlich zusteht: dein Geburtsrecht auf körperliche und seelische Unversehrtheit.

- Lass dich nicht damit vertrösten, dass du nicht das einzige Kind bist, das unter dem Trinken eines Elternteils zu leiden hat. Die Tatsache, dass mit dir zusammen noch viel zu viele andere Kinder und Jugendliche vom gleichen Problem betroffen sind, macht dein persönliches Leiden nicht geringer. Allerdings kann dir der Austausch mit anderen Kindern helfen, die eigenen Gefühle besser zu verstehen. Außerdem kannst du lernen, wie du dich erfolgreicher zu wehren vermagst, damit die Lebensfreude wieder in dein Leben einziehen kann. Scheue dich nicht, dich bei Suchtberatungsstellen zu erkundigen, ob es dort eine Gruppe für Kinder und Jugendliche aus alkoholbelasteten Familien gibt. In jedem Falle steht es dir zu, dich selbstständig an eine Beratungsstelle zu wenden, um dort professionelle Hilfe für dich in Anspruch zu nehmen. Die Adressen findest du im Telefonbuch oder im Branchenverzeichnis. Du darfst auch jemanden Dritten bitten, dir bei der Adressensuche zu helfen.

• Es ist ein menschliches Drama für dich, gezwungenermaßen mitzuerleben, wie der schädliche Alkoholgebrauch deines Vaters oder deiner Mutter dich selbst und den Rest deiner Familie belastet. Doch muss dein Leiden kein Lebensschicksal bleiben. Nicht selten erwachsen aus alkoholbelasteten Familien ausgesprochen feinfühlige, liebenswerte und persönlich starke Menschen. Im Augenblick deines Leidens vermagst du diese Perspektive zwar nicht zu sehen. Mir als außen stehendem Dritten ist es jedoch möglich, dir zu versichern, dass der Alkoholkonsum deines Vaters oder deiner Mutter nicht alle deine persönlichen Hoffnungen und Zukunftschancen mit ertränken muss.

Suchtmittelgebrauch bei Kindern und Jugendlichen

Irrungen und Wirrungen im Gehirn – »Da hat es einfach bei mir ausgesetzt«

Die feine Architektur des menschlichen Gehirns ist ein einzigartiges interaktives Wunderwerk. Kein noch so hoch gerüsteter Computer vermag es zu kopieren. Bis vor wenigen Jahren ging alle Welt davon aus, das Gehirn sei spätestens bis zur Pubertät Heranwachsender fix und fertig ausgereift. Doch weit gefehlt: Heute geht die Hirnforschung einhellig davon aus, dass das Gehirn nie »fertig« ist. Es verändert sich während der gesamten menschlichen Lebensspanne. In manchen Lebensphasen unterliegt es jedoch besonders rasanten und tief reichenden Veränderungsprozessen. Wie wir heute wissen, gehören zu den hirnorganisch besonders sensiblen Phasen auch die Pubertät und Adoleszenz.

Was geschieht mit und in den Gehirnen jugendlicher Heranwachsender? Welchen Einfluss nimmt insbesondere der frühzeitige Gebrauch von Sucht- und Rauschmitteln auf die Reifungsprozesse im Gehirn von Jugendlichen? Gehirnforschung ist nach wie vor wissenschaftliches Neuland, da sich die Vorgänge im lebenden menschlichen Gehirn nicht so ohne weiteres enträtseln lassen. Doch mit neuen, nicht invasiven bildgebenden Verfahren können die Hirnforscher tief in das geheimnisvolle Innenleben des Gehirns hineinblicken. Sie kommen ihm so in wachsendem Maße auf die Spur. Mittlerweile existieren auf Grund systematisierter Beobachtungsstudien verblüffende Erkenntnisse über die Funktionsweise des Gehirns, die uns unter anderem dabei helfen, manches unverständlich erscheinende Verhalten pubertierender Jugendlicher besser zu verstehen. Wieso sind sie in dem einen Moment die liebsten und angenehmsten Menschen, um einen Lidschlag später in provozierendster Weise ihre Eltern anzuschnauzen, Türen zu knallen oder die Musik auf volle Lautstärke zu drehen? Was bewegt 16-jährige Söhne dazu, plötzlich wiederholt und unaufgefordert die Spülmaschine auszuräumen, während ihrer felsenfesten Überzeugung nach alles, was im Geringsten nach Ordnunghalten roch, bis dahin ganz selbstverständlich die ausschließliche Sache ihrer Mütter war? Weshalb hungern sich manche Mädchen buchstäblich zu Tode, bestehlen Jungen ihre Geschwister oder drohen Dritten Gewalt an? Weshalb praktizieren beide Geschlechter Rauschtrinken bis zur Besinnungslosigkeit und »zum Verlust der Muttersprache«? Was treibt sie, sich mit Kiffen in komatöse Zustände zu beamen oder mit Ecstasy in den siebten Himmel zu schweben?

Es sind nicht bloß die verständnisinnig belächelten hormonellen Kapriolen, welche die jugendliche Sturm-und-Drang-Zeit erklären. Einen erstaunlich hohen Anteil steuern die sich verändernden Abläufe im Gehirn der Jungen und Mädchen bei. Die Schaltzentrale im Kopf der Heranwachsenden erfährt eine komplette Umstrukturierung. Das Gehirn ist für einige Jahre eine einzige Großbaustelle mit unübersehbarem »Kabelsalat«. Zig Billionen Verbindungen zwischen Nervenzellen werden neu verknüpft, während Millionen bestehende sich auflösen, verschwinden und ihre bisherige Funktion verlieren. Gleichzeitig wird das Gehirn von körpereigenen, im jugendlichen Alter vermehrt oder neu produzierten chemischen Substanzen überschwemmt, welche gänzlich neue Funktionen, Chancen, aber auch Risiken eröffnen. Phasenweise vermag ein Gehirn in den Zeiten des Umbaus völlig verrückt zu spielen. Sein Träger kann sich, von Gefühlsbeben durchgerüttelt, im Chaos seines Zimmers verschanzen oder völlig ausrasten und gegen Türe und Schränke treten. In Black-out-Situationen überkommt es ihn und er versteht die einfachsten Dinge im Leben nicht mehr. So erklärt ein beim Ladendiebstahl erwischter 15-Jähriger: »Ich weiß überhaupt nicht, warum ich das gemacht habe. Ich war in diesem Laden und da hat es einfach bei mir ausgesetzt. Ich hab meiner eigenen Hand zugesehen, wie sie die CD aus dem Ständer geholt und in die Tasche gesteckt hat. Ich hab in dem Moment keinen einzigen Gedanken an irgendwelche Folgen gehabt, obwohl ich doch eigentlich genau weiß, dass es in dem Laden von Kameras nur so wimmelt. Das kam einfach so über mich.«

Umgekehrt verstehen jugendliche Akteure plötzlich die kompliziertesten Gefühle und abstraktesten Begrifflichkeiten. Sie begeistern sich für neu entdeckte »Steckenpferde«, entwickeln Forscherdrang oder überraschen ihre Umwelt mit so eigensinnigen Vorlieben wie Goethes Gedicht »An den Mond«. Bei ihnen wichtigen Diskussionen argumentieren sie so zusammenhängend wie intelligent, dass die Erwachsenen Mühe haben mitzukommen oder ihnen sogar ihre Gegenargumente ausgehen.

Die »graue Masse«, also die Substanz des Gehirns Heranwachsender, erlebt einen bisher nicht bekannten Wachstumsschub. Dieses fortgesetzte Wachstum findet sich in zahlreichen Hirnarealen: In den Scheitellappen, welche für logisches Denken und für räumliches Vorstellungsvermögen zuständig sind, in den Schläfenlappen, die das Sprachzentrum beherbergen, und in den Stirnlappen, dem Gehirnbereich direkt hinter der Stirn, welcher als »Planer« oder »Dateimanager« des Gehirns fungiert und vorausschauendes Denken sowie Impulskontrolle und »reifes« Verhalten ermöglicht. Die graue Gehirnmasse wächst bei Pubertierenden zunächst bis weit über den Wert von erwachsenen Menschen.

Hierin finden wir den Grund für den jugendlichen »Überschwang«. Mit diesem Begriff bezeichnen die Gehirnforscher die üppige Überproduktion der winzigen Verzweigungen der Gehirnzellen. Sie macht das Gehirn besonders aufnahmebereit für neue Informationen und Erfahrungen. Sobald der jugendliche »Überschwang« seinen Höhepunkt erreicht hat, setzt eine Gegenbewegung ein. Die graue Masse schrumpft wieder. Das

Gehirn wird sozusagen »zurechtgestutzt«. Es wählt aus und spezialisiert sich auf bestimmte Funktionen. Die Stirnlappen als der funktionale Bereich, welcher Menschen befähigt, reifes Verhalten im Sinne von Angemessenheit zu zeigen, gehören zu den letzten Arealen im Gehirn, welche in einen stabilen, ausgewachsenen Zustand übergehen. Die organisierende Feinarbeit, welche sie optimal funktionsfähig macht, ist erst weit jenseits des zwanzigsten Lebensjahres getan. Übersetzt bedeutet das: Selbst in den turbulentesten und schwierigsten Zeiten von Pubertät und Adoleszenz, in denen alles drüber und drunter zu gehen scheint, besteht immer noch Hoffnung auf ruhigeres Fahrwasser.

Hirnorganisch gesprochen funktioniert das stark vereinfacht so: Die graue Hirnsubstanz beherbergt die Gehirnzellen, die so genannten Neuronen, und das billionenfache Gewirr ihrer Verästelungen, der Axone und Dendriten, welche als Fortsetzungen des Zellkörpers der Nervenzellen wie Sendemasten und Antennen die Informationen der Neuronen senden und empfangen. Etwa 100 Milliarden Nervenzellen verrichten im menschlichen Gehirn ihren Dienst. Jede Einzelne von ihnen ist an 1.000 bis 10.000 Stellen mit anderen Gehirnzellen verschaltet. An den Enden der verästelten Schaltungen finden sich winzige Spalte, Synapsen genannt, an welchen die Neuronen sich durch den Austausch chemischer Botenstoffe miteinander verständigen. Weit mehr als 100 Billionen (100.000.000.000.000) solcher Synapsen funktionieren im Idealfall reibungslos zusammen.

Die grundlegende biologische Entwicklung des Gehirns unterliegt genetischen Bedingungen. Die feinst verästelte Architektur der Axone, Dendriten und Synapsen spezialisiert sich jedoch durch ihre individuelle Beanspruchung. Was regelmäßig benutzt wird, vervollkommnet sich. Brachliegendes Potenzial verkümmert oder verschwindet ganz. Insofern ist das Gehirn eine Schaltzentrale mit geradezu unbegrenzten Möglichkeiten. Da letztlich die bunte Vielfalt gewonnener Erfahrungen die Struktur des Gehirns aufbaut, muss der Denkapparat angemessen gefordert und gefördert werden, um gemäß seinen Möglichkeiten zu funktionieren. Die Leistungsfähigkeit des dienstbaren neuronalen Rechners schließt ein, dass sowohl gespeicherte Erfahrungen wie vollzogene Verschaltungen im Gehirn korrigierbar sind, zumindest in Grenzen. Das lässt Hoffnung für viele, sich zeitweise selbst fremd werdende Jugendliche oder für Eltern und professionelle Helfer, welche in schwierigen Zeiten am jugendlichen Akteur zu verzweifeln drohen.

Wie können Eltern, wie kann die Gesellschaft als Gemeinwesen junge Menschen unterstützen, damit sie auf ihrem Entwicklungsweg nach Möglichkeit gar nicht erst in schwierigem Fahrwasser unterzugehen drohen? Welche Erfahrungen aus der unendlich breiten Bandbreite an Reizen und Eindrücken begünstigen die Wechselwirkungen zwischen psychischer Reife und gut aufeinander abgestimmten Gehirnfunktionen? Vernunft, Motivation, Affektsteuerung, Urteilskraft und Selbstbewusstsein entwickeln sich nicht aus dem Nichts. Hirnorganisch sind diese zutiefst menschlichen Funktionen in den Stirnlappen oder im präfrontalen Kortex lokalisiert. Sie entwickeln sich während der gesamten Spanne von Kindheit, Jugend und Adoleszenz. Das lange bestehende Überangebot an Synapsen in diesen Hirnregionen, den Schaltstellen für den Informationsfluss und Datentransfer der Botenstoffe, begünstigt einerseits die langfristige Ausbildung dieser hochspezifischen Gehirnfunktionen. Es erklärt während der Umbauphasen des Gehirns aber gleichzeitig viele Entscheidungsschwierigkeiten von Heranwachsenden an entscheidenden Weichenstellungen ihres Lebensweges. Solange die von den Stirnlappen gesteuerten Funktionen noch nicht voll ausgebildet sind, können sie logischerweise auch ihre entscheidende Schlüsselrolle noch nicht vollständig übernehmen. Ganz bestimmte altersangemessene Verhaltensweisen können sich in bestimmungsgemäßer Ausprägung erst zeigen, nachdem das Gehirn die nötigen Schaltkreise angelegt und miteinander vernetzt hat. Da diese Arbeiten in den Stirnlappen erst im frühen Erwachsenenalter abgeschlossen sind, findet sich nach Ansicht der Gehirnforscher hier eine neurobiologische Erklärung für die in zahlreichen Situationen ungehemmt über-

schießende Impulsivität von Jugendlichen oder für deren mangelnde Weitsicht bezogen auf ihr soziales Verhalten. Der präfrontale Kortex direkt hinter der Stirn ist die Hirnregion, die
für die Steuerung von Impulsen bzw. Hemmungen und auch
für das Kurzzeit- und Planungsgedächtnis verantwortlich zeich-
net. Viele Heranwachsende können die Folgen ihres aktuellen
Handelns längst nicht ausreichend abschätzen. Sie denken selten
über Jahre planvoll voraus. Irgendwie wissen sie zwar, dass beispielsweise ihre Schulnoten in unserer Gesellschaft in hohem
Maße über ihre berufliche Zukunft mitbestimmen, aber sie vermögen nicht in vollem Umfang zu ermessen, dass sie heute für
morgen und für ihre eigene Zukunft Vorleistungen erbringen
müssen. Deshalb lassen sie Schule oder Lehrstelle angesichts un-
mittelbarer konkurrierender Interessen mit höherem Unterhaltungswert und Spaßfaktor häufig schleifen.

Jugendliche von heute haben es schwer. Ihr Leben ist ziemlich
kompliziert geworden. Schule und Arbeitswelt stellen hohe Anforderungen an ihr angepasstes Funktionieren. In ihrer Umwelt
sind sie einer nicht enden wollenden Flut künstlicher Reize ausgesetzt. Sie müssen jede Menge altersgemäßer Entwicklungsaufgaben bewältigen, sich von den Eltern ablösen, in die Gruppe
der Gleichaltrigen Eingang finden sowie insbesondere ihre eigenen Grenzen in einer entgrenzten Welt finden. Sie pendeln zwischen ihrer eigenen spezifischen Jugendkultur und der Kultur
der Erwachsenen hin und her. Wie schwierig eine Grenzfindung
sein kann, zeigt ein kleines verräterisches Detail aus der Welt
der Technik: Viele Elektrogeräte verfügen heute nicht mehr über
einen Ein-und-aus-Schalter. Sie funktionieren ohne Unterlass
im Stand-by-Betrieb. Um sie gänzlich abzuschalten, muss man
den Netzstecker ziehen, um sie vom Stromkreislauf abzukop-
peln. Vergleichbar gibt es in vielen gesellschaftlichen Bereichen
keinen »Knopf zum Abschalten« mehr. Menschen müssen demnach verstärkt ihre eigenen Grenzen finden, sich selbst »abschalten«, wenn sie nicht permanent »unter Strom stehen« möchten.
Das erfordert die Fähigkeit, sich freiwillig selbst zu begrenzen

und aus dem Überangebot an Reizen eine gut verträgliche Auswahl zu treffen. Nicht selten sind in unserer Gesellschaft sogar Erwachsene mit dieser Aufgabe überfordert. Umso mehr tun sich die Heranwachsenden schwer damit, die noch nicht voll über die entsprechenden seelischen wie hirnorganischen Grundvoraussetzungen verfügen.

Noch später als die Stirnlappen erreicht das Kleinhirn seine volle Leistungsfähigkeit. Es wirkt unter anderem an der zuverlässigen Einschätzung zwischenmenschlicher Beziehungen mit. Jugendliche müssen ihre wachsenden Fähigkeiten erproben und über den Weg organisch gewachsener Strukturen ausbilden. In diesem Sinne brauchen sie ihre Lern- und Lehrzeit. Das Gehirn als vorausschauender Planer stellt seine Möglichkeiten nicht zum Nulltarif und nicht von heute auf morgen zur Verfügung. Und selbst wenn die neurobiologischen Voraussetzungen als Anlage vorliegen, bedeutet das nicht automatisch, ein reifes, erwachsenes Verhalten an den Tag zu legen. Das Wechselspiel zwischen Anlage, Seele und Umwelt macht den Menschen zu dem, der er wird. Das Gehirn ist eine Möglichkeit. Es kommt darauf an, was der Einzelne damit anfängt.

Vielen Eltern ist es ein Rätsel, wieso ihre umtriebigen, kaum einer Selbstkontrolle fähigen Sprösslinge plötzlich wieder ruhiger und zielstrebiger werden. Sie nehmen die Entwicklung allerdings mit großer Erleichterung zur Kenntnis. Was in der Schaltzentrale im Kopf, in den Gefühlen und im Selbstbild der jungen Leute geschieht, bleibt den elterlichen Augen verborgen. Einfühlsame Mütter und Väter vermögen es zu ahnen. Im jugendlichen Denkapparat vollzieht sich die Beruhigung durch eine veränderte Tätigkeit der Botenstoffe, der Neurotransmitter. Je erfolgreicher sich das Gehirn während seiner Umstrukturierung verschaltet und in der Spezialisierung zurechtstutzt, desto mehr verschwinden diejenigen Schaltkreise, welche das Gehirn aufputschen und »anturnen«. Lange Zeit völlig aufgedreht wirkende Jugendliche entwickeln Umsicht und eine bisher vermisste, sozial angemessene Bezogenheit. Die chemischen Botenstoffe im Gehirn, welche von den Neuronen ausgesandt werden und den neurohormonalen Stoffwechsel steuern, können in unterschiedliche Richtungen wirken. Sie vermögen die Nachbarzellen zur Aktivität anzuregen. In dem Falle spricht man von erregenden bzw. exzitatorischen Neurotransmittern. Wirken sie umgekehrt beruhigend, sind die hemmenden bzw. inhibitorischen Botenstoffe am Werk. Zur Weitergabe der jeweiligen Informationen treffen die Botenstoffe auf entsprechende Andockstellen, die Rezeptoren. Sie passen aufeinander wie Schlüssel und Schloss. Der Neurotransmitter, welcher am meisten »Feuer unterm Hintern« macht, ist die chemische Verbindung Glutamat. Verringert sich die Zahl der Nervenenden, welche Glutamat sprühen, bei Jugendlichen, funktioniert das Gehirn als Steuerzentrale im Ganzen besonnener. Ihr soziales Umfeld überraschen die jungen Leute mit einem veränderten Verhalten: Der »Discman«, MP-3-Player oder die wattgewaltige heimische Musikanlage werden plötzlich rücksichtsvoll leiser gestellt, das Geballer und Gemetzel im Videospiel fesselt längst nicht mehr alleine das Interesse. Zur Mutter gewandt lässt ein 16-Jähriger, der gestern noch die volle Aufmerksamkeit gefordert hat, ganz unvertraute Töne vernehmen: »Mutter, keep cool! Sei doch nicht immer hinter mir her, sondern kümmere dich endlich mal wieder mehr um dich.« Der Verblüffung seiner Mutter kann er sich sicher sein.

Wachsende Impulskontrolle, Einfühlsamkeit und Mitgefühl sowie Merkfähigkeit und Überblick angesichts konkurrierender Interessen verfeinern sich mit der Entwicklung der dafür zuständigen Gehirnbereiche und der Feinregulierung der Mengenverhältnisse zwischen den Neurotransmittern, mit deren Hilfe die Gehirnzellen sich untereinander verständigen. Solange die Verschaltungen im Gehirn sich noch im Zustand der Großbaustelle befinden, arbeiten sie verhältnismäßig langsam und uneffektiv. Deshalb stehen Jugendliche häufig so lange »auf dem Schlauch«, bis sie in die Gänge kommen. Bisweilen scheinen sie nicht einmal mehr zuhören zu können oder liegen beim Verständnis zwischenmenschlicher Botschaften völlig daneben. Mit ihren Gedanken sind sie immer gerade woanders. Beauftragt man sie mit Einkäufen, vergessen sie die Hälfte. Sollen sie nacheinander den Esstisch abräumen, ihr Zimmer in Ordnung bringen, duschen gehen und ihre schmutzige Wäsche rauslegen, scheinen sie heillos überfordert. Ihr Gedächtnis reicht gerade mal »von zwölf bis Mittag«. So versteht sich ein 17-jähriger Auszubildender selbst nicht mehr: »Ich glaube, bei mir stimmt da oben was nicht. Ich kann mir nichts mehr merken. Ich habe das Gefühl, mein Gehirn ist wie ein Schweizer Käse, voller Löcher. Da fällt alles durch und deshalb bin ich total vergesslich. Ständig suche ich meine Schlüssel oder sonst irgendwas. Eben bin ich über die Straße gegangen und habe mich gefragt, wo ich überhaupt hergekommen und wie ich über die Ampel gegangen bin. Ich laufe wie neben mir her. Manchmal weiß ich selbst nicht mehr, was ich gerade noch meinen Freunden erzählen wollte. So ist es mir doch noch nie gegangen. Ich finde das ganz komisch. Manchmal macht mir das richtig Angst.« Ein paar Entwicklungswochen oder Monate später verrichtet im Oberstübchen des gleichen jungen Mannes ein Ordnungsdienst sein tätiges Werk. Der ihn beunruhigende Spuk ist zu Ende und er fragt sich, wie er sich je »so komische Gedanken« machen konnte.

Vielen Eltern bleibt bald das Herz stehen, und es stresst sie unsäglich, wenn sie erleben müssen, welchen Risiken sich manche ihrer Kinder aussetzen. Doch auch die angemessene Einschätzung von Risiken ist eine reife Leistung, die erst erworben werden muss. Dabei spielt natürlich die Erfahrung eine entscheidende Rolle. Heranwachsende finden ihre Grenzen über das Suchen und Eingehen von Risiken. Risikobereite Experimentierer, welche derart ihre Grenzen austesten und zu akzeptieren lernen, kommen langfristig im Leben besser zurecht als die ewig Gehemmten. Das gilt sogar für den begrenzten Umgang mit Alkohol und illegalen Drogen. Es existiert ein gewisser Druck in der Gruppe der Gleichaltrigen, Zigaretten, Alkohol oder illegale Drogen auszuprobieren. Oft genug wird der Gruppendruck zur Erklärung jugendlichen Verhaltens allerdings überstrapaziert. Nicht alle Jugendlichen werden von Freunden zu Risikoverhalten gedrängt. Eher suchen sie sich umgekehrt Freunde oder »Kollegen«, die mit ihnen zusammen das tun, was sie ohnehin auch alleine tun würden. Der notorische Kiffer kifft nicht unbedingt, weil die gesamte Gruppe das tut. Vielmehr sucht und findet er Gleichgesinnte, weil er selbst nichts anderes mehr tun möchte als abzuhängen und zu kiffen. Wer etwas anderes tut, gar für die Schule lernt, ist ein »uncooler Streber« und wird gemieden.

Auch der Unverletzlichkeitswahn, die arrogant wirkende Grandiosität und die obercoolen Sprüche vieler Jugendlicher können eine Erklärung in ihrer noch unausgereiften Risikowahrnehmung und Wertigkeit finden. Den Spruch »Sterben muss ich sowieso, schneller gehts mit Marlboro« betet nur herunter, wer den Wert des Lebens noch nicht richtig einzuschätzen gelernt hat. Risikobereite Jugendliche handeln nicht völlig kopflos, wie es bisweilen den Anschein haben mag. Sie denken durchaus nach und wägen ab, vermögen allerdings ausschließlich auf diejenigen Fähigkeiten und Informationen zurückzugreifen, welche ihnen bisher in ihrem Werdegang zur Verfügung stehen. Aus der Sicht reiferer Erwachsener reicht das natürlich nicht immer aus. Der präfrontale Kortex im jugendlichen Gehirn muss weit genug entwickelt sein, damit risikoträchtige Wagnisse sowie weit reichende Folgen von Handlungen angemessen eingeschätzt werden können. Von da an weicht die betont zur Schau gestellte »Coolness« einer besonneneren Umsicht und aus einem Denken von heute auf morgen werden längerfristige, zielgerichtete Zukunftspläne. In der Konsequenz gehen junge Leute plötzlich wählerischer mit ihrem Geld um und beginnen weitsichtig für den Führerschein, einen geplanten Urlaub oder eine größere Anschaffung zu sparen.

Unternehmungslustige Jugendliche wollen »Fun«, Action und Spaß. Risiko ist Nervenkitzel. Bei der Regulierung von Nervenkitzel und Spaß oder allgemeiner von Lust und Unlust spielen auf der einen Seite persönliche Interessen und Vorlieben eine Rolle. Auf der anderen Seite sind wesentliche Botenstoffe im Lust- beziehungsweise Belohnungssystem des Gehirns in Aktion. Vor allem der Neurotransmitter Dopamin spielt mitten im Gehirn eine entscheidende Rolle bei der Entstehung und Wahrnehmung angenehmer Gefühle. Ein erhöhter Dopaminspiegel begleitet schöne Erlebnisse. Alkohol und einige der meistgebrauchten illegalen Drogen regen auf Grund ihrer spezifischen Wirkungen die Dopaminausschüttung in den Belohnungszentren des Gehirns an oder erhöhen die Verweildauer des Dopamins in den neuronalen Schaltkreisen. Auch Serotonin, ein weiterer Botenstoff, ist an der Regulierung unserer Gefühlszustände beteiligt. Suchtstoffe vermögen massiv auf die Informationsvermittlung des serotonergen Systems einzuwirken. Beide Systeme, das dopaminerge wie das serotonerge, bergen auf Grund ihrer feinstdifferenzierten Regulierungsmechanismen die verführerische Gefahr, dass Menschen mit Hilfe von Rauschmitteln absichtsvoll in die körpereigenen, natürlichen Regulierungsvorgänge eingreifen, um an ihren Gefühlen herumzumanipulieren. Das macht unter anderem das Suchtpotenzial verschiedener psychoaktiver Stoffe aus. Sie intensivieren vorübergehend die Intensität und die Farben der Gefühle und steigern die Risikobereitschaft. Die Wirkstoffe der eingesetzten Rauschmittel können die Rezeptoren für Botenstoffe im Gehirn überreizen. Das Gehirn reagiert und steuert dem Dopamin- oder Serotoningewitter im Kopf entgegen, indem es die Anzahl der Rezeptoren verringert oder um anderweitigen Ausgleich bemüht ist. Es kann im Gehirn zu einem widerstreitenden Regulierungswettbewerb zwischen Aktivierung und Hemmung bzw. zwischen exzitatorisch und inhibitorisch wirkenden Signalstoffen kommen. Eine Runterregulierung verursacht bei den Konsumenten regelrechte »Entzüge« wie depressive Kater oder Gefühlsflachheit. Ihr Griff geht fast unwillkürlich zu mehr Drogen oder zu Mitteln mit einem stärkeren Wirkungspotenzial, aber auch mit höherem Risiko, um sich wieder »hochzupuschen«. Haben die Konsumenten zu hoch dosiert oder ist es ihre Absicht, ein zu unlustvolles Runterkommen abzufedern, bedienen sie sich der Wirkungen dämpfender Substanzen. Die erregenden und dämpfenden Regulierungsmodi im Gehirn gehen mit den korrespondierenden drogenspezifischen Verhaltensmustern der User, die einen wechselnden Gebrauch von »Uppers« und »Downers« praktizieren, ein die körperlichen wie seelischen Kräfte zerschleißendes Wechselspiel ein.

Sinkt der natürliche Dopaminspiegel während der jugendlichen Entwicklung in den üblichen Belohnungssystemen des Gehirns langsam unter den Spitzenwert früherer Jahre ab, könnte das die Zeit sein, in welcher Jugendliche so häufig klagen: »Mir ist langweilig. Ich weiß nicht, was ich machen soll«, um dann im nächsten Augenblick auf die Jagd nach einem aufregenden Abenteuer oder »Kick« zu gehen, womit die Langeweile vertrieben wird. Kaum ist der Reiz vorüber, beginnt das Spiel von neuem. Die kognitiv-seelische Entwicklung, welche die vernetzte Koordination all derjenigen Schaltkreise perfektioniert, die eine interessegeleitete Selbstbeschäftigung oder ein ruhiges Genießen »langer Weile« ermöglichen, hinkt diesem Kreislauf hinterher. Es dauert einfach seine Zeit, bis ein »Umdenken« erfolgen kann. Während der Dopaminspiegel im Belohnungssystem des Gehirns sich bereits auf Normalwerte einpendelt, steigt er in den Stirnlappen des präfrontalen Kortex selbst im fortgeschrittenen Jugendalter noch weiter an. In diesem Hirnareal dient Dopamin indes nicht dem Nervenkitzel, sondern unterstützt die reifende Funktion, Neues auf seine Wichtigkeit und Relevanz zu überprüfen, um es dementsprechend in Lebenszusammenhänge einzuordnen und angemessen darauf zu reagieren.

Anlage, kognitive Entwicklung, seelische Reifung, neurobiologische Umbaumaßnahmen im Gehirn, Neurotransmitter und Hormone, Beziehungen zu den Eltern und zu weiteren bedeutsamen Menschen, Umwelteinflüsse sowie Reize aller Art bilden während Pubertät und Adoleszenz ein gleichermaßen destabilisierendes wie produktives Durcheinander. Es ist wie ein Puzzle, welches auseinander fällt und dessen Teile mit neuen Motiven versehen werden, nach welchen es dann in Gänze neu geordnet und zusammengefügt wird. Die Irrungen und Wirrungen der pubertären und adoleszenten Entwicklung bewegen sich aus ihrer eigenen Logik heraus auf eine relative Ruhe zu. Sie bergen Risiken wie Chancen, wobei Letztere eindeutig überwiegen. Mit welcher Programmierung Jugendliche letztendlich ins Erwachsenendasein eintreten, hängt von allen verbuchten Lebenserfahrungen sowie der individuellen Lebensführung der Heranwachsenden ab.

In jedem Falle ist das Gehirn junger Menschen für die Dauer seiner Umstrukturierung überaus empfindlich und anfällig für »Fehlschaltungen« oder gar dauerhafte Beschädigungen. Nicht die Menge der grauen Zellen ist für die Reifeprüfung des jugendlichen Gehirns ausschlaggebend, sondern die Qualität ihrer Verknüpfungen: Von daher gesehen, ist es die für Jugendliche am wenigsten geeignete Zeit, mit Nikotin, Alkohol, Drogen oder einer täglichen Dosis von Gewalt in Berührung zu kommen. Das sinkende Einstiegsalter für den Suchtmittelgebrauch, immer neue Substanzen sowie sich verhärtende Gebrauchsmuster bei allen benutzten Mitteln führen zu beobachtbaren seelischen wie neurophysiologischen Problemen, wie wir sie früher nicht kannten. Die neuen Kenntnisse über die Vorgänge im jugendlichen Gehirn steigern aber auch die Chancen für Prävention oder im Bedarfsfall für Behandlung und Therapie. Wir können Jugendlichen die Zusammenhänge auf einer zusätzlichen Ebene erklären. Sie brauchen dann nicht in jedem Falle zu denken, dass in ihrem Oberstübchen etwas nicht mehr richtig tickt, wenn sie ihr eigenes Verhalten phasenweise nicht mehr verstehen. Es macht auch einen deutlichen Unterschied, ob ich einem gewohnheitsmäßigen Kiffer, welcher sich von Cannabis verabschieden möchte, den zu erwartenden depressiven Kater erklären und ihm Hoffnung machen kann, dass sich sein Zustand von dem Moment ab spürbar bessert, in dem sein Gehirn das durch den Drogeneinfluss aus dem Lot geratene Gleichgewicht bei den Regulierungsvorgängen der körpereigenen Botenstoffe wieder hergestellt hat. Mit dem Verständnis der zugrunde liegenden Mechanismen kann der ausstiegsmotivierte Kiffer, welcher sein Leben umkrempeln möchte, begründete Zuversicht darin setzen, die ihm bevorstehende Durststrecke mit Erfolg zu überwinden. Auch den Konsumenten manch anderer viel benutzter Substanzen, bei denen ihr Drogengebrauch zu tief greifenden Beeinträchtigungen ihrer Befindlichkeit auf Grund hirnorganischer Funktionsstörungen geführt hat, vermag ich heute durch die Erklärung dessen, was in ihrem Gehirn passiert, etwas mehr Hoffnung als früher zu machen. Weniger stark ausgeprägte Störungsbilder, wie sie für Ecstasy- und Amphetaminmissbrauch typisch sind, bilden sich in den meisten Fällen erfahrungsgemäß wieder zurück. Selbst bei so gravierenden Langzeitschäden, wie sie synthetische Drogen im Gehirn der Konsumenten anrichten können, scheint ein letzter Funken Hoffnung auf Besserung möglich. Durch gezieltes Training vermögen sie manche Ausfallerscheinungen zu kompensieren, indem sie das Gehirn dazu anregen, neue Schaltkreise anzulegen, um die funktional unwiderruflich geschädigten Regionen im Gehirn zu umgehen. Vermutlich wird es in einigen Jahren eine hoch spezialisierte Gruppe von Therapeuten geben, welche genau solche neu konzipierten Gehirntrainings mit ihren Klienten zu absolvieren versuchen. Wo die toxischen Auswirkungen bestimmter Drogen bereits regelrechte Löcher ins Gehirn gefressen haben, bleibt den derart Geschädigten allerdings nur noch das Los, mit den entsprechenden Langzeitschäden dauerhaft leben zu lernen.

Die neuen Forschungsergebnisse über das Funktionieren des jugendlichen Gehirns sind mit Sicherheit noch nicht das Maß aller Dinge. Beinahe täglich gesellen sich neue Aufsehen erregende Erkenntnisse hinzu. Vieles an der Arbeitsweise des Gehirns wird uns dennoch ein Rätsel bleiben. Was uns dieses Wunderwerk zu lehren vermag, ist Respekt und Ehrfurcht vor seiner Leistungsfähigkeit und den nahezu unbegrenzten Möglichkeiten, aber auch vor den nicht reparablen Schäden, die wir unserem Gehirn durch den schädlichen Gebrauch von Rauschmitteln zufügen können.

Wenn Sie als Mutter oder Vater dieses Kapitel gelesen haben, hilft es Ihnen womöglich dabei, den langen Atem zu bewahren, wenn Sie am aktuellen Verhalten eines Ihrer Kinder gerade verzweifeln könnten. Es besteht Hoffnung auf Veränderung.

Wenn du als jugendlicher Konsument von Zigaretten, Alkohol oder illegalen Drogen das Kapitel gelesen hast, wirst du zum einen vermutlich einige Mühe mit den dir fremden Begriffen gehabt haben. Zum anderen verstehst du dich vielleicht in einigen Situationen besser, in welchen du dich fragst: »Was ist bloß los mit mir?«

Ich gebe mich nicht der Illusion hin, dass dich die neu gewonnenen Erkenntnisse vom Konsum der Rauschmittel deiner Wahl abhalten. Wenn etwas in der Prävention garantiert nicht funktioniert, dann ist es die Abschreckung. Es ist auch überhaupt nicht mein erklärtes Ziel, dich von jeglichem Gebrauch verfügbarer Stoffe abzuhalten. Lohnende präventive Ziele sind vielmehr die Vermittlung wie der Erwerb von Genussfähigkeit und Selbstbegrenzung. Wer in der Lage ist, Genussmittel bestimmungsgemäß und mit Muße zu genießen, wird sich kaum in die Fänge selbstzerstörerischen Drogengebrauchs begeben. Auf jeden Fall kannst du die Chance nutzen, noch einmal unter anderen Gesichtspunkten über deine ganz private Nutzung von Genuss- oder Rauschmitteln nachzudenken. Das Tückische daran ist bloß, dass du die möglichen langfristigen Konsequenzen eines eventuellen Suchtmittelgebrauchs vermutlich gar nicht in vollem Umfang ermessen kannst. Es übersteigt mit hoher Wahrscheinlichkeit deine Vorstellungskraft, dir beispielsweise auszumalen, was es konkret bedeutet, lebenslang süchtiger Raucher zu sein oder als Ecstasy- bzw. (Meth-)Amphetamin-geschädigter Zombie durch die Welt zu gehen. Wie auch immer: Du hast eine Wahl, mitzuentscheiden, auf welche Art und Weise du dein Gehirn programmierst und in welchem Maße sowie mit welchem Risikoeinsatz du durch den Einsatz hochwirksamer Drogen in seine natürlichen Entwicklungs- und Regulierungsprozesse eingreifen möchtest.

> **Buchtipp zum Weiterlesen:**
> Barbara Strauch: Warum sie so seltsam sind. Gehirnentwicklung bei
> Teenagern. Berlin 2003 (F + A/E + J)

Blauer Dunst im Kinderzimmer – Was tun?!

Unter den Hocheinkommensländern war Deutschland eines der
letzten verbleibenden Paradiese für die Zigarettenindustrie. Tra-
ditionell folgten deutsche Regierungen gleich welcher Couleur
den Geschäftsinteressen der Tabakkonzerne. Der Gesundheitsschutz von Kindern und Jugendlichen rangierte hinter deren
Lobbypolitik. Der mangelhafte Jugendschutz, die praktisch uneingeschränkte Verfügbarkeit von Zigaretten, ihr für ein derart
schädliches Produkt vergleichsweise geringer Preis und die auf
jugendliche Zielgruppen gerichtete manipulative Werbung ließen
den Verbrauch von Zigaretten bei Minderjährigen ungebremst
ansteigen. In die unzureichende Alibi-Tabakkontrollpolitik ist jedoch Bewegung gekommen. Nach langem Kompetenzgerangel
haben sich Bundesregierung und Länder mittlerweile auch in
Deutschland auf ein weit reichendes Rauchverbot für den öffentlichen Raum verständigt. Welche konkreten Auswirkungen das
auf den Konsum von Zigaretten haben wird, bleibt abzuwarten.

Bis heute erwachsen jedenfalls aus jeder Generation von Kindern und Jugendlichen neue Opfer des blauen Dunstes. Mit
durchschnittlich 11 Jahren steigen sie in den Zigarettenkonsum
ein. Viele Jungen und Mädchen entwickeln sich rasend schnell
zu regelmäßigen Gewohnheitsrauchern. Ihr jugendliches Alter
macht sie ganz besonders anfällig für die verheerenden Folgen
des Nikotinkonsums. Je jünger Kinder und Jugendliche anfangen zu rauchen, desto eher entwickeln sie sich zu süchtig abhängigen Rauchern.

Die seelische, körperliche und hirnorganische Entwicklung
der Heranwachsenden ist dem Angriff von Nikotin nicht gewachsen. Die Belästigung des ausreifenden jugendlichen Ge-

hirns durch eine Dauerbefeuerung mit Nikotin führt zu den typischen Verschaltungen im Gehirn, welche das Suchtgedächtnis ausprägen und die enorme Bindungswirkung des Rauchens erklären. Nikotin beeinflusst mindestens 20 Neurotransmitter, also die Botenstoffe und Signalüberträger im Organismus, im zentralen Nervensystem und im Gehirn. Insbesondere jugendliche Raucher produzieren in einem Bereich des Mittelhirns verstärkt Rezeptoren für Nikotin. Die erhöhte Zahl von Andockstellen für das Suchtgift führt ihrerseits wieder zu einem merklich verstärkten Bedürfnis nach Nikotin. Im jugendlichen Gehirn verändert sich folglich strukturell etwas, das junge Raucher besonders schnell zu süchtigen Rauchern macht. Die erhöhte Anzahl der Rezeptoren bleibt noch Wochen nach der Beendigung des Rauchens erhalten. Sie ist beteiligt an den für Nikotin charakteristischen Entzugs- und Abstinenzerscheinungen. Junge Gewohnheitsraucher tun sich überaus schwer damit, ihr schädliches Verhalten frühzeitig wieder einzustellen. Sie rauchen trotz allem, was sie über die Schädlichkeit des Rauchens wissen. Auf der psychodynamischen Verhaltensebene wächst für stark rauchende Jugendliche das Risiko, in späteren Jahren von schwer erklärlichen Angst- und Panikattacken heimgesucht zu werden.

Eine Strategie der Prävention heißt: »Wehret den Anfängen«. Da Sie als Eltern von der offiziellen Gesundheitspolitik weitgehend im Regen stehen gelassen werden, fällt Ihnen die Herausforderung zu, Ihre Kinder vor einem derart schädlichen Verhalten wie Rauchen zu bewahren.

Entscheiden sich Kinder hartnäckig dafür, Zigaretten zu rauchen, werden Eltern sie mit keiner Macht der Welt davon abhalten können. Doch muss es gar nicht erst so weit kommen. Mütter und Väter vermögen präventiv Entscheidendes dafür zu tun, dass ihre Kinder sich nicht zu abhängigen Rauchern entwickeln.

Als Erstes prägt das eigene elterliche Vorbild. Rauchende Eltern erhöhen die statistische Wahrscheinlichkeit, dass auch ihre Kinder rauchen werden. Nichtrauchende Mütter und Väter leben einen anderen Lebensstil vor und senken das Risiko, dass ihre Kinder nikotinabhängig werden.

Der Neugiergebrauch von Zigaretten ist für Kinder und Jugendliche Normalität. Irgendwann möchten die meisten Mädchen und Jungen wissen, wie es sich anfühlt, eine Zigarette zu rauchen. Für viele von ihnen ist das Thema nach den ersten paar Zigaretten bereits wieder erledigt. Etwas, das anfänglich derart eklig schmeckt und das bewirkt, dass es den Kindern schlecht wird, benutzen sie in ihrem Leben nicht weiter.

Reichen Ihren Kindern derartige Erfahrungen, bleiben Sie als Eltern vom Rauchen Ihrer Kinder verschont. Anders verhält es sich, wenn Ihre Kinder die gesunde Gegenwehr ihres Körpers gegen Nikotin übergehen, ihren Geschmack umerziehen und Rauchen in der Folge als cool und schick einstufen. Beginnen gar die psychischen Regulierungs- und Wirkmechanismen des Rauchens zu greifen, mit deren Hilfe Ihre Kinder je nach Situation beruhigend oder anregend in die Steuerung ihrer Befindlichkeiten eingreifen, werden sie schnell vermehrt rauchen. Verlangen obendrein die Regeln der Clique das Mitrauchen, drohen Ihre Kinder frühzeitig in die Fänge der jugendlichen Zigarettenabhängigkeit zu geraten.

Ist Ihnen das Rauchen Ihrer Kinder ein Dorn im Auge, sind Sie gezwungen zu reagieren. Rauchen Sie als Mutter oder Vater selbst, haben Sie geringe Chancen, begrenzenden Einfluss zu nehmen. Als lebender Widerspruch fehlen Ihnen die überzeugenden Argumente, um Ihre Kinder vom Rauchen abzuhalten. Sie können Ihren Kindern schlecht etwas ausreden oder untersagen, das Sie selbst praktizieren. Das ist schlichtweg nicht vermittelbar. Diese Tatsache bringt viele rauchende Eltern in erhebliche Erklärungsnöte. Die einzig verbleibende Chance liegt in dem Falle darin, den Kindern offen, ehrlich und schonungslos selbstkritisch die eigenen Nöte mit dem wenig vorbildhaften Verhalten einzugestehen.

Sind Sie als Mutter oder Vater Nichtraucher, zeigen Sie Konsequenz. Sprechen Sie mit Ihren Kindern, die zu rauchen begonnen haben. Lassen Sie sie Ihre elterliche Sorge um deren Gesundheit spüren. Bleiben Sie unter allen Umständen ruhig und sachlich. Vermeiden Sie tunlichst, Ihre Kinder wegen des Rauchens von Zigaretten charakterlich abzuwerten. Lassen Sie sie klar und bestimmt wissen, dass Sie nicht gewillt sind, ihrem Treiben tatenlos zuzusehen. Sie verfügen zwar kaum über die elterliche Macht, ihnen die Zigaretten außerhalb Ihrer vier Wände zu verbieten. Selbst drakonische Strafandrohungen bewirken eher, dass sich Ihre Kinder widersetzen. In Ihren eigenen vier Wänden brauchen Sie das Rauchen Ihrer Kinder allerdings nicht zu dulden. Das gilt selbstverständlich auch für die Zimmer Ihrer Kinder. Blauen Dunst im Kinderzimmer untersagen Sie konsequent. Das gilt sowohl für Ihre eigenen Kinder wie für deren rauchende Freunde. Selbst volljährige Kinder brauchen Sie in Ihrer Wohnung nicht rauchen zu lassen, falls Sie das nicht wünschen. Als Mutter oder Vater dürfen Sie die elterliche Autorität beanspruchen, diese Regel durchzusetzen. Gehen Ihre Kinder deswegen in den offenen Konflikt, weil sie das aus ihrer Sicht selbstverständlich völlig anders sehen, stehen Sie den Konflikt entschieden durch! Räumen Sie Ihre Position, weil Ihnen deren Verteidigung zu mühsam wird, werden Sie erleben, wie sich der blaue Dunst mehr und mehr in Ihren ehemals rauchfreien Gefilden ausbreitet.

Eine derart angestrebte Einschränkung des Rauchens arbeitet mit Grenzensetzen und Negation. Auf Dauer ist das ermüdende Kleinarbeit, an welcher Eltern sich im Alltag abarbeiten können. Viele Eltern geben deshalb irgendwann entnervt auf und dulden fortan das Rauchen ihrer Kinder. Ausdrücklich erlauben sollten Sie als Mutter oder Vater Ihren minderjährigen Kindern das Rauchen niemals. Sie sind von ihrem Alter her nicht in der Lage, die langfristigen Risiken des Rauchens realitätsgerecht einzuschätzen.

Falls Sie es sich als Eltern finanziell leisten können, stehen Ihnen andere präventive Möglichkeiten offen, die nicht über Negation, sondern über positive Verstärkung wirken. Manche Eltern haben gute Erfahrungen damit gemacht, frühzeitig ein schriftlich fixiertes Abkommen mit ihren Kindern getroffen zu haben, welches beinhaltet, dass sie ihnen den Führerschein bezahlen, wenn sie bis zum 18ten Lebensjahr nicht rauchen. Sehen Sie für Ihre Kinder darin Chancen, lassen sich grundsätzlich auch Kiffen oder der Gebrauch anderer illegaler Drogen in eine derartige Vereinbarung mit einbeziehen. Schlagen Ihre Kinder die Vereinbarung zu irgendeinem Zeitpunkt absolut in den Wind, gebietet es allerdings die Konsequenz, ihnen keinen Cent mehr zum Führerschein beizusteuern.

Schlagen alle Versuche fehl, Ihre Kinder vom Zigarettenrauchen abzuhalten, bleibt Ihnen nur noch das Vertrauen in deren Willen und Fähigkeit, sich das Rauchen zu einem passenden Zeitpunkt im Leben wieder abgewöhnen zu können.

Ohne Alkohol läuft nichts

Etwa 250.000 Kinder und Jugendliche in Deutschland sind bereits alkoholabhängig oder in höchstem Maße gefährdet, das Stadium des süchtig abhängigen Trinkens binnen kurzer Zeit zu erreichen, falls sie nicht innehalten und sich eines besseren Weges besinnen.

Der immer schnellere Anstieg des Alkoholgebrauchs bei Kindern und Jugendlichen geht in den letzten Jahren ohne jeden Zweifel auf das Konto der speziell für jugendliche Zielgruppen kreierten Alkoholmixgetränke zurück. Die Hersteller der »Premixes« oder »Alcopops« genannten Getränke verdienen sich eine goldene Nase. Für die langfristigen Folgekosten ihrer Produkte übernehmen sie keine Haftung. Diese Zeche lassen sie andere bezahlen.

Alcopops treffen zielsicher den Geschmack von Jugendlichen. Die alkoholhaltigen Mixgetränke auf Wodka-, Rum- oder Tequilabasis mit ihren phantasievollen Namen schmecken süß, fruchtig und spritzig. Verführerisch aufgemacht und verlockend präsentiert, werden sie von Jugendlichen massenweise konsumiert. Es gibt kaum noch Jungen oder Mädchen, welche die entsprechenden Getränke nicht kennen und sie nicht mehr oder weniger regelmäßig zu sich nehmen. Heiß begehrt sind auch ihre »kleineren Geschwister«, Biermischgetränke in verschiedenen Geschmacksrichtungen. Nach dem Jugendschutzgesetz dürfen die prozenthaltigen Spirituosenmixgetränke an Jugendliche unter 18 Jahren und die Biermischgetränke an unter 16-Jährige zwar nicht abgegeben werden. Doch diese Bestimmungen lassen sich locker umgehen. Die perfiden Marketingstrategien der Hersteller von Alcopops haben zum Ergebnis, dass Kinder wie Jugendliche sehr frühzeitig an Alkohol herangeführt und gewöhnt werden. Die bunten, süßen Getränke vermitteln angenehme Erfahrungen mit Alkohol. Der natürliche Schutzmechanismus von Kindern und Jugendlichen gegenüber bitter schmeckendem Bier oder gegenüber Wein und Spirituosen wird unterlaufen. Die schleichende Gefahr, welche von Alcopops ausgeht, wird von Eltern wie Jugendlichen gleichermaßen unterschätzt. Alcopops stehen bei den Einstiegsdrogen derzeit an oberster Stelle. Daran vermochte auch die mittlerweile erhobene Sondersteuer auf die heiß begehrten Getränke nicht viel zu ändern.

Im Durchschnitt enthält eine gängige Flasche der Premixgetränke so viel Alkohol wie ein doppelter Schnaps. Zucker und Kohlensäure verstärken die Wirkungen des Alkohols noch. Die gleichfalls zugesetzten Farb- und Konservierungsstoffe gelten vielfach als Allergieauslöser oder als Allergien zumindest begünstigend. Insgesamt sind Alcopops Mixturen aus den Getränkelabors gewinnorientierter Unternehmen, welche ebenso zielgerichtet kreiert werden wie illegale Designerdrogen.

Kinder, die mit weniger als 15 Jahren beginnen, Alkohol zu trinken, werden mit fünffach höherer Wahrscheinlichkeit zu süchtigen Trinkern, als wenn sie erst als junge Erwachsene Alkohol zu sich nehmen. Da ihr Gehirn noch voll in der Entwicklung begriffen ist, bilden sie ein besonders stark bindendes Suchtgedächtnis aus. Davon abgesehen funktioniert ein alkoholisiertes Jugendlichengehirn auch nicht so reibungslos wie ein Gehirn, das nicht durch die Wirkungen von Alkohol belästigt wird.

Zum Lernen und zur Bewältigung der jugendlichen Reifungs-
schritte ist Alkohol denkbar ungeeignet.

Die frühe Gewöhnung an Alkohol ist mitverantwortlich für
die Beobachtung, dass Jugendliche den Stoff verstärkt dazu benutzen, sich gezielt zu betrinken. Rauschtrinken bis zum »Geht-
nichtmehr« oder Kampf- und Komatrinken liegen voll im Trend.
Alkoholvergiftungen werden milde belächelt und eher unter der
Überschrift »Heldentaten« als unter »Schädliches Risikoverhalten« verbucht. Das Zellsterben im Gehirn, das mit jedem Rauschtrinken einhergeht, tut nicht spürbar weh, und dass die starke Beeinträchtigung des Erinnerungsvermögens eine Hypothek auf die
private wie berufliche Zukunft ist, vermögen jugendliche Alko-
holkonsumenten nicht angemessen zu berücksichtigen. Etwas ältere Jugendliche, die grundsätzlich um die Wirkungen von Alkohol wissen, geben sich dem Risiko gegenüber gerne betont
gleichgültig. So berichtet ein 19-jähriger Auszubildender in einem Handwerksberuf während einer präventiven Maßnahme seines Arbeitgebers über seinen Umgang mit Alkohol in einem Stil,
als würde er einen Schwank aus seinem Leben erzählen:

> »Eigentlich trinke ich jeden Samstag, und wenn, dann auch richtig,
> bis ich strack bin. Ich war schon mit 4,2 Promille im Krankenhaus.
> Der Arzt meinte, er wollte mir den Magen auspumpen. Hab ich zu
> dem gesagt: ›Lassen Sie bloß alles drin. Ich hab das schließlich alles
> bezahlt.‹ Später hab ich es dann aber auf natürlichem Wege von mir
> geben müssen.«

Als ich ihn nach den Gründen für sein Trinken fragte, brach eine Mischung aus angestauter Wut, Resignation und Hoffnungs-
losigkeit aus ihm heraus, die sein Lebensfazit verdeutlichte:

> »In dieser Gesellschaft ist mein Leben doch sinnlos. Wir leben doch
> hier alle einzig und allein, um zu konsumieren. Sonst gibt es doch
> nichts. Das hat doch keine Zukunft. Und deshalb will ich in diese
> Welt auch keine Kinder setzen, damit es denen so geht wie mir.«

Keiner der zahlreich anwesenden jungen Leute in der Ausbil-
dungsgruppe hatte Mühe, die »Gefühlsausschüttungen« ihres so
resignierten Kollegen nachzuempfinden. Im Grunde ihrer Her-

zen teilten sie seinen wenig zuversichtlichen Blick auf die Lebensumstände in unserer Gesellschaft. Positive Zukunftserwartungen waren bei allen absolute Mangelware.

Nicht alle jungen Leute, die Alkohol benutzen, trinken gleich extrem. Doch gänzlich ohne Alkohol läuft bei den meisten Jugendlichen gar nichts. Zu einer Party ohne den berauschenden Stoff geht niemand hin. Das gilt als langweilig. Alkohol bringt dagegen in Stimmung und lässt die Partylaune steigen. Wer nicht mittrinkt, bleibt draußen vor.

Insbesondere männliche Jugendliche unterliegen in Bezug auf Alkohol zwei unausrottbar erscheinenden Missverständnissen. Erstens gehört es nach wie vor zu ihrem männlichen Selbstverständnis, dass sie etwas wegtrinken können müssen, um ein richtiger Mann zu sein. Zweitens glauben sie unbeirrbar daran, sie könnten Mädchen imponieren, indem sie unter Beweis stellen, wie viel sie vertragen. Dass Mädchen diese Art von Imponiergehabe eher mitleidig belächeln, bleibt nicht selten außerhalb der Wahrnehmung von Jungen.

Im Übrigen holen Mädchen im Trinken von Alkohol gewaltig auf. Insbesondere seit der Überschwemmung des Marktes mit den süßlichen Alcopops stehen sie den Jungen beim Trinken nur noch wenig nach.

Was also vermögen Sie als Eltern auszurichten, damit die Zukunft Ihrer Kinder nicht im Alkohol ertrinkt, bevor sie überhaupt so richtig begonnen hat?

In erster Linie ist Ihr elterliches Vorbild gefragt. Wie gehen Sie als Mutter und Vater mit der Geselligkeitsdroge Alkohol um? Wird sie von Ihnen maßvoll als gelegentliches Genussmittel benutzt oder erleben Ihre heranwachsenden Kinder Sie des Öfteren angetrunken oder gar betrunken? Kindern und Jugendlichen den angemessenen Umgang mit Alkohol unverkrampft vorzuleben ist ein erster Schritt in die richtige präventive Richtung.

Es nutzt wenig, Ihren Kindern den Umgang mit Alkohol zu untersagen. Ein Totalverbot ist nicht durchsetzbar und letzten

Endes nicht einmal ein sinnvolles Unterfangen. Die Wahrscheinlichkeit, dass Jugendliche auf Dauer völlig alkoholabstinent leben, ist gering. Folglich müssen sie den Umgang mit diesem Mittel in unserer Gesellschaft lernen. Dazu gehört, die eigenen Grenzen zu finden. Königswege hierzu gibt es nicht.

Sie als Eltern kennen die Stärken und Anfälligkeiten Ihrer Kinder am besten. Daher entscheiden Sie, wann Sie Ihre Kinder für alt und reif genug halten, ihnen die ersten Schlucke Alkohol zu gewähren, falls sie bei Familienfeiern oder bei traditionellen Gelegenheiten wie Sylvester danach fragen. Solange sie allerdings nicht von sich aus danach verlangen, bieten Sie ihnen keinen Alkohol an. Jeder Tag ohne Alkohol ist für eine möglichst ungestörte kindliche Entwicklung ein gewonnener Tag.

Es ist weder verboten noch moralisch fragwürdig, mit Jugendlichen, die Sie als Eltern für alt und reif genug halten, den verantwortungsbewussten Genuss von Alkohol bei bestimmten Gelegenheiten zu teilen. Einem männlichen Nachkommen Alkohol quasi als Initiationsritus anzubieten, um ihn durch den Akt des Trinkens in die Welt der Männer aufzunehmen, ist allerdings nicht der Weisheit letzter Schluss. Eine solche Idee bestärkt männliche Jugendliche bloß in ihrem Klischee falsch verstandener Männlichkeit.

Bemerken Sie als Mutter oder Vater, dass Ihre Kinder ernsthafte Eigenerfahrungen mit dem Trinken von Alkohol starten, begleiten Sie sie mit wachen Augen, Humor und Konsequenz bei ihrem Lernprozess. Halten Ihre Kinder Grenzen ein, bleibt alles im grünen Bereich. Kommen sie wiederholt angetrunken oder im Vollrausch nach Hause, setzen Sie unmissverständliche Grenzen. Es hilft allerdings wenig, wenn Sie sich mit einem Alkoholmessgerät bewaffnet auf die Lauer legen, um Ihre Kinder beim Nach-Hause-Kommen abzupassen und sie zu einem Alkoholtest aufzufordern. Die Rolle des Kontrolleurs ist eine klägliche. Außerdem braucht es nicht des gemessenen Promillebeweises, um als Mutter oder Vater festzustellen, ob Ihre Kinder beim Sprechen noch die Zunge rund bekommen oder ob sie noch gerade gehen können.

Vereinbaren Sie mit Ihren Kindern verbindliche Grenzen für deren Gebrauch von Alkohol, welche Sie als Eltern zu tolerieren bereit sind. Jugendliche brauchen feste Regeln, die auch durchgesetzt werden. Damit fühlen sie sich wohler als in der Orientierungslosigkeit des »Laisser-faire«.

Stehen für Ihre Kinder Partys in Ihren vier Wänden an, legen Sie mit ihnen zusammen fest, ob und, wenn ja, welche alkoholischen Getränke auf der Party getrunken werden dürfen. Riskieren Sie getrost ein Auge darauf, ob geladene Freunde oder ungebetene Zufallsgäste nicht einen halben Schnapsladen mit zu der Party bringen. Bemerken Sie Derartiges, handeln Sie umgehend und konsequent, indem Sie den Stoff konfiszieren. Lassen Sie sich nicht davon abhalten, weil Sie befürchten, vor versammelter Mannschaft als Spielverderber dazustehen.

Ihre Kinder müssen sich ausprobieren und ihre individuellen Grenzen testen. Setzen Sie Vertrauen in deren Fähigkeiten, mit Hilfe ihrer gesunden Selbstregulierungskräfte mittelfristig das Maß für einen Alkoholgebrauch zu finden, mit dem sie in einem für Seele und Körper tolerierbaren Bereich bleiben.

Sind die Verlockungen und die Bindungskräfte des Alkohols stärker als die Selbstregulierungskräfte Ihrer Kinder, handeln Sie als Mutter oder Vater konsequent aus dem Bauch heraus, um die sich anbahnenden Probleme auf der Beziehungsebene einzudämmen. Sind Sie sich unsicher, wie Sie am zweckmäßigsten vorgehen sollen, zögern Sie nicht, eine Suchtberatungsstelle aufzusuchen, um Unterstützung für Ihr elterliches Handeln zu erfahren. Alternativ können Sie auf Strategien aus der Elternarbeit zurückgreifen, welche Sie im Kapitel »Handreichungen für Eltern« finden werden.

Die Macht der illegalen Alltagsdrogen

Illegale Drogen gibt es wie Sand am Meer. Doch längst nicht alle haben Eingang in den Alltag von jugendlichen Drogenkonsumenten gefunden. Die meistgebrauchten illegalen Rauschdrogen sind Cannabis und Ecstasy, denen auf Grund ihrer massenhaften Verbreitung jeweils ein eigenes Kapitel gewidmet ist.

Weltmacht Cannabis

Weltweit gebrauchen nach Schätzungen des Drogenkontrollprogramms der Vereinten Nationen (UNDCP) etwa 150 Millionen der über 15 Jahre alten Menschen Marihuana oder Haschisch. Real liegt die Zahl der Cannabiskonsumenten weit über diesen offiziellen Schätzungen, schon alleine deswegen, weil die Unter-15-Jährigen gar nicht mitgerechnet sind. Der Siegeszug der beliebten Rauschdroge ist ungebrochen. Ist das nun alles »locker und easy«, wie ihre Anhänger leichtfertig verkünden, oder ist da etwas im Gange, das uns zutiefst beunruhigen muss? Das Kapitel über die »Weltmacht Cannabis« liefert Einschätzungshilfen, ersetzt aber für direkt wie indirekt Betroffene nicht die ausführlichere Beschäftigung mit den vielen Gesichtern von Cannabis.

Cannabis zwischen Mythos und Realität

»Beim Thema Cannabis finde ich nur schwer meine Position zwischen Ablehnung und Toleranz.« Dieses Eingeständnis einer Sozialarbeiterin spiegelt die Gefühle ganzer Generationen gegenüber den Herausforderungen wider, vor die uns Haschisch und Marihuana stellen.

Seit ewigen Zeiten nimmt Hanf unter den »Pflanzen der Götter« als Rauschdrogen-, Arznei-, Faser- und Nahrungsmittellieferant eine herausragende Position ein. Unzählige Überlieferungen, Sagen, Geschichten und Anekdoten ranken sich um das

Gewächs. Wer sich auf die Suche nach dem »wahren Gesicht« von Cannabis begibt, tut sich schwer, sich nicht im Spannungsfeld zwischen überhöhtem Mythos und ernüchternder Wirklichkeit zu verlieren.

Haschisch und Marihuana sind nicht wie andere illegale Drogen. Sie sind zwar offiziell weltweit als illegale Substanzen geächtet. In der gelebten Wirklichkeit gehören sie in vielen Regionen der Erde jedoch seit Jahrtausenden zum Kulturbesitz der dort heimischen Menschen. Folglich wird der Konsum von Cannabis als Kulturdroge dort inoffiziell nicht nur geduldet, sondern hinter vorgehaltener Hand sogar gutgeheißen. Anderen Rauschmitteln wird diese »Ehre« nicht in gleicher Weise zuteil.

Eine vollständige Kulturgeschichte des Hanfs zu verfassen wäre ein zum Scheitern verurteiltes Unterfangen. Es müsste nämlich nicht nur die Geschichte einer steinalten Kultur- und Rauschpflanze nachzeichnen, sondern gleichzeitig diejenige ganzer Regionen der Erde über Jahrtausende hinweg. Zusätzlich darin verwoben wäre der historische Werdegang vieler Völker und Stämme, sowohl untergegangener wie heute noch bedeutsamer. Die Geschichte des Hanfs jedoch zumindest in ihren Grundzügen zu kennen macht die Faszination verständlicher, welche die Pflanze auf so viele Menschen ausübt. Es erleichtert zudem das Verständnis mancher Legenden- und Mythenbildung um Cannabis.

Seit Jahrtausenden besitzt die Cannabispflanze einen hohen Wert für die Menschen. Das erste chinesische Papier war aus Hanf gefertigt. Die erste Gutenberg-Bibel wurde auf Papier aus Hanf und Flachs gedruckt. Lange vor Christus waren Kleidung, Taue, Segelzeug und Fischernetze aus der robusten Hanffaser hergestellt. Die psychoaktiven Inhaltsstoffe von Cannabis wurden gleichfalls bereits in vorchristlicher Zeit bei kultisch-religiösen Zeremonien und zu Heilungsritualen eingesetzt.

Der geografische Ursprung von Cannabis lässt sich nicht mehr mit Gewissheit bestimmen. Vieles spricht dafür, dass seine Urheimat in Zentralasien oder im indischen Himalaya liegt. Als

Nutzpflanze wurde Hanf zuerst in China und Indien angebaut. Noch lange vor Christus gelangte das Gewächs durch Eroberungszüge, Wanderungsbewegungen und Handel nach Europa und Afrika. Im 16. und 17. Jahrhundert unserer Zeitrechnung wurde Cannabis gezielt in Nord-, Mittel- und Südamerika verbreitet.

Die frühesten kulturhistorischen Funde, welche die Verwendung von Cannabis zur Faserherstellung dokumentieren, stammen aus Grabungsstätten in China, die auf etwa 4200 Jahre vor Christus datiert werden.

Cannabissamen waren den Chinesen ein wertvolles Nahrungsmittel. Als medizinisch vielfach einzusetzendes Heilmittel wird Cannabis erstmals im »Shen Nung Pen Ts'ao« erwähnt, einem chinesischen Heilkunde- und Arzneimittelbuch, welches dem Vernehmen nach von dem sagenhaften Kaiser Schen Nung im Jahre 2737 vor Christus verfasst wurde. Im »Ming-i Piehlu«, das im 5. Jahrhundert vom angesehenen Arzt T'ao Hung niedergeschrieben wurde, findet sich ein früher Verweis auf die rituelle Verwendung und die euphorisierenden Wirkungen von Cannabis. Dort heißt es zum Gebrauch des Gewächses: »Geisterbeschwörer und Schwarzkünstler verwenden es in Verbindung mit Ginseng, um die Zeit vorrücken zu lassen und künftige Geschehnisse zu offenbaren.«

In der indischen Kultur gilt Cannabis von alters her als »Geschenk der Götter«. Es wird als Pflanze mit magischen und heilenden Kräften verehrt. Das »Atharvaveda«, die Wissenschaft der Zaubersprüche, das als vierte Sammlung der heiligen vedischen Texte zwischen 1500 und 1200 vor unserer Zeitrechnung verfasst wurde, verweist auf die wohltuenden heilenden Eigenschaften von Bhang oder Marihuana bei der Behandlung von Krankheiten. Ebenso werden traditionelle sakrale Zeremonien zu Ehren der Götter beschrieben. Auch die ayurvedische Medizin, die den Menschen »als Ganzes« behandelt und deshalb in unserer westlichen Kultur immer mehr Anhänger findet, lobt die überaus nützlichen Wirkungen von Bhang bei zahlreichen Krankheitsbildern. Noch heute ist Cannabis als Opfergabe bei den indischen Tempelwächtern nicht wegzudenken, da es als geheiligter Vermittler zwischen den Menschen und den Göttern gilt.

Oft werden skythische Nomadenstämme als diejenigen Völkerschaften beschrieben, die Cannabis bewusst früh als Rauschmittel benutzt hätten. Es spricht jedoch einiges dafür, dass Geschichtsschreiber wie Archäologen eine skythische Legende an die nächste reihten, so dass es schließlich zu Überinterpretationen und zu Missverständnissen kam. Es gibt keine hinreichenden Beweise dafür, dass bei den vom griechischen Geschichtsschreiber Herodot 500 Jahre vor unserer Zeitrechnung beschriebenen skythischen Reinigungszeremonien harzhaltige Cannabisblüten zur rituellen Berauschung Verwendung fanden.

Eine besonders hartnäckige Legende wird immer wieder absichtsvoll benutzt, um einen ursächlichen Zusammenhang zwischen Haschischgebrauch und Aggressivität zu belegen. Sie betrifft die »Mörderbande der Assassinen«. Die Legende besagt im Kern, dass die im Jahre 1090 n. Chr. gegründete religiöse Bruderschaft der Ismaeliten oder »Nizari« unter dem Einfluss von Haschisch gedungene Morde getätigt hätte. Doch mordende Gewalttätigkeit passt in keiner Weise mit dem Wirkungsspektrum von Haschisch überein. Politisch ist die hartnäckige These, die Assassinen hätten unter Drogeneinfluss gemeuchelt, weidlich ausgenutzt worden. Noch Jahrhunderte später stand sie Pate bei der Verfolgung von Marihuana als »Mörderkraut« in den USA.

Die zentralasiatischen und vorherrschend islamischen Regionen Afghanistans und des 1934 von China und der Sowjetunion geteilten Turkestans waren über Jahrhunderte hinweg traditionelle Hochburgen orientalischer Haschischkultur. Durch die politischen Verwerfungen und Konflikte der letzten Jahrzehnte haben sie gleichwohl ihre Bedeutung als aktuelle Anbaugebiete für Cannabis eingebüßt. Was erhalten blieb, sind die uralten Gebräuche im Umgang mit Haschisch sowie Erzählungen über die Droge, die den Märchen aus Tausendundeiner Nacht entstammen könnten.

Im europäischen Raum waren die psychoaktiven Wirkungen von Cannabis lange Zeit unbekannt. Den antiken Griechen und

Römern waren sie wenig vertraut. Wohl aber wurde etwa mit Beginn der neuen Zeitrechnung in Griechenland und im alten Rom die Verwendung von Cannabis als Heilmittel populär. Die pharmakologischen Erfahrungen der antiken Ärzte mit Cannabis beeinflussten die gesamte europäische Medizin bis zum Ende des Mittelalters. In den folgenden Jahrhunderten wurden gezielt weitere Erkenntnisse mit den heilsamen Wirkungen von Hanfarzneien gesammelt. Viele Heiler priesen einhellig die medizinischen Qualitäten der Hanfpflanze.

In den letzten Jahren wurde Cannabis in den westlich orientierten Hocheinkommensländern als Heilmittel wieder entdeckt. Aktuell gibt es einen regelrechten Kult um Cannabis als Arznei. Es steht außer Zweifel, dass es bei etlichen Indikationen ein wertvolles Heilmittel sein kann. Seine gläubige Verehrung als Wundermittel ist indes maßlos überzogen.

Zur besonders phantastischen Mythenbildung um Haschisch hat eine kleine Gruppe französischer Intellektueller beigetragen, die zwischen 1845 und 1849 in Paris mit dem Stoff experimentierte. Es war vorwiegend ein Zirkel von Schriftstellern und Malern, die als der »Club des Hachichins« in die Cannabisgeschichte eingingen. So vorübergehend die Episode um den Pariser Zirkel der »Haschischesser« auch war, so überdauernd sind die von ihm begründeten Sagen und Legenden um die Wirkungen des Stoffes bis heute. Die farbigen literarischen Zeugnisse der Haschischesser über ihre Rauscherlebnisse werden immer wieder wenig hinterfragend zitiert, um die dramatischen und tief greifenden Wirkungen von Haschisch zu belegen. Als romantisierende Mythen stehen sie allerdings in keinem Verhältnis zur Realität, insbesondere nicht zu der eingeschränkten Bedeutung, die Haschisch zur damaligen Zeit als psychoaktive Substanz in Europa hatte. Nur in Griechenland wurde die Droge in größerem Umfange als Rauschmittel genossen.

Ein dramatischer Bruch im Umgang mit Cannabis erfolgte zu Beginn des 20. Jahrhunderts. In Amerika und Europa wurde die politische, wirtschaftliche, pharmakologische und gesellschaftliche Bewertung von Cannabis völlig umgedreht. Die Ursachen für diesen gesteuerten Meinungswechsel sind vor allem in den Vereinigten Staaten zu finden. Neben rassistischen Gründen für das Cannabisverbot spielten der religiöse Puritanismus sowie mächtige wirtschaftliche Interessen der Textil- und Papierindustrie eine Rolle. Hanffasern sollten aus dem Markt gedrängt werden. Die USA setzten ein internationales Verbot von Cannabis durch. Marihuana wurde zum »Staatsfeind Nummer eins« erklärt. In Propagandabotschaften wurde es als wahnsinnig machendes »Mörderkraut« und »Killer der Jugend« angeprangert. Ab Mitte der 1960er-Jahre war Marihuana trotz Verbotes in allen Bevölkerungsschichten des Landes verbreitet, ohne Unterschied in der Hautfarbe oder im sozialen Herkommen. Die »Flower-Power« setzte sich mit »love & peace« gewaltfrei und beharrlich durch. Heute ist Cannabis trotz der beachtlichen Konkurrenz neu kreierter Designerdrogen wieder die meistgebrauchte illegale Droge, nicht nur in den USA, sondern weltweit.

Die Geschichte des Hanfverbots in Deutschland ist im Wesentlichen gekoppelt an die Verpflichtungen durch Internationale Verträge. Nachdem Mitte der 1960er-Jahre die »Flower-Power« auch die damalige Bundesrepublik Deutschland voll erfasst hatte und im Gefolge Haschisch, Marihuana, Meskalin und LSD Eingang in die Lebensgewohnheiten der zunehmend politisierten jungen Erwachsenen nahmen, verabschiedete die Bundesregierung 1971 die erste Fassung des bundesdeutschen Betäubungsmittelgesetzes (BtMG). Seine Überarbeitung von 1982 verbot neben dem Konsum von Cannabis zugleich den Anbau von Hanf als Nutzpflanze. Die zweite Novellierung des BtMG von 1992 schrieb neue Paragraphen ins Gesetz, die bei gering anzusehenden Verstößen gegen das Cannabisverbot größeren Ermessensspielraum bei der Strafverfolgung ermöglichten. Infolge des berühmt gewordenen Haschischurteils des Lübecker Landgerichts traf das Bundesverfassungsgericht 1994 eine bedeutsame Grundsatzentscheidung im Zusammenhang mit der Verfassungsmäßigkeit des generellen Verbotes von Cannabis. Das Urteil legt fest, dass bei Besitz von geringen Mengen Cannabis zum Eigengebrauch aus Gründen der Verhältnismäßigkeit von einer gerichtlichen Strafverfolgung abzusehen sei, wenn keine Fremdgefährdung vorliege. 1996 wurde zudem der landwirtschaftliche Anbau von THC-armem Nutzhanf wieder freigegeben. Allerorten setzen sich in Deutschland überdies Hanfinitiativen für die Legalisierung von Cannabis und seine Freigabe als Medikament ein. Für die Fangemeinden ist der Mythos Cannabis ungebrochen.

Die Cannabisfalle

Eltern, die sich der Illusion hingeben, ihre pubertierenden Kinder hätten noch nie etwas mit Cannabis zu tun gehabt, liegen nicht selten voll daneben. Der Gebrauch der Droge hat ein Ausmaß angenommen, für das große Teile unserer Republik noch auf beiden Augen blind sind. Jugendliche sehen die Cannabisrealität wesentlich klarer, wenn sie locker feststellen: »Ich kenne in meinem Freundes- oder Bekanntenkreis niemanden mehr, der nicht kifft.«

Wer vertieften Einblick in die entmystifizierten, weniger schönen Realitäten der Cannabiswelt hat, kann nur zu dem Schluss kommen, dass Cannabis hierzulande zusehends zu einer Falle wird, in die immer mehr Kinder, Jugendliche und junge Erwachsene hineintappen. Teils stolpern sie ahnungslos und halb blind in die Falle, teils laufen sie sehenden Auges hinein, weil sie die Möglichkeit, dass die Falle zuschnappen könnte, schlichtweg nicht wahrhaben wollen. Mehrere Umstände tragen dazu bei, dass Cannabis für seine Nutzer leicht zum Risiko werden kann.

Der erste ist die Entfremdung von den Wurzeln des Cannabisgebrauchs. In den Ursprungsländern der Cannabiskultur war der Konsum von Haschisch und Marihuana über Jahrhunderte eingebettet in kulturelle Riten und Gebräuche. Um das orientalische Wasserpfeifenritual ranken sich 1001 Geschichten aus dem Reich der Sagen und Legenden sowie dem alltäglichen Leben mit der Rauschdroge. Das indische Sanskritwort »Ananda«, welches »Bringer der inneren Ruhe und Glückseligkeit« bedeutet, drückt die hohe Verehrung aus, die Cannabis traditionellerweise entgegengebracht wurde. Das Wort stand Pate bei der Benennung der seit 1992 entdeckten körpereigenen cannabinoidähnlichen Stoffe, der »Anandamide«. Sie sind beteiligt an der inneren Regulierung unserer Gefühlszustände.

Der Umgang, den Jugendliche, junge Erwachsene und Altkiffer in der heutigen Drogenkultur mit Cannabis pflegen, ist von jeglicher Tradition und kulturellen Einbindung losgelöst. Die Realität ist ernüchternd. Da bleibt wenig vom Glanz der Mythenbildung. Vorwiegend wird Cannabis aus hedonistischen Gründen gebraucht: Spaß und Entspannung stehen bei den Motiven ganz oben. Aber auch Langeweile, Orientierungslosigkeit sowie Probleme aller Art lassen junge Menschen zu Haschisch oder Marihuana greifen. Viele möchten in den beiden Zubereitungsformen der psychoaktiven Substanz Cannabis etwas völlig anderes sehen als in sonstigen Suchtmitteln. In Verkennung der Realität betrachten sie Haschisch und Marihuana häufig genug nicht einmal als Drogen. Der Umgang mit ihnen ist für sie etwas »total Normales«. Er »gehört zum Leben wie das tägliche Brot«. Die gleichen Jugendlichen ziehen nicht selten einen klaren Trennungsstrich zu anderen, insbesondere synthetischen Rauschmitteln, die sie niemals anrühren würden. Cannabis nimmt in ihrer Einschätzung einen Sonderplatz ein, weil sie es zu den natürlichen Drogen rechnen und ihnen seine Wirkungen besser beherrschbar erscheinen.

Nach wie vor genießt Cannabis in Szenekreisen den Ruf, eine relativ harmlose Droge zu sein, welche kaum abhängig macht. Hier lauert ein zweiter Umstand, der in die Cannabisfalle lockt. Da Cannabis als weiche Droge gilt, wird ihr Risiko schlichtweg sträflich unterschätzt. Vor dem Hintergrund heutiger Drogenrealitäten macht es überhaupt keinen Sinn, Cannabis als weiche Droge zu bezeichnen. Wenn ein Konsument mit der Substanz nicht umzugehen weiß, wird sie für ihn zu einem Risiko. Die

Risiken, die mit dem Gebrauch der Rauschdroge einhergehen können, sind gekoppelt an die Gebrauchsmuster der Nutzer. Es gibt »weichere« und »härtere« Arten, mit Haschisch und Marihuana zu verkehren. Das gelegentliche Genießen eines »Joints« gehört zu den weichen Gebrauchsmustern. Das tägliche »Sich-weg-Beamen« durch »Eimer«- oder »Bong«-Rauchen ist ein hartes Muster mit erhöhtem Abhängigkeitsrisiko. Härtere Konsumformen von Cannabis werden unterstützt durch die Tendenz zu härterem Stoff. Genmanipulierte, hochgezüchtete Cannabissorten enthalten ein Mehrfaches an psychoaktiven Wirkstoffen wie herkömmliche ältere Sorten.

Wo hochgezüchtetes Cannabis sowie sich verhärtende Konsumgewohnheiten auf immer jüngere Drogengebraucher treffen, die der Ansicht sind, sie könnten sich gefahrlos der Droge bedienen, sind die Probleme vorprogrammiert. Die Cannabisfalle schnappt voll zu. Jungen oder Mädchen im Alter zwischen 11 und 15 Jahren sind weder seelisch noch körperlich darauf eingestellt, mit den eigenmächtigen Wirkungen psychoaktiver Drogen zu tun zu bekommen. Lassen sie sich mit Haschisch oder Marihuana ein, ist ihr Risiko merklich höher, in kurzer Zeit zum Gewohnheitskiffer mit Folgeproblemen zu werden, als wenn sie erst mit 16 Jahren oder noch später beginnen, Cannabis zu sich zu nehmen. In dem Alter sind sowohl ihre seelisch-geistige als auch hirnorganische Entwicklung weiter fortgeschritten. Ältere Jugendliche und junge Erwachsene sind von daher prinzipiell eher in der Lage, Haschisch und Marihuana in kontrollierterer Weise zu gebrauchen. Cannabis nicht bloß im Prinzip, sondern im realen Konsum tatsächlich zu beherrschen setzt allerdings ein gerüttelt Maß an zusätzlichen allgemeinen wie drogenspezifischen Lebenskompetenzen voraus. In dieser Hinsicht neigen daher sogar noch viele Gebraucher von Cannabis zur Selbstüberschätzung, die erst nach dem 16. Lebensjahr zu kiffen beginnen.

Viele der regelmäßigen Haschisch- und Marihuanagebraucher gleich welchen Alters teilen ein gemeinsames Problem: Lange Zeit verschließen sie systematisch die Augen vor der Realität, dass sie längst nicht mehr Herr im eigenen Hause sind. Entgegen ihren gebetsmühlenhaft wiederholten Beteuerungen, ihren Konsum von Cannabis voll im Griff zu haben, beherrschen nicht mehr sie die Droge, sondern werden umgekehrt in ihrer Lebensführung von der Droge beherrscht. Sie geraten durch ihren schädlichen Gebrauch bzw. ihre starke Abhängigkeit von Cannabis in Lebensschwierigkeiten, welche es nach Meinung vieler Anhänger der als weich geltenden Substanz als Folgen eines chronischen Konsums eigentlich gar nicht geben dürfte. Insbesondere die überschießende Aggressivität und mangelnde Impulskontrolle chronischer Cannabiskonsumenten stellen ein recht neues Phänomen dar. Zwar sind Haschisch und Marihuana vom Wirkungsspektrum her immer noch Substanzen mit vorzugsweise beruhigender Wirkung. Haben stark an Cannabis gewöhnte oder abhängige Konsumenten aber keinen Stoff zum Kiffen oder bemühen sie sich mit Absicht, ihren aus dem Ruder gelaufenen Konsum zu begrenzen, rasten sie als Ausdruck der Abstinenzerscheinungen immer häufiger aggressiv aus. Mütter und Väter in Elterngruppen wissen ein leidvolles Lied davon zu singen. Der Blick in die Beratungs- und Therapiezimmer von Drogenberatungsstellen spricht eine deutliche Sprache. Sie sind voll von Cannabiskonsumenten aller Altersstufen, die in ihrem Leben nichts mehr geregelt bekommen. Sie sitzen voll in der Falle, in welche sie sich von Cannabis haben locken lassen.

Niedriges Einstiegsalter und zu geringer Informationsgrad gepaart mit der Idealisierung von Marihuana und Haschisch sowie der grandiosen Ausblendung jeglichen persönlichen Risikos sind die kürzesten Wege in die Cannabisfalle. Der Verzicht auf Cannabis oder ein hinausgeschobener Einstieg in den Konsum des Mittels, stoffbezogene Sachkenntnis sowie persönliche Lebenskompetenz mit realistischer Risikoeinschätzung helfen dagegen, in cannabistypische Krisensituationen gar nicht erst hineinzugeraten.

Cannabis und ein Ende – Eine Familie erzählt

Das Leben schreibt mitunter die eigenwilligsten Geschichten. Nicht immer folgt deren Verlauf dem Skript, das die Menschen sich für ihr eigenes Leben gerade vorstellen. Die Beziehung zwischen Kiffern und der Droge ihrer Wahl findet so nicht selten eine Wendung oder ein überraschendes Ende, welches sich die Gebraucher von Marihuana und Haschisch niemals hätten träumen lassen.

So geschehen auch bei W., einem 16-jährigen jungen Mann mit bewegter Cannabisgeschichte. Die Jahre seines Lebens mit dem Stoff wurden zwar, wie mit ihm und seiner Familie verabredet, von mir niedergeschrieben. W., seine Mutter und sein älterer Bruder haben den Bericht aber wiederholt gegengelesen und mit ihren persönlichen Anmerkungen und Kommentaren versehen. Alle drei haben ihn nach einer letzten gemeinsamen Diskussion gutgeheißen. Er markiert für sie das zu guter Letzt versöhnliche Ende eines aufwühlenden Lebensabschnitts, welcher die gesamte Familie in seinen Bann zog.

W. wurde von dem ebenso plötzlichen wie unerwarteten und eigenwillig inszenierten Abschluss seines Kifferdaseins völlig überrascht. Er war innerlich in keiner Weise bewusst darauf vorbereitet, geschweige denn von sich aus motiviert, seine jahrelange maßlose Kifferei einzustellen, um seinem Leben in den Tag hinein eine neue Richtung zu geben. Im Gegenteil: Für ihn war immer klar, dass er dem Kiffen niemals freiwillig entsagen würde. Es waren andere Kräfte als sein bewusstes Denken am Werk, die für ihn tätig wurden, um seine Kifferei zu einem Ende zu bringen. Seine Seele und sein Körper fingen urplötzlich an, selbstständig und ohne sein willentliches Zutun zu agieren, um ihm unmissverständlich zu signalisieren, dass er auf einem Irrweg in seiner Entwicklung war.

W. hatte mit 12 Jahren seine ersten Erfahrungen mit Cannabis gemacht: »Nach den ersten paar Versuchen, bei denen ich wenig gemerkt habe, ist es mir total gut gekommen. Es ging mir einfach nur noch gut ab. Deshalb habe ich gekifft und zunehmend mehr Gefallen an Gras gefunden.« Altersgemäße Neugier und beginnende pubertäre Schwierigkeiten trugen zwar als Auslöser zum ersten Probiergebrauch bei, waren aber nicht ausschlaggebend für den rasant ausufernden Konsum von Haschisch und Marihuana. Die tiefere Ursache hierfür ist in der Trennung der Eltern von W. zu vermuten, unter welcher der 12-Jährige stark litt. W. wiegelt das aus seiner Sicht zwar noch bis heute stark ab, aber nach rückblickender Einschätzung seiner Mutter und dritter Personen, die W. nahe standen, hat die Trennung den Drogengebrauch ihres Sohnes zumindest erkennbar begünstigt. In den dämpfenden Wirkungen von Cannabis suchte und fand W. Trost für seine innerlich reichlich erlebten Irrungen und Wirrungen. W. fühlte sich von einer extremen Unruhe getrieben. Seine innere Gespanntheit war kaum zu ertragen. Insoweit entsprach sein Gebrauch von Cannabis auch einem Selbstheilungsversuch, um eine Form von Gleichgewicht zu finden. Im Verein mit seinen Identitäts- und Orientierungsschwierigkeiten wurde das Kiffen für W. schnell zum Mittelpunkt des alltäglichen Lebens. Ebenso rasch stellten sich alle möglichen Folgen eines unkontrollierten Cannabisgebrauchs ein. In der Schule wurde W. nach unten durchgereicht, weil er weder die Konzentration noch die Motivation aufzubringen vermochte, um das Niveau zu halten. Die Ursache für das auffällige Schulversagen wurde den veränderten familiären Beziehungen nach der Trennung des Elternpaares zugeschrieben. Der Drogengebrauch von W. blieb noch unentdeckt.

Als seine Mutter eine von außen betrachtet schwer verständliche Wiederannäherung an den Vater versuchte, die in einem Debakel endete, drehte sich der Cannabis-Film für W.

weiter. Die aufkeimenden Hoffnungen des zu diesem Zeitpunkt 13-Jährigen, der Vater könnte in die Familie zurück-
kehren, zerbarsten in tausend Stücke. Er erlebte das als er-
neuten tiefen Verlust. Fortan erschien er gänzlich haltlos,
obwohl seine Mutter nach dem endgültigen Bruch mit dem
Vater alles tat, um W. und seinen beiden Brüdern emotionale Sicherheit zu bieten. W. drehte mehr und mehr ab. Er kiffte exzessiv, provozierte sein gesamtes soziales Umfeld, über-
trat jede gesetzte Grenze, hatte ohne Unterlass markige
Sprüche parat und gebärdete sich nach außen generell wie
der »King« persönlich. Seine Mimik, seine Gestik und sein
Gang sprachen Bände. Je unsicherer und verletzlicher er sich
tief in seinem Inneren fühlte, desto mehr drehte er auf. W.
veränderte sich spürbar in seinem Charakter. Seine ur-
sprüngliche Liebenswürdigkeit, sein jugendlicher Charme
und sein sonniges, strahlendes Gemüt wurden zugedeckt
von einer unflätigen Sprache und einem grandiosen Gehabe.
Blickt W. aus heutiger Sicht zurück auf diese Zeit, klingt das
düster: »Ich fand alles Scheiße. Das war mein ständiges
Grundgefühl. Alles war saunervig und hat mich angekotzt.
Also wollte ich mich ständig nur wegmachen. Durch das Kiffen fühlte ich mich nämlich deutlich leichter.«

Zwar waren seiner Mutter gelegentlich schon seine geröteten Augen und seine verwaschene Sprache aufgefallen, wenn
ihr Sohn bekifft nach Hause kam. Doch tat W. das immer
ab, indem er seine geröteten Augen auf überlanges Playsta-
tion- und PC-Spielen bei Freunden sowie auf seinen Heu-
schnupfen schob. Es gelang ihm, das tatsächliche Ausmaß
seiner Kifferei noch eine Weile im Dunkeln zu halten. Frau
K. hatte zwar den sicheren Verdacht, dass da vieles nicht mit
rechten Dingen zuging. Zweifelsfrei enthüllten jedoch erst
W.s Persönlichkeitsveränderungen, welche die Mutter immer stärker alarmierten, wie tief das Kind bereits in den
Brunnen gefallen war. Die Mutter hielt sich nicht lange dabei
auf, dass eine Welt für sie zusammenstürzte. Sie begab sich

umgehend in Beratung, um dem Gegner, der ihren Sohn fest im Griff hatte, die Stirn zu bieten. Frau K. probierte viele Strategien aus der Elternarbeit aus, um das Drama ihres Sohnes nach Möglichkeit zu begrenzen. Sie zeigte sich im Handeln couragiert und entschlossen. Wie alle Eltern Drogen gebrauchender Kinder musste sie erproben, welche Schritte speziell für ihren Sohn geeignet waren, Veränderungen zu bewirken, und über welche er sich kalt lächelnd hinwegsetzte. Frau K. kämpfte mit allen Mitteln, welche sie als Mutter aufzubringen vermochte, um ihren Sohn. Sie war beharrlich darauf aus, den Gegner Cannabis zu besiegen. Doch blieb ihr ein jahrelanger Leidensweg nicht erspart. Zunächst drehte sich der Cannabis-Film unerbittlich weiter. Ihr Sohn stahl ihr Geld und Wertsachen, was sie dazu nötigte, alles einzuschließen. Er vergriff sich am Hab und Gut seiner Geschwister, welches er vertickte, um seinen wachsenden Geldbedarf für Cannabis zu decken. Für seine Brüder war es niederschmetternd, als auch sie ihre Zimmer verschließen mussten, um weitere Übergriffe abzuwehren. Das moralische »Schuldkonto« von W. stieg sprunghaft an. Da er noch nicht gänzlich gefühlskalt war, spürte er sein schlechtes Gewissen schlagen. Um es zum Schweigen zu bringen, verfolgte er abwechselnd drei Strategien: Entweder er hüllte es in Schwaden von Cannabis ein, oder er zettelte einen Streit in der Familie an, den er so lange eskalieren ließ, bis seine Mutter ihm die Tür zeigte, so dass er der für ihn belastenden Situation vorübergehend enthoben war, oder er wählte die Variante, für einige Tage einen trügerischen Burgfrieden zu wahren, um seine Mutter und die beiden Brüder zu beschwichtigen. Während solch ruhigerer Zeiten war er in seinem Wesen begrenzt ansprechbar. In wachen Momenten spürte er selbst seine unheimliche Veränderung. Aufkeimende Hoffnungen in der Familie auf positive Wendungen erwiesen sich allerdings in schöner Regelmäßigkeit als Strohfeuer, die er durch heftigeres Kiffen denn je zunichte machte. Hatte er nichts zu kiffen, war er steuerungslos seinen Impulsdurchbrüchen ausgeliefert. Wenn er zu Hause randalierte und seine Gewalt in der Wohnung austobte, fühlte er sich im Anschluss mies und schuldig. Mehrfach betonte er: »Ich habe doch eh nur wieder die Arschkarte gezogen.« Als er sich selbst nur noch ankotzte, fügte er hinzu: »Es wäre besser, ich würde aus dem Fenster springen.« An dem Tag ließ ihn seine Mutter nicht mehr vor die Tür und machte ihm eindrücklich klar, dass sie ihn wegen Eigengefährdung sogar stationär einweisen lassen würde, wenn er sich nicht beruhige.

Lange Monate ging Frau K. durch ein Wechselbad der Gefühle. Sie lernte das charakteristische Hin-und-her-gerissen-Sein zwischen extremen Spannungszuständen kennen. Einerseits verspürte sie die heftigsten Befürchtungen, ihr Sohn könnte aus der Familie fallen oder im Extremfall sogar ausgestoßen werden. Andererseits sah sie ihren elterlichen Auftrag darin, ihn unbedingt im Familiengefüge zu halten. Oft war sie nahe daran, ihren Sohn auf Grund seines Verhaltens endgültig und nicht bloß für einige Tage aus der Familie zu weisen. Zu hässlich und unerträglich waren die Szenen bisweilen zu Hause, zumal W. das Spiel auf der Beziehungsklaviatur perfekt beherrschte. Wenn er plausibel klingende Geschichten für sein Verhalten präsentierte, zog er alle Register des trickreichen, trügerischen Spiels, welches Drogengebraucher so perfekt einsetzen, um ihr Umfeld zu täuschen. Frau K. rätselte oft, was denn wirklich der Wahrheit entsprach und was ihr eher wie Lug und Trug vorkam: »Mein Sohn kam mir vor, wie mit allen Wassern gewaschen. Manchmal fand ich ihn nur noch zum Kotzen. Er machte mich traurig und zutiefst wütend zugleich.« Gelegentlich ertappte sich Frau K. bei Kontrollstrategien, mit welchen sie ihrem Sohn beweisen wollte, dass er wieder gekifft hatte. Eine Schlüsselsituation, in welcher sie sich selbst beobachten konnte, ließ sie innehalten: »»Moment mal. Was mache ich denn da überhaupt? Ich verändere mich ja selbst völlig. Mein Kontrollieren nimmt ein Ausmaß an, das ich nicht mehr steuern kann. So etwas kenne ich doch gar nicht von mir. Ein solches Verhalten entspricht überhaupt nicht meinem Wesen. Das darf ich auf keinen Fall länger zulassen.‹ Das war für mich der Punkt, wo ich anfing, meinem Sohn bestimmte Verantwortlichkeiten zurückzugeben und zu denken, ich kann es so nicht beeinflussen.« Frau K. lernte, den verschlagenen Blick ihres Sohnes sowie die übrigen Zeichen im Verhalten richtig zu deuten, und verließ sich in der Beziehung nur noch auf ihre Intuition.

Neue Enttäuschungen kamen hinzu, als W. auch noch wegen Ladendiebstahls und weiterer Unbedachtheiten die Bekanntschaft der Polizei machte. Auch wenn das alles letztlich recht glimpflich abging, schien Frau K. mehr als einmal am Ende ihrer Kräfte. Die unerträgliche Situation schien nur durch Resignation und die folgerichtige Verbannung ihres Sohnes aus der Familie auflösbar. Frau K. fragte sich fast täglich: »›Kann ich W. noch in der Familie halten oder bricht die Beziehung zu ihm ab?‹ Von mir aus hätte ich ihn bestimmt nicht aus der Familie werfen wollen. Aber wenn die Bande der Beziehungen abgebrochen wären, hätte ich W. nicht halten können und er wäre einfach aus der Familie herausgefallen. Mein Gefühl war aber zum Glück immer, dass meine emotionale Beziehung zu ihm in keinem Moment abgerissen war.« Gelegentlich drängte ihr ältester Sohn Frau K. dazu, den zwei Jahre jüngeren Bruder endlich aus der Wohnung hinauszuwerfen. Er hatte Angst vor dessen aggressiven Ausbrüchen. In offenem Widerspruch zu derartigen Forderungen an seine Mutter verhielt sich der älteste Sohn jedoch unvermittelt immer dann, wenn Frau K. ihrem kiffenden Sohn energischst die Grenzen wies. Dann fiel ihr der ältere Bruder in den Rücken und solidarisierte sich plötzlich mit W. Der Jüngste der drei Brüder bemühte sich häufiger, in der Familie ausgleichend zu wirken oder die Aufmerksamkeit auf sich zu lenken. Er forderte ein hohes Maß an

Zuwendung für sich ein, um wenigstens halbwegs ein Gefühl von Sicherheit zu erlangen. Er wünschte sich öfters, bei seiner Mutter zu schlafen, um Beruhigung für seine Ängste zu finden.

Als Frau K. sich ans Jugendamt wandte, um für alle Fälle eine Unterbringung von W. in einer Einrichtung der Jugendhilfe zu prüfen, spürte sie ohne jeglichen inneren Restzweifel, dass sie diesen Schritt nicht tun durfte. Ihre innere Stimme gab ihr ein, dass sie ihren Sohn auf gar keinen Fall aus der Familie verweisen würde, weil er dann mit absoluter Gewissheit völlig abstürzen und unter die Räder kommen würde: »In der Jugendhilfe hätte mein Sohn nicht mehr gehabt, was er an emotionalem Halt so dringend brauchte.« Folglich entschloss sich Frau K., unter allen Umständen weiter zu W. zu halten und die schwierige Zeit gemeinsam mit ihm durchzustehen. Es war eine Entscheidung auf der Beziehungsebene, die sie aus ihrem mütterlichen Instinkt heraus traf. Und so vermittelte sie ihre Entscheidung auch ihrem Sohn: »Du wirst hier bleiben und wir werden das gemeinsam durchstehen. Ich halte das aus mit dir. Ich halte vor dir stand, dass du nicht mehr weitergehen kannst. Nur wenn deine Brüder das nicht mehr aushalten und krank werden, musst du gehen.« W. sah seine Mutter nur lange und still an und wirkte danach sichtbar entlastet. Das war zwar noch nicht der Wendepunkt, aber eine richtungsweisende Intervention. Sie ermöglichte W. noch einmal einen anderen Blick auf seine Mutter. Er war eher in der Lage, zu sehen, was er eigentlich an seiner Mutter hatte und wie stark sie sich für ihn einsetzte, um ihn in der Familie zu halten. In einem Einzelgespräch mit der für ihn zuständigen Mitarbeiterin des Jugendamtes erkannte er die Leistung seiner Mutter an: »Ich finde das gut, wie meine Mutter seit Jahren die Familie zusammenhält.« Es kostete Frau K. Monate weitere Kraft und Energie, die Beziehung zu ihrem Sohn so zu gestalten, dass wieder positivere und liebevollere Töne möglich wurden.

Rückschläge gab es noch etliche. Vor allem in Situationen, in welchen der Vater plötzlich glaubte, sich unvermittelt in die familiären Angelegenheiten einmischen zu müssen. Trat er auf den Plan, hinterließ er Chaos und zusätzliche Spannungen, die Frau K. ausbaden musste. Der Vater vermochte einfach nicht liebevoll wohlwollend mit seinen drei Söhnen umzugehen, nicht weil er es nicht wollte, sondern es nicht konnte. Die Mutter versuchte lange Zeit, vor den Kindern ein positives Bild ihres Vaters zu zeichnen. Doch er war ihnen zu der Zeit keine positive männliche Identifikationsfigur, an der die Söhne sich auf der Suche nach ihrer eigenen männlichen Rolle hätten orientieren können. Insofern blieb der Vater für die drei Jungen eine immer während Quelle der Enttäuschung, an der sie sich abarbeiteten. Erst heute normalisiert sich das Verhältnis zwischen dem Vater und seinen Söhnen so langsam, weil Letztere verstärkt in der Lage sind, die Beziehung von sich aus mitzubestimmen. W. sah und spürte man von außen immer am meisten an, wie sehr er unter dem Fehlen eines ihn bestärkenden Vaters litt.

Nachdem W. sich sicher sein konnte, dass seine Mutter ihn trotz seiner Kifferei, seiner phasenweise asozialen Verhaltensweisen und seiner unerträglichen Großkotzigkeit nicht aus der Familie fallen lassen würde, trat in seinem Verhalten eine Phase relativer Entspanntheit ein. Sie wurde von seiner Mutter dadurch gefördert, dass sie das Kiffen nicht mehr zum einzig lebensbestimmenden Thema machte. Frau K. sorgte wieder stärker für sich selbst, was ihren Sohn weiter entlastete, da er sich weniger schuldig fühlen musste am Lebensverzicht seiner Mutter. W. kiffte zwar unverändert weiter, aber er sorgte erkennbar seltener für hässliche Szenen. Erste selbstkritische Äußerungen deuteten eine neue Auseinandersetzung mit dem eigenen Verhalten an: »Wieso mache ich immer nur Mist und meine Mutter muss meine Scheiße ausbaden?« Eine fragile Stabilität trat in der Familie an die Stelle der lange Zeit vorherrschenden Kämpfe darum, wer die Macht und das Sagen hatte.

Die für alle überraschende Wende zum Ausstieg aus dem Cannabisdrama kam, als W. sich urplötzlich mit Wirkungen von Cannabis konfrontiert sah, deren mögliches Auftreten er vor dem Hintergrund seiner einzig gültigen Wahrheit immer vehement bestritten hatte. W. kiffte bis zu 10 »Heads« am Tag, als er von heute auf morgen von Kreislaufzusammenbrüchen und Ohnmachtsanfällen heimgesucht wurde. Da seine exzessive Kifferei ihn körperlich ausgelaugt hatte, war er in der Tat vital bedroht. Seine Schwächezustände legten W. körperlich zur Gänze lahm. Mehrfach musste er aus der Schule abgeholt werden, weil sein Körper ihm den Dienst versagte. Zu seinen leiblichen Reaktionen gesellten sich ebenso unvermittelt Angstzustände, die situativ den Charakter von Panikattacken annahmen. Körper wie Seele setzten eigene Zeichen: »Wir haben genug. Wir spielen so nicht mehr mit.« W. traute sich über Wochen kaum noch vor die Tür. Er fühlte sich so schwach und unsicher in seiner Haut, dass er tagelang nur im Bett lag, der Sprache seines Körpers lauschte und sich Gedanken darüber machte, welche Veränderungen für ihn angesagt waren. W. sah sich zu einem anfänglich unfreiwilligen Zwangsentzug von Cannabis verurteilt, wobei er unter Abstinenzsymptomen litt, die er nie für möglich gehalten hätte. Er glaubte, sich alle verfügbaren Informationen über Cannabis angelesen zu haben und aus eigener Erfahrung alles genauestens zu wissen. Jetzt wurde er eines anderen belehrt. Erschöpfungszustände, Schwindelanfälle, Herzrasen und Schweißausbrüche ungeahnten Ausmaßes sowie feuchte Hände waren als körperliche Symptome seine wochenlangen Begleiter. Die Angstzustände als seelische Symptome seines Absturzes setzten seine Grandiositätsphantasien schachmatt. Die ihn heftigst erschütternden Panikattacken ebbten zwar bald ab, doch die »Crises«, wie W. sie nannte, hinterließen nachhaltige Spuren. Es folgte ihnen die Angst vor der Angst ihres Wiederauftauchens.

Frau K. konnte trotz aller Besorgnis über den Zustand ihres Sohnes innerlich jubeln. Seine Geschichte mit Cannabis kam an ihr Ende.

Über Wochen hinweg tauchte ihr Sohn langsam wieder aus seiner Versenkung auf. Er zeigte wieder sein ursprüngliches Wesen, wurde wieder als der erkennbar, der er war, bevor er Cannabis zum Dreh- und Angelpunkt seines Lebens auserkor. Nach Abklingen der Angstzustände und Abstinenzreaktionen zeigte sich W. über einige Zeit hinweg emotional sehr bedürftig. Er holte bei seiner Mutter affektiv nach, was ihm vier Jahre lang durch eine von Cannabismissbrauch blockierte persönliche Entwicklung fehlte. Heute schaut er wieder aus wachen, offenen Augen in die Welt. Jegliche Verschlagenheit ist aus seinem Blick gewichen. Er hält sich an Grenzen, die ihm seine Mutter setzt, und was noch wichtiger ist: Er akzeptiert seine eigenen Grenzen, die er auf seinem mühevollen Weg kennen gelernt hat. An die Stelle seiner grandiosen Selbstüberschätzung ist eine realistischere Selbstwahrnehmung getreten, rechtzeitig genug, um aus eigener Kraft noch einen qualifizierten Schulabschluss zu schaffen, auf dem er aufbauen kann. W. lässt neue Perspektiven in seinem Denken und Veränderungen in seinen Wertigkeiten erkennen. Cannabisgebrauch ist für ihn kein Thema mehr. Diese Lektion hat er gelernt. Er beweist besondere Stärke darin, nicht rückfällig zu werden, obwohl er in seiner Peergroup weiterhin mit Kiffern konfrontiert ist.

W. spricht heute gereift und ernsthaft über sich, seine Familie und die gemeinsam bewältigte Zeit. Er kann offen zugeben, dass seine Wahrheit nicht die einzig gültige war, dass seine Mutter und andere Menschen, die es gut mit ihm meinten, berechtigten Grund zur Sorge um ihn hatten. Da es ihm in seiner inneren Einsamkeit nicht möglich war, frühzeitig auf deren Botschaften zu reagieren, musste er seine eigenen schmerzhaften Erfahrungen machen. Zu seiner Mutter gewandt deutet er im Nachhinein die damaligen Abgründe an:

»Du hättest nicht mehr tun können, als du getan hast, um mit mir klarzukommen. Wenn die Gruppe, in der jemand ist, kifft, hat man als Eltern eh verloren. Ich habe viele negative Eindrücke gesammelt und beschissene Erlebnisse gehabt. Es ist für dich mit Sicherheit besser, dass du das so genau alles gar nicht weißt. Du würdest das gar nicht aushalten. Ich habe auch andere Drogen probiert, von denen du noch gar nichts weißt. Die Samen der Hawaiianischen Waldrose, Ecstasy, da ging es mir total beschissen mit, Koks und Pilze. Die Erfahrungen mit Pilzen haben mich verändert. Das war für mich wirklich wie eine Bewusstseinserweiterung. Das Wort passt. Ich hab von da an anders über die Dinge nachgedacht und auch zum ersten Mal wieder gesehen, welchen Scheiß ich schon gebaut hatte. Das war also eher gut für mich. Du hast davon nichts merken können. Wenn jemand kifft und die Eltern wissen das, merken sie es nicht mehr, wenn er was anderes nascht. Es sei denn, er ist auf Pappe oder Stechapfel, das ist dann ein ganz anderes Imperium. Aber von dem anderen konntest du nichts mitkriegen.«

Frau K. bestätigt ihren Sohn und macht zusätzlich auf einen weiteren für Eltern problematischen Punkt aufmerksam:

»Wenn ein Kind immer kifft, ist es schwierig für die Eltern, zu unterscheiden oder noch richtig mitzukriegen, wie es drauf ist. Die Wahrnehmungen können richtig verschwimmen. Manchmal, wenn W. gut gelaunt und ansprechbar war, dachte ich, er hätte nicht gekifft und es ändert sich was. Mein Sohn war so sehr an Cannabis gewöhnt, dass er keine roten Augen und auch sonst keine so typischen Anzeichen mehr hatte. Er war ja eigentlich immer nur noch drauf, so dass das für mich das Normale wurde.«

Das große Glück von W. bei allen Erfahrungen, welche er machen musste, war sicherlich die Beständigkeit seiner Mutter, die den Glauben an ihn nie aufgab, weil sie beharrlich auf die positiven Seiten ihres Sohnes vertraute. Frau K. ist in der anstrengenden Zeit mit ihrem Sohn um Jahre gealtert. So wie W. heute mit seiner Mutter umgeht, ist sichtbar, dass er ihr für ihre innere Haltung dankbar ist, auch wenn er das noch nicht in Worte zu fassen vermag. In seinem gesamten Auftreten lädt W. nach seiner Rückbesinnung auf sich selbst wieder ein, ihn zu lieben. Und er genießt es in vollen Zügen, geliebt zu werden.

Ein Gefühl taucht auf und klärt sich ...

In den letzten Jahren fällt mir an jungen Männern und Frauen, die über viele Monate oder gar lange Jahre hinweg eine intensive Beziehung zu Cannabis eingegangen waren, welche sich durch die ständige Wiederholung des Immergleichen zerschliss, eine besondere Eigenheit im Entwöhnungsprozess von ihrer Lieblingsdroge auf. Sie tritt nicht unmittelbar nach Beendigung des überdrüssig gewordenen Marihuana- oder Haschischkonsums auf, sondern erst einige Wochen oder gar Monate nach dem letzten Kiffen. Die körperlichen Abstinenzsymptome, sofern sie denn überhaupt auftraten, sind abgeklungen und auch die anfänglichen psychischen Entzugsreaktionen beanspruchen längst nicht mehr die volle Wachsamkeit der jungen Leute. Da das Gröbste überstanden scheint, sind die noch im Entzugsprozess begriffenen jungen Männer und Frauen in wachsendem Maße in der Lage, sich differenzierter mit ihren Wahrnehmungen auseinander zu setzen.

Lange Zeit vom starken Cannabiskonsum unterdrückte Gefühle drängen aus den inneren Kammern der Seele, in welchen sie ausgeharrt haben, an die Oberfläche der bewussten Wahrnehmung. In diesem Stadium des Entwöhnungsprozesses beschreiben zahlreiche Exkonsumenten der psychoaktiven Substanz ein ihnen zunächst völlig fremdes Gefühl. Sie kleiden es immer in die ihnen zur Verfügung stehenden Worte und tun sich damit schwer, klar auszudrücken, was sie eigentlich meinen.

Der Grund ist ein einfacher: Sie vermögen die treffende Bezeichnung für ihre Befindlichkeit noch gar nicht zu wählen, weil sie das Gefühl schlicht und ergreifend noch keiner vertrauten Erfahrung oder Gefühlskategorie zuzuordnen wissen. Also drucksen sie herum, ringen nach Worten und werten ihr Gefühl als »eine höchst befremdliche Wahrnehmung, die ich so nicht kenne«. Es ist »irgendwie ein komisches Gefühl, ich weiß noch nichts Richtiges damit anzufangen«, das »ist mir so fremd. Ich kann mich nicht erinnern, dass ich das früher schon mal gehabt hätte, und auch nicht während des Kiffens. Ich kann es also gar nix Bekanntem zuordnen. Ich meine, ich bin doch nicht verrückt, schon gar nicht jetzt, wo ich so lange schon nicht mehr kiffe, aber das ist schon krass, nicht mehr zu wissen, was ich fühle. Das ist so diffus«.

Nach der Qualität bzw. der Tönung oder Färbung ihrer Befindlichkeit befragt, urteilen alle, die darüber zu erzählen wissen, einhellig, dass sich das Gefühl als »unangenehm«, »unruhig«, »nervig« oder »leicht beunruhigend« bemerkbar macht. Erstaunlicherweise klagt aber niemand der jungen Leute über das Vorhandensein des Gefühls an sich. Sie sind eher in einer inneren Erwartungshaltung, wie auf dem Sprung:

> »Da passiert etwas in mir. Ich weiß noch nicht genau was, aber eher nichts Schlechtes. Das ist zwar im Moment etwas schwer auszuhalten, aber ich bin vor allem neugierig, was da noch kommt. Da muss doch noch was kommen.«

Eine junge Frau, die es liebte, in Bildern zu sprechen, sah ihr Gefühl, kurz bevor es sich für sie so eindeutig klärte, dass sie es klar zu benennen wusste, »wie ein Gefäß, ein schöner Kelch, der sich öffnet, aus dem ganz viel, was lange gefangen war, nach draußen strömt, um sich auszubreiten«. Wenig danach sprach sie von »reiner Energie«.

Es mag für manch einen verblüffend oder schwer verständlich scheinen, dass junge Leute, welche über einen längeren Zeitraum hinweg starke Cannabiskonsumenten waren, ein so klares Gefühl wie »Energie« nicht zu erkennen, zu benennen und einzuordnen wissen. Es ist allerdings in keiner Weise verwunderlich. Gewohnheitsmäßiger starker oder gar exzessiver Cannabisgebrauch lähmt auf Dauer die Lebensenergie. Sie wird gedämpft, blockiert, zieht sich in Ecken und Winkel von Leib und Seele zurück, wo sie überdauern kann, bis sie wieder zu ihrem Recht kommen darf. Während ihrer Zeit des Kiffens fühlen sich viele User »abgedreht«, »nicht gesellschaftsfähig, weil ich

nicht kommunizieren kann« oder »absolut passiv und still gelegt im Denken, selbst wenn meine Gedanken laufen«. Bevor
sich Aussteiger im laufenden Entwöhnungsprozess wieder in die
Lage versetzt fühlen, ein Energiegefühl eindeutig identifizieren
zu können, spüren sie im Vorfeld ein diffuses Unbehagen, ein
Getriebensein, ein Warten-auf-etwas. Erst später erfolgt die gefühlsmäßige Differenzierung, die Klärung des Gefühls, die aus
der Verwirrung (Diffusion) herausführt. Den Durchbruch, die
Öffnung des Kelchs, der Blüte, der inneren Kraft, erleben alle,
die den Moment bewusst wahrnehmen, als überaus erleichternd
oder sogar beglückend. Es ist der Augenblick, von dem ab sich
eine Menge wandelt: Der Ausstieg aus dem Cannabiskonsum ist
gemeistert, die nervige Unruhe weicht dem wieder entdeckten
Energiegefühl. Pläne für neue Ziele werden geschmiedet und
angegangen, das Lachen taut auf und Worte wie »Lebenslust«
oder »Lebensfreude« dürfen wieder in den Mund genommen
werden. Aufbruch zu neuen Ufern ist angesagt.

Ich will diesen Prozess nicht in jedem Falle als typisch für
den Entwöhnungsprozess von langwierigem Marihuana- oder
Haschischmissbrauch bezeichnen, selbst wenn manche Exkonsumenten das für ihren Entzug persönlich so werten. Aber die
Eigenwilligkeit im langsamen Auftauchen der energetischen Le-
benskräfte aus der Versenkung ist allemal bemerkenswert. Den
Prozess in der praktischen Arbeit mit ausstiegsgewillten Cannabisgebrauchern aufmerksam unterstützend zu begleiten und an
ein gutes Ende zu bringen macht den immateriellen, überaus
befriedigenden Lohn für alle Beteiligten aus.

Buchtipp zum Weiterlesen:
Helmut Kuntz: Cannabis ist immer anders. Haschisch und Marihua-
na: Konsum – Wirkung – Abhängigkeit. Weinheim, 4. Auflage 2007
(A/J + E)

Ecstasy – Wohin soll die Reise gehen?

Mit Hilfe von Ecstasy starten viele junge Männer und Frauen abenteuerliche Reisen und Psychotrips in ihnen bis dahin unbekannte Welten und Imperien. Was gibt es auf den Reisen zu entdecken, was halten die neuen Welten für sie an Erfahrungen bereit und welchen Risiken sind sie dabei ausgesetzt? Wie im Kapitel über Cannabis gilt: Die hier ermöglichten Einblicke in die Welt von Ecstasy ersetzen weder für Nutzer der Droge noch für Angehörige oder betroffene Dritte die weitergehende Aneignung von ecstasyspezifischer Sachkompetenz.

Die Versprechen von Ecstasy und die Dramen im Niemandsland

»Entweder ich schaffe Ecstasy oder *ES* schafft mich!« So beschrieb ein junger Mann den Scheideweg in seinem Leben, an den ihn Ecstasy und andere Partydrogen geführt hatten. In das kleine Wörtchen »ES« fasste er sein bedrückendes Gefühl, dass er sich nicht mehr als Herr im eigenen Haus und als Meister seines Handelns empfand, sondern ausgeliefert an die Fremdherrschaft eines überaus mächtigen Wesens. Ecstasykonsumenten legen sich mit einem machtvollen Gegner an, den sie nur allzu gerne unterschätzen. Die Zahl derer, die Ecstasy sowie der großen Vielzahl verfügbarer Designerdrogen einen hohen Tribut zollen müssen, wächst beständig. Es sind vorwiegend Angehörige des männlichen Geschlechts, bei denen wir erhebliche Komplikationen durch risikobehafteten Substanzgebrauch beobachten können.

Kamen Partydrogen bis vor wenigen Jahren im lauten Gefolge von Technomusik und einer eigenen Jugendkultur sowie von vielen Kommentaren im öffentlichen Diskussionsraum begleitet daher, so ist es neuerdings vergleichsweise ruhig um Ecstasy und Co. geworden. Zwar werden nach wie vor einige der traditionellen großen Technoparaden veranstaltet, aber ansonsten sind die Partys und Events wieder privater geworden. Nicht nur die unzureichend informierte Öffentlichkeit, sondern selbst viele Mitarbeiter in sozialen Arbeitsfeldern wollten sich bereits der Illusion hingeben, die Partydrogen seien auf dem Rückzug. Doch der Schein der relativen Ruhe trügt. Die Drogen sind längst in den Alltag eingewandert. Keine Diskothek, keine Jugendfreizeiteinrichtung, keine Schule, in der nicht innerhalb kürzester Zeit alles zu erstehen wäre, was des Käufers Herz begehrt. Partydrogen werden auf hohem Niveau konsumiert. Etwa 8–10 % der jungen Menschen ab etwa 16–17 Jahren aufwärts greifen versuchsweise oder gewohnheitsmäßig zu Ecstasy, Amphetaminen oder anderen Designerdrogen. Auch biogene bzw. ethnobotanische Rauschmittel erfreuen sich steigender Beliebtheit.

Jenseits ideologischer oder dogmatischer Barrieren besteht kein Zweifel daran, dass Ecstasy als Psycho- wie Körperdroge faszinierende Wirkungen zu entfalten vermag.

Das Mittel verspricht eine ganze Reihe von faszinierenden Wirkungen. Welche Seite des Wirkungsspektrums sich bei den Konsumenten besonders entfaltet, hängt im Wesentlichen von »Set« und »Setting« ab.

Ecstasy ist eine Substanz, welche in außergewöhnlich hohem Maße das Selbstwertgefühl der User nährt. Solange die Wirkung anhält, lösen sich jegliche Zweifel an der eigenen Person in Luft auf. Die Konsumenten baden in bestätigenden Gefühlen, die in der inneren Überzeugung gipfeln: »Ich bin ganz und richtig, wie ich bin.« Die Konsumenten fühlen sich über den Alltag erhoben und schweben im siebten Himmel über den Wolken. Megaglücksgefühle lassen die Seele jubilieren. Wer so mit sich und der Welt im Reinen ist, möchte am liebsten die ganze Welt umarmen. Ecstasy wirkt somit empathogen als Herzensöffner. Friedfertige Gefühle lassen für Momente das Paradies entstehen: »Du liebst alle und alle lieben dich.« Die zwischenmenschliche Verständigung findet auf anderen Ebenen statt. Sie ist intuitiv und bedarf nicht der Sprache mit ihrer Anfälligkeit für Missverständnisse. Unter dem Einfluss von Ecstasy ist der totale Kontakt möglich.

Der Stoff erzeugt Hunger nach Liebe und Berührung. Wer Nähe-
wünsche in seinem Leben nur noch in Verbindung mit Sexualisierung zu leben vermag, verwechselt die von Ecstasy stimulierte
tiefe Berührungssehnsucht allerdings fälschlicherweise mit sexuellen Bedürfnissen. Ecstasy kann den Blick des Konsumenten
tief nach innen in den Kern des eigenen Wesens lenken. Über diese entaktogene Wirkung vermag es die verborgensten Seiten der
Innenwelt zum Vorschein zu bringen. Wo Ecstasy die Türen zu
den geheimen Kammern des Selbst öffnet, müssen die privaten
Schlüsselerlebnisse im Nachhinein allerdings auch verarbeitet
werden. Ansonsten kann tiefste Verwirrung zurückbleiben. Die
entheogenen Aspekte im Wirkungsspektrum von Ecstasy klingen
dort an, wo die Konsumenten in einer Art von kosmischem Or-
gasmus die spirituelle Durchdringung des Universums erfahren.
Die geistig-seelischen Wirkungen der Droge werden ergänzt
durch seine Effekte auf den Körper. Ecstasy wirkt als vitalisieren-
de Körperdroge. Sie heizt an und lässt die Konsumenten auf dem
Dancefloor abtanzen, bis die Seele fliegt. Das ist der Hauptgrund
ihres profanen Gebrauchs als Tanztreiber, der bisweilen durch
die Beigabe von Amphetaminen zusätzlich verstärkt wird. Ecstasy sprengt den Körperpanzer und befreit beim Tanzen von Hemmungen. Es vermittelt ein gutes Körpergefühl. Auf die Spitze getrieben, schmeichelt es der narzisstischen Selbstverliebtheit. Der
Körper wird zum Kultobjekt. Indem Ecstasy den kritischen Geist
vom grübelnden Denken entbindet, befreit es von Zwängen und
jedweden störend erlebten Gedanken bei der lustvollen Selbstin-
szenierung.

Angesichts der realen Alltagsbefindlichkeit vieler junger Menschen, würde es in den meisten Fällen schon genügen, ihnen eine der möglichen Wirkungen von Ecstasy zu versprechen, damit
sie prompt zugreifen würden. Die harmonische Mischung der
Feinwirkungen von Ecstasy macht die große Faszination des
Mittels aus. Wer die spezifischen Wirkungen von Ecstasy erst
einmal kennen und schätzen gelernt hat, der wird nicht so ohne
weiteres wieder darauf verzichten wollen. Er ist bereit, so manchen Preis für diese Belohnungen zu bezahlen. Die Gratifikatio-

nen, welche die Droge beschert, sind jedoch nur die als positiv empfundenen Seiten der Substanz. Mittlerweile zeichnen sich immer deutlicher die düsteren Schattenseiten von Ecstasy ab. Die Komplikationen sowie Folge- und Langzeitwirkungen seines Gebrauchs als Spaß- und Partydroge lassen sich auf verschiedenen Ebenen feststellen.

Die vielfältigen körperlichen oder internistischen Begleiterscheinungen des Ecstasykonsums sind zahlreichen Gebrauchern durch die pragmatische Arbeit von Präventions- und Drogenberatungsstellen vertraut. Der Hyperthermie, also der Überhitzung des Körpers mit unter Umständen lebensbedrohlichen Folgen, versuchen erfahrenere Konsumenten durch die Befolgung der für Ecstasy empfohlenen Safer-Use-Regeln vorzubeugen. Unterschätzt wird vermutlich die meistens nicht direkt spürbare Hepatoxizität, d. h. die Leberschädlichkeit des Designerdrogengebrauchs. Die bedenklichsten Langzeitfolgen des Ecstasykonsums finden wir jedoch im neurologischen, psychiatrisch-psychischen und psychosozialen Bereich.

Wir kommen nicht umhin festzustellen, dass sich ein schlimmer Anfangsverdacht erhärtet hat. Es steht mittlerweile außer Frage, dass insbesondere chronischer Gebrauch sowie hohe Dosierungen von Ecstasy und anderen synthetischen Drogen die Gehirnfunktionen der Konsumenten erheblich beeinträchtigen bzw. sogar langfristig schädigen können. Auch das Ausmaß der drogeninduzierten psychiatrischen Störungen bei Ecstasykonsumenten steigt besorgniserregend an.

Nicht wenige weisen psychotisch anmutende Störungsbilder mit Halluzinationen, Personenverkennungen, Wahn, Beziehungsideen und psychomotorischen Störungen auf. Besonders ausgeprägt sind zudem Gedächtnisstörungen in einem das alltägliche Leben beeinträchtigenden Ausmaß. Unterschieden werden müssen jedoch akute psychiatrische Störungsbilder und Intoxikationspsychosen, die sich mit nachlassender Wirkung oder dem Absetzen der psychoaktiven Substanzen wieder zurückbilden, von echten drogeninduzierten Psychosen und lange anhaltenden psychiatrisch-psychischen Komplikationen. Unbeantwortet bleibt vorerst auch noch die Frage, ob partielle Schädigungen der Gehirnfunktionen bei Ecstasygebrauchern dauerhaft sind oder sich langfristig wieder normalisieren. Zumindest bei hoch dosiertem Dauerkonsum synthetischer Drogen sind bleibende Beeinträchtigungen jedoch wahrscheinlich.

Um die Fakten kommen wir nicht herum. Zurückhaltung ist jedoch angebracht bei der Erstellung vorschneller Diagnosen. Der unsensible diagnostische Terror, der viele Konsumenten von Ecstasy mit den Brandzeichen der verschiedensten Persönlichkeitsstörungen versieht, ist mit äußerster Vorsicht zu genießen. In etlichen Fällen sind Schulmedizin und klassische Psychiatrie mit Diagnosen wie drogeninduzierte Psychose, dissoziale- oder narzisstische Persönlichkeitsstörung bzw. Borderline-Syndrom, um nur die häufigsten zu nennen, allzu schnell bei der Hand. Über in sich schlüssige und erfolgreiche Konzepte zur Behandlung junger Menschen, welche durch Ecstasy an Geist und Seele Schaden genommen haben, verfügt dagegen noch niemand. Und selbst dort, wo sorgfältig erstellte Diagnosen ihre Berechtigung haben, ist die damit einhergehende Pathologisierung der Drogengebraucher einem Behandlungserfolg wenig dienlich. Sie schafft im zwischenmenschlichen Raum schnell schwer überbrückbare Gräben, insbesondere dann, wenn die Pathologisierung der Patienten mit der subtilen Überheblichkeit oder sogar heimlichen Verachtung des »besseren Menschen« daherkommt. Oft genug können sich die Mitarbeiter psychiatrischer Einrichtungen aus ökonomischen, personellen und zeitlichen Gründen auch nicht die Mühe machen, den eigentlichen Gehalt dessen zu verstehen, was die Konsumenten potenter Psychodrogen über ihr Rauscherleben zu berichten wissen. Vieles von dem, was jene unter Drogeneinfluss erleben und was die Substanzen in ihrem Inneren bewirken, wird völlig zu Unrecht als psychotische Wahnvorstellung oder Wahrnehmungsverzerrung bezeichnet. Viele Drogenerlebnisse, die sich beim Erzählen zunächst noch so unglaubwürdig oder »verrückt« anhören, sind mitnichten echte Wahnvorstellungen oder Halluzinationen. Für den Einzelnen sind sie gelegentlich sogar unabwendbarer Bestandteil seiner persönlichen Lebenswahrheit. Es ist eine Wesensart vieler Psychodrogen, dass sie die Benutzer in Bereiche ihrer Innenwelt führen, die ihnen unter normalen Umständen nicht zugänglich sind. Bei Ecstasy ist es die Eigenmächtigkeit des entaktogenen, empathogenen wie entheogenen Wirkungsspektrums, welche des Öfteren tief greifende seelische Verwirrung hervorruft.

Die Durchschnittskonsumenten der psychoaktiven Substanz, welche die Droge auf Partys zum Feiern nehmen, sind in der Regel nicht auf die möglichen eigenmächtigen Tiefenwirkungen des Mittels eingestimmt. Folglich kann ihr seelisches Erleben unter dem Einfluss der potenten Droge so weit jenseits all dessen stattfinden, was sie in ihrer normalen Erfahrungswelt als wirklich und real erachten, dass sie in tiefste Verwirrung über das Erlebte zu stürzen vermögen. Sie wissen es in keinen persönlichen Lebenszusammenhang mehr einzuordnen. Insofern klingen manche Erzählungen über ihr Rauscherleben für Außenstehende erst einmal verrückt.

Für manche Benutzer mächtiger Rauschmittel spielt sich ein echtes Drama ab, und zwar im doppelten Sinne. Nicht nur, dass sie unter dem Einfluss spezifischer Substanzen wie Ecstasy bestimmte unvorhersehbare Erfahrungen machen, die sie nicht verstehen und einordnen können und welche sie daher vielleicht selbst glauben machen, sie seien »hängen geblieben« oder verrückt geworden. Sie werden mit ihrem Erleben zusätzlich häufig alleine gelassen bzw. ausdrücklich als psychotisch diagnostiziert, und zwar deshalb, weil sich so selten jemand wirklich der Mühe unterzieht, mit ihnen zusammen zu suchen und zu verstehen, welche Botschaft oder persönliche Wahrheit ihre Drogenreise beinhalten könnte. Vieles, was anfangs wahnhaft und unerklärlich erscheint, lässt sich vor dem Hintergrund der Lebensgeschichte eines Menschen aufklären, wenn man ernsthaft nach verstehbaren Zusammenhängen forscht. Wer jedoch nicht für möglich hält, dass die Wirkungen mächtiger Psychodrogen mehr sein können als das Feuern von Neuronen, welches in der feinen Architektur des menschlichen Gehirns für Unordnung sorgt, wird sich nie auf die Suche nach dem Sinn rauschbedingter Erlebnisinhalte machen. Zugegeben: Es ist äußerst schwierig, echte Wahnvorstellungen von wahnhaft erscheinenden Erzählungen zu unterscheiden. Es existieren hierfür keinerlei objektive Kriterien. Auch persönlich kann ich mich dabei nur auf mein Gefühl verlassen. Aber je mehr man über die verkannten Wirkungen von Psychodrogen weiß und je verlässlicher man seiner eigenen Intuition und der inneren Wahrheit wie Kompetenz des Klienten vertraut, desto eher kann man angeblich psychotische Vorstellungen ihres Wahns entkleiden, sie in unsere so genannte Normalität überführen und dem Klienten damit vielleicht sogar eine leidvolle psychiatrische Karriere ersparen.

Ein Fallbeispiel verdeutlicht, mit welcher Eigenwilligkeit Ecstasy zu Werke gehen kann:

Durch Vermittlung seiner Mutter kam ein Abiturient zu mir in Beratung. Er hatte über mehrere Monate hinweg in moderater Dosierung Ecstasy und gelegentlich LSD konsumiert. Die Verläufe seiner Drogenreisen empfand er als durchweg angenehm. Nach einigen heftigeren Rauschverläufen stellten sich ohne Vorankündigung merkwürdige Symptome ein, die ihn zunehmend erschreckten. Er klagte über bedrückende Engegefühle in der Brust, verbunden mit Panikattacken, Verfolgungsideen und Todesphantasien. Gleichzeitig fühlte er sich wie langsam vergiftet. Wenn diese Anfälle ihn von einem Augenblick zum anderen packten, fiel er regelrecht in sich zusammen und erstarrte in Lähmung. Wortgewandt, wie er war, beschrieb der junge Mann das Geschehen wie eine »Implosion nach innen« mit anschließendem totalem seelischem Stillstand. Parallel zu seinen Wahrnehmungen eher psychischer Art verspürte er einen äußerst konkreten, widerlich bitteren Geschmack im Mund.

Selbst nach Absetzen der Drogen klangen die Symptome nicht ab. Der Klient glaubte sich schon »hängen geblieben«. Sein Erleben erschien verrückt. Es ließ sich zunächst durch keine Begebenheit aus seiner Lebensgeschichte erklären.

Wenn ich das Fallbeispiel bis zu dieser Stelle in Veranstaltungen mit Ärzten, Psychologen und Therapeuten erzähle und sie nach ihren Ideen, Phantasien und Vorstellungen frage, denken die meisten als Erstes an eine drogeninduzierte Psychose. Doch weit gefehlt. Die Realität hatte nicht das Geringste mit einer derartigen Diagnose zu tun.

Durch weitere »glückliche Umstände« erfuhren die psychotisch anmutenden Erscheinungen meines Klienten ihre nachvollziehbare Auflösung.

Die Mutter des jungen Mannes begab sich auf Grund eigener Probleme in Psychotherapie. Sie hatte zeitlebens unter Schuldgefühlen gegenüber ihrer Mutter gelitten und immer das Gefühl verspürt, jegliches Handeln und sogar ihr Leben als solches rechtfertigen zu müssen. Für sie als erwachsene Frau war dieser Zustand nicht mehr länger tragbar, weshalb sie den Dingen auf den Grund gehen wollte. Mehrere Hypno-Therapiesitzungen ergaben ein für sie aufschlussreiches Bild: Die Mutter meines Klienten sah sich als Fötus im Leib ihrer Mutter. Sie machte sich in der Gebärmutter ganz klein und kauerte sich zusammen, wagte nicht sich zu rühren. Etwas ekelhaft Bitteres umgab sie, sie nahm es auf, es drang in sie ein, drohte sie zu vergiften. Es wurde klar, dass es sich um einen Abtreibungsversuch handelte. Nachdem sie ihre

Mutter klar und direkt auf das Erleben unter Hypnose angesprochen hatte, gestand diese ihr zum ersten Mal im Leben, dass sie in den ersten Nachkriegsjahren tatsächlich versucht hatte, ihre Tochter auf eigene Faust abzutreiben. Sie bediente sich dazu eines Medikaments in hoher Dosierung, das bei Gebrauch einen äußerst bitteren Nachgeschmack hinterließ. Der heimlich vorgenommene Abtreibungsversuch schlug jedoch fehl.

Die Mutter des Klienten erzählte mir von ihrer Therapie, als ich wegen ihres Sohnes Rücksprache mit ihr hielt. Das bot uns des Rätsels Lösung an. Ich lud daraufhin alle Beteiligten zu einer Mehrgenerationen-Familientherapiesitzung ein. Dabei kam auch zur Sprache, dass die Mutter meines Klienten bei ihrem Sohn gleichfalls mit dem Gedanken an eine Unterbrechung der Schwangerschaft geliebäugelt hatte. Ein Kind war in der Ehe zu diesem Zeitpunkt noch nicht geplant. Es blieb aber bei dem Gedanken, denn das Paar entschied sich dafür, das Kind zu bekommen. Mutter wie Vater waren spürbar froh mit ihrem Sohn. Nachdem alle Geheimnisse über versuchte und fehlgeschlagene sowie angedachte Abtreibungen offen gelegt und enttabuisiert waren, verschwanden die Symptome meines Klienten ebenso plötzlich, wie sie aufgetaucht waren.

Die Symptome des jungen Mannes waren also weit entfernt davon, psychotische Wahnideen zu sein. Sie hatten ihren realen Hintergrund im mehrgenerationalen Familiengeschehen. In seinem seelisch-körperlichen Erleben tauchte der Abtreibungsversuch an seiner Mutter wieder auf, mit allen darin verwobenen »Gedächtnisspuren«.

Es ist heutzutage kein Geheimnis mehr, dass Familiengeheimnisse, -tabus und -dramen über Generationen hinweg »vererbt« werden können, selbst wenn und obgleich sie zu keinem Zeitpunkt in den Familiengeschichten verbal thematisiert worden sind. Wie die spezifischen Wirkungen potenter Psychodrogen indes solch untergründige »Bewusstseins«-Inhalte freizulegen vermögen, die der Konsument niemals unmittelbar persönlich erlebt hat, entzieht sich einer verstandesmäßigen Erklärung. Doch spätestens seit der LSD-Forschung Stanislav Grofs wissen wir fraglos, dass sie über diese Potenz verfügen.

Mein Klient hatte das Glück, dass ich mich mit ihm zusammen auf die Suche nach einer Erklärung für sein befremdlich erscheinendes Erleben machte. Was mich aufmerken ließ, waren vor allem seine äußerst präzisen sensorischen Wahrnehmungen, die aus einem ganz eigenen Körpergedächtnis stammten.

Die Mehrzahl der Teilnehmer von Fortbildungsgruppen mag sich mit der Auflösung des Fallberichts nicht so recht anfreunden. Ihr Geist sträubt sich anzuerkennen, dass psychoaktive Drogen derart eigenwillige Geschichten zu produzieren vermögen. Oft suchen sie händeringend nach verstandesmäßigen Erklärungen, um sie mit ihrem logischen Denken in Einklang bringen zu können. Die entaktogenen und stärker noch die entheogenen Wirkungen eigenmächtiger Rauschdrogen spalten die kritischen Geister.

Längst nicht immer lässt sich authentisches Erleben wie im Fallbeispiel von rein drogeninduziertem psychotischem Erleben abgrenzen. Man braucht dazu neben Intuition und manchmal einer guten Portion Glück ausreichende Kenntnisse über die spezifischen Wirkungen spezieller Substanzen sowie ein Welt- und Menschenbild, welches nicht ausschließt, dass es jenseits unseres verstandesmäßigen Begreifens des Universums Bewusstseins- und Erlebnisbereiche gibt, die eigenen Gesetzmäßigkeiten unterliegen. Die Vertrautheit mit den Methoden und Arbeitsweisen der Mehrgenerationen-Familientherapie kann die Suche nach manches Rätsels Lösung zusätzlich erleichtern.

Zu viele Nutzer von derart potenten Rauschmitteln wie Ecstasy bleiben auf Grund drogeninduzierten psychotischen Erlebens tatsächlich im Niemandsland hängen, in welches sie die Wirkungen der Drogen entführt haben. Sie sind dort auf unbestimmte Zeit verloren, weil sie den Weg in die reale Welt nicht mehr zurückfinden. Leider müssen wir eindeutig feststellen, dass ihre Zahl im Zusammenhang mit der nahezu beliebigen Verfügbarkeit neuer Drogen und einer wachsenden Experimentierbereitschaft vieler junger Menschen steigt. Diese Tatsache bestätigen nicht nur neuere systematische Untersuchungen sowie die Auskünfte psychiatrischer Einrichtungen. In meinem eigenen Arbeitsalltag treffe ich zunehmend häufiger auf junge Menschen, die im Gefolge ihres Partydrogenkonsums über die befremdlichsten Symptome klagen. Sie sind beunruhigt über »Löcher im Kopf« oder durch »undurchdringlichen Nebel«, von welchem sie sich dauerhaft eingehüllt fühlen. Sie erleben »Blitze« sowie »Gewitter hinter den Augen«, verspüren »unerträgliche Zuckungen im Kopf« oder finden sich plötzlich in einem »völlig falschen Lebensfilm« wieder. Sie stürzen in »Zeitlöcher«, in denen die Welt sowie ihr eigenes Selbsterleben für Momente zu völligem Stillstand kommen. Viele sind der Überzeugung, dass in ihrem Kopf etwas geschieht, das sie nicht mehr willentlich unter Kontrolle haben. Besonders dramatisch wird die drogeninduzierte innere Verheerung bei stärker ausgeprägten psychotischen Zuständen empfunden. Dann scheinen die »Hängengebliebenen« wie geisterhaft in Parallelwelten umherzuirren, aus denen es selbst dann keinen Weg zurück gibt, wenn sie die Drogen absetzen. Im Extremfall lösen sich bei den Betroffenen die Selbstgrenzen auf. Sogar ihr Gefühl für das fortwährende Sein in der Zeit zerfällt. Ihr gesamtes Selbst wirkt wie entleert. Sie sind irgendwo an einem anderen Ort, den sie zwar vielleicht sogar noch beschreiben, aber mit niemandem mehr menschlich teilen können. Gelegentlich nimmt das Drama im psychotischen Niemandsland seine Fortsetzung in den Einrichtungen der Psychiatrie, wenn die Patienten den realen Film dort noch unerträglicher finden als denjenigen, welcher in ihrem Kopf spielt. Medikamentöse Behandlung kann gelegentlich hilfreich sein, um eine Art inneres Gleichgewicht wieder herzustellen. Doch eine Garantie darauf gibt es nicht. Eine steigende Anzahl junger Menschen wird die Geister, welche ihr Drogengebrauch auf den Plan gerufen hat, nicht mehr dauerhaft los. Sie müssen lernen, mit »quälenden Visionen« und als fremd empfundenen »Wesen« zu leben, die Macht über sie haben. Dementsprechend berichten mir immer häufiger Kollegen, die in Wohngruppen für psychisch auffällige junge Menschen arbeiten, dass »Opfer« von Partydrogen aus der Psychiatrie zu ihnen abgeschoben werden, weil niemand ihnen zu helfen weiß. Deren Diagnose laute unisono: Drogeninduzierte Psychose.

Zum Glück klingen die psychiatrisch-psychischen Entgleisungen bei den meisten Konsumenten von Psychodrogen nach ein paar Tagen, Wochen oder Monaten wieder ab. Insbesondere die vielfältigen Formen der milderen Konzentrations- und Wahrnehmungsstörungen sowie die nicht panikartig übersteigerten Formen von Angstattacken, Verfolgungsideen, Enge- und Bedrückungsgefühlen, die fast schon Gemeinplätze bei meinen Ecstasyklienten sind, lassen eine vorsichtig optimistische Prognose zu. Absolut typisch für viele Drogengebraucher, die mit solchen Symptomen zu kämpfen haben, ist ihr Versuch, sie durch den gezielten Einsatz der dämpfenden Wirkungen von Cannabis in Schach zu halten. Solange sie Haschisch und Marihuana zur Selbstmedikation einsetzen, können sie aber niemals zuverlässig in Erfahrung bringen, ob sich ihre Symptome tatsächlich dauerhaft zurückbilden oder ob sie nur durch den Cannabisgebrauch eingedämmt sind. Diese Klienten bedürfen der ausdrücklichen Ermutigung, auch auf die beruhigenden Wirkungen dieser letzten Droge zu verzichten. Etliche scheuen ihre Furcht vor dem Wiederauftauchen der alten Angstgefühle in ihrer vertrauten Heftigkeit und Verunsicherung so sehr, dass sie dieses Wagnis lange Zeit nicht einzugehen bereit sind. Während der Zeit, die sie mit ihrem persönlichen Tempo brauchen, um in einem drogenfreien Leben anzukommen, bedürfen sie einer stabilen Begleitung.

Hängen gebliebene Konsumenten von Ecstasy leiden nicht nur unter ihren offenkundigen Symptomen oder Selbstwertproblemen. Oft genug sehen sie sich in der Gruppe der Gleichaltrigen zusätzlich Spott und Häme ausgesetzt, wenn ihr Verhalten und Gerede zu befremdlich wirken. Es findet sich kaum noch ein junger Mensch ab 14 oder 15 Jahren aufwärts, der im weiteren Bekanntenkreis nicht mindestens einen dieser traurigen »Fälle« aus eigener Ansicht oder zumindest vom Hörensagen kennt. Unter anderem diese Tatsache hat dazu geführt, dass viele Jugendliche versichern: »Kiffen ist für mich o. k. Aber Chemie würde ich nie anrühren. Das ist doch nur Dreckszeug.«

Wer sich dennoch entschließt, sich auf das »Spiel« mit potenten synthetischen oder ethnobotanischen Rauschdrogen einzulassen, ist in der Verantwortung für seine eigene Person gefordert. Selbstfürsorgliche Menschen werden dieser Verantwortung in aller Regel gerecht. Sie gehören seltenst zu denen, welche die Kontrolle über ihren Suchtmittelgebrauch verlieren.

Wer völlig naiv, unbedarft, fehlinformiert oder gar überheblich Drogen zu sich nimmt, läuft ein schwer kalkulierbares Risiko. Für all diejenigen, die das Risiko unterschätzen, die hängen bleiben, seelisch entgleisen und sich im psychotischen Niemandsland verirren, wird das Leben nie wieder so sein, wie es vorher war, selbst dann nicht, wenn sie den Weg über kurz oder lang wieder zurückfinden.

»So kann es gehen ...« – Die Sicht eines Exusers

Mit »So kann es gehen ...« meine ich zweierlei. Viele junge Menschen werden von psychoaktiven Drogen in ihren Bann gezogen, ohne dass sie das vorher in ihrer Lebensplanung auf der Karte gehabt hätten. Der sehr detaillierte Bericht eines Ex-Ecstasy-Users verdeutlicht eindrucksvoll, mit welcher Eigendynamik sich eine solche Entwicklung zu vollziehen vermag und wohin die Reise mit Ecstasy gehen kann, wenn die Orientierung verloren geht. Ich hatte Gelegenheit, den jungen Mann, der mittlerweile in Szeneprojekten aktiv ist, persönlich kennen zu lernen.

Zwar stellt er seine Erfahrungen im Internet unter dem Pseudonym »Victor« der Allgemeinheit zur Verfügung, mir war aber wichtig, seine ausdrückliche persönliche Zustimmung zur Wiedergabe seines Textes an dieser Stelle zu erhalten. Sein Bericht verdient Beachtung und Würdigung, weil er nicht bloß den Sog in die Drogen erklärt, sondern umgekehrt ausdrücklich Mut macht, indem er einen Weg aufzeigt, wie es gehen kann, sich von ganz unten im Leben wieder hochzuarbeiten, sobald man anfängt, das richtige Leben schmerzlich zu vermissen:

»Ich werde niemals Drogen nehmen, ganz bestimmt nicht.« Es kommt mir vor, als wäre es gestern gewesen, als ich diesen Satz zu meiner Mutter sagte, damals, nachdem sie, durch einen Fernsehbericht in Angst versetzt, mich gewissermaßen dazu gezwungen hatte, ihr genau das zu versprechen. Da war ich zehn oder elf Jahre, und ich glaubte daran, was ich da sagte, so wie die meisten von uns es in diesem Alter taten – aber wir ahnten ja nicht im Geringsten, in was für eine bewegende Welt es uns einmal verschlagen würde. Allen guten Vorsätzen zum Trotz rauchte ich einige Jahre später meinen ersten Joint. Und gerade weil es verboten war und die Älteren es alle taten, wurde es so richtig interessant. Also informierte ich mich, war neugierig und wollte mitreden können.
»Bewusstseinserweiterung« – diesen Begriff fand ich beim Lesen und machte ihn mir bald zum Universalschlagwort (ohne ihn wirklich zu verstehen), wenn ich mal wieder übers Kiffen diskutierte. Das war einer der ersten Schritte, den Missbrauch für mich zu legitimieren. Auf das, was uns später in der Schule über Haschisch als Einstiegsdroge erzählt wurde, gab ich nicht viel – ich selbst wusste ja schon viel besser Bescheid – theoretisch und praktisch. Schließlich kiffte ich schon zwei Jahre, und das, ohne auch nur einmal den Wunsch verspürt zu haben, was anderes zu nehmen. Die Truffis waren mir aber trotzdem immer sympathisch, denn wir hatten etwas gemeinsam – wir brachen mit Spaß die

Gesetze und waren anders. Der Schritt vom überzeugten Naturkostler zum Chemo-User vollzog sich ohne lange Zwischenstufen. Mir war so, als spürte ich auf einmal einfach, dass ich bereit war für das, was ich doch eigentlich nie nehmen wollte, woran ich mich zu diesem Zeitpunkt nicht erinnerte. Und nachdem nun auch fast alle kifften oder es zumindest einmal probiert hatten und darüber sprachen, brauchte es etwas Neues, um anders zu sein, um mitreden zu können und natürlich auch des Kicks wegen. Und ich fühlte mich toll mit dieser neuen Erfahrung.

Nach meiner ersten Nacht auf Ecstasy glaubte ich, einen Schatz mit mir herumzutragen, der mehr wert war als alles Geld der Welt und den ich niemandem zeigen könnte außer denen, die ihn bereits für sich entdeckt hatten. Und als ich anfing, mir diesen vermeintlichen Genuss regelmäßig zu gönnen, machte sich auch bald ein Gefühl von Erhabenheit über alles und jeden in mir breit. Mit der Zeit kam eine Art Gefühlskälte dazu, mich berührte fast nix mehr, ich konnte kaum noch Mitleid empfinden, kaum noch Liebe, aber auch kaum eigenen Schmerz. Dass diese verschobene Wahrnehmungsebene nicht die Wirklichkeit gewesen ist, hätte ich mir zu dieser Zeit nicht träumen lassen. Mir fiel bloß eines auf: Ich war immer öfter pleite. Aber diesen Spaß und dieses große Gefühl von Euphorie und Verbundenheit war mir mein weniges Geld wert, besonders weil alles andere mehr und mehr seinen Wert für mich verloren hatte. Am Wochenende hatte ich das Gefühl, aus dem Schlaf der langweiligen Woche zu erwachen, um in dieser einzig bedeutsamen Wochenendnacht auszuleben, was noch wertvoll für mich war. Nun hatte sich schon einiges geändert. Meine Freunde waren andere geworden, die alten sah ich zwar noch und man sagte sich guten Tag und guten Weg – doch ich fand sie langweilig. Ich unterteilte neue Bekanntschaften in die aufgeschlossenen, experimentierfreudigen Drogenkonsumenten und die gähnend öden Konventionell-Konservativen. Mit der Zeit wurde mir immer unklarer, für wen ich was empfinde oder wie ich bestimmte Gefühle, die plötzlich kamen und gingen, einzuordnen habe – ich verlor den Überblick über meine Emotionen. Um mich davon abzulenken und mir selbst das Warten auf Samstagnacht zu verkürzen, fing ich an, auch unter der Woche zu konsumieren, was schnell zur Gewohnheit wurde. Damit brachte ich mein Gefühlsleben völlig durcheinander. Mein Befinden war Schwankungen unterworfen, die man sich wirklich kaum vorstellen kann. Wenn ich in dem einen Moment noch vollkommen überzeugt glaubte, der selbstsicherste und zufriedenste Mensch zu sein, wurde ich im nächsten Moment von den größten Minderwertigkeitsgefühlen heimgesucht. Auf einmal fand ich alles sinnlos, die Welt, den Alltag, diese Menschen, auch mein Leben. Ich erinnere mich noch gut an einen Tag, als ich morgens emotional wirklich Lust und in meinen Augen ja auch Anlass hatte, mich vor die heranfahrende Straßenbahn zu werfen, mich aber nicht an einer Frau vorbeitraute, die diesem Vorhaben im Wege gestanden hätte. Sie stand bloß da, sie schaute nicht einmal in meine Richtung, aber ich hatte wahnsinnige Angst vor ihr. Ähnliche Wahnvorstellungen häuften sich zunehmend. Meine Mitmenschen hatten viel zu ertragen und echt sehr unter mir (und meinen Problemen) zu leiden. Ich war fast immer gereizt, wenn mich jemand ansprach, auch wenn man mir bloß »Hallo« oder »Wie gehts« sagen wollte – es war mir zu viel und ich wollte mich auf nix einlassen. Geduld oder Verständnis, vor allem für meine Familie, bei der ich bis zuletzt wohnte, brachte ich nicht auf, ich war ja sowieso kaum noch zu Hause, und wenn, dann tat ich alles allein, essen, fernsehen, träumen. Viele Kontakte vernachlässigte ich mehr und mehr, und ich fühlte mich auch immer öfter einsam, auch dann, wenn ich nicht allein war. Ich kam mir vollkommen unverstanden vor, hatte das Gefühl, dass alles, was ich sage, missgedeutet wird. Also zog ich mich zurück. Stunden, ja ungelogen ganze Tage konnte ich damit zubringen, in meinem Zimmer zu sitzen, eine nach der anderen zu rauchen und mir die verrücktesten und verworrensten Bilder, Gedanken und Geschichten durch den Kopf gehen zu lassen. Mal mit geschlossenen Augen, mal mit offenen. Ich war melancholisch geworden und fing an, mich selbst zu bemitleiden. In meinen Träumen und Phantasien malte ich mir aus, was ich später mal alles für tolle Sachen machen werde, wie aktiv und kreativ ich bin, irgendwann einmal später ... Nach einer ganz bestimmten Nacht, in der ich mal wieder viel zu viel Koks gegeben hatte und trotzdem nicht gut draufkam, spürte ich förmlich, wie meine Sucht und der damit verbundene Konsum an meiner Psyche, an meiner Seele nagte, schabte, kratzte. Und damit will ich ganz bestimmt nicht sagen, dass mir die Drogen die Erleuchtung gebracht haben (dass sie mir nicht gut tun), sondern nur, dass es mir einfach wahnsinnig beschissen ging und ich diesen seelischen Schmerz, von dem ich nicht wusste, wo er herkam und wann er wohl wieder gehen würde, ganz ohne Vollnarkose überstehen musste. Auch das Nachlegen hatte nix gebracht und mir bloß noch mehr Verwirrungen im emotionalen Chaos beschert. An diesem Junimorgen beschloss ich, mich umzubringen, wozu mir dann aber wie so oft der Mut oder was weiß ich was fehlte ... schlafen wäre ein Segen gewesen – um diesen bösen Film nicht erleben zu müssen. Doch daran war natürlich nicht zu denken. Als ich endlich zu Hause und allein war, fing ich für kurze Zeit an, wieder etwas Boden unter die Füße zu bekommen. Ich erkannte mich und meine Situation für einen Augenblick, dann kamen bald die nächsten Wogen der Verzweiflung und rissen mich mit. Ich nutzte die schlaflose Zeit, sofern es mir gelang, um mir über das, was aus mir geworden war, Gedanken zu machen, und mich schockierte am meisten die Erkenntnis, dass ich so gut wie keine Liebe mehr empfinden konnte. (Viele können sich so etwas nicht vorstellen, der Rest weiß, wie beschissen es ist, wenn einem irgendwann nix und niemand mehr was bedeutet.) Da fing ich an das Leben zu vermissen, mein Leben – und ich traf die Entscheidung, es mir zurückzuholen. Meine Eltern haben von alldem nichts mitbekommen oder bemerken wollen. Und auch vom Rest meiner Bekannten wurde ich für einen standfesten jungen Mann mit Vorzeigecharakter gehalten ... wer hätte das gedacht. Das Ende dieses intensiven und wirklich prägenden Lebensabschnittes, der bei mir über fünf Jahre andauerte, wurde vor nun fast einem Jahr eingeleitet, und gerade weil ich ja nur für mich und niemanden sonst sprechen kann, möchte ich sagen: Es hat sich gelohnt! Ich will an dieser Stelle niemandem erzählen, dass Drogen Scheiße sind, nur weil ich damit nicht klargekommen bin (zum Glück bzw. leider bin ich nicht allein), aber ich freue mich für jeden, der es auch mal ohne probiert, obwohl er weiß, wie schön es unter Drogen sein kann, ... es geht wirklich. Viel Spaß beim Erleben!

Wie habe ich den Hilfebereich erlebt?

Wie hat mir der Hilfebereich geholfen, welche Rolle hat er für mich gespielt?

Wie sehe ich den Hilfebereich heute, insbesondere mit meiner eigenen Erfahrung?

Wie kam ich zum Hilfebereich?

Als ich mich also entschlossen hatte, mit den Drogen aufzuhören, gab es nicht viele Anlaufpunkte. Meinen Eltern konnte ich in dem Moment nicht erzählen, dass ich Hilfe brauchte, sie wären selbst mit der Situation überfordert gewesen, hätten sich um mich Sorgen und sich selbst Vorwürfe gemacht. Und in meinem Freundeskreis, der in erster Linie auch aus Konsumenten bestand, wollten viele nichts davon hören. Es war unangenehm, an die eigene Abhängigkeit erinnert zu werden, das passte auch überhaupt nicht in diese »Alles-kein-Problem-Feier-Philosophie«.

Einer versuchte sogar, mich davon abzubringen, er sagte

das sei doch Quatsch und ich solle doch wieder vernünftig werden.

Und das hat mich besonders entmutigt, besonders, da ich emotional ohnehin nicht besonders stabil war.

Also brauchte ich jemanden, der mich am besten gar nicht kannte und sich daher keine Sorgen um mich machte wie eben die Familie, zu meinen bisherigen Freunden konnte ich aber auch nicht mit diesem Thema kommen. Daher war es ein passendes Detail in meiner Geschichte, dass mir genau in der Nacht, in der ich ganz deutlich spürte, dass ich da rauswill und dabei Hilfe brauche, ein Flyer des Drogerie-Projektes in die Hände fiel.

Bis zu meinem Anruf stand ich wie unter Strom, denn ich wusste nicht, wie lange meine Motivation wohl anhält, meine Motivation, diese Sache jetzt anzupacken, aber letztendlich habe ich dann doch angerufen.

Der Kontakt und die Gespräche mit meinen Helfern erwiesen sich sehr schnell als effektiv und wertvoll für mich. Mir wurde Verständnis für meine Situation entgegengebracht, aber es wurde von Anfang an klargestellt, dass sich ohne meinen Willen eigentlich gar nix ändert.

Nun konnte ich mich mit meinem Thema beschäftigen, hatte jemanden, der mich verstand und mich nicht auszubremsen versuchte, sondern mir half, sofern ich das wollte.

Das war am Anfang das Allerwichtigste für mich. In Wirklichkeit trafen wir uns nur wenige Male, aber allein das Gefühl, dass da prinzipiell jederzeit jemand da ist, war das eigentlich Wertvolle für mich.

Und genau das war es dann auch, was mir so unheimlich viel Last von den Schultern nahm.

Dann endlich konnte ich das Gespräch mit meiner Familie suchen, denn nun war ich in der Lage, mit den Reaktionen meiner Eltern fertig zu werden, sie waren ja selbst hilflos, schockiert und wussten gar nicht so richtig, wie sie das alles einordnen sollten.

Und ehrlich gesagt, hatte ich auch Angst vor ihren Reaktionen. Aber dieses erste und sehr emotionale Gespräch war ein Meilenstein in unserer zwischenmenschlichen Beziehung, wir hatten schon Jahre nicht mehr so offen miteinander geredet. Da war es allerhöchste Zeit, viele Dinge zu klären, und erst das schaffte dann wieder Verständnis, z. B. warum ich mich so oft so eigenartig verhalten hatte. Jetzt konnte mir auch wieder meine Familie helfen, für mich da sein und mit mir reden – das Eis war gebrochen –, und ich konnte auch für meine Eltern da sein, die ja auch viele Fragen hatten, die ja auch erst Zeit brauchten, um die ganze Sache zu verstehen.

Der Hilfebereich war für mich also Ansprechpartner und Ratgeber in dem Moment, als kein anderer wirklich erreichbar für mich war. Die meiste Überwindung hat mich der erste Anruf gekostet. ›Was soll ich denen eigentlich sagen …, was genau will ich eigentlich?‹

Und wäre mir im richtigen Moment nicht der Drogerie-Flyer vor die Füße gefallen, weiß ich nicht, ob ich überhaupt auf die Idee gekommen wäre, mir professionelle Hilfe zu suchen.

Im Nachhinein steht aus meiner Sicht aber ganz entschieden fest, dass ich ohne meine Helfer den Ausstieg nie so einfach und sicher bewältigen hätte können.

Sie waren Wegbereiter bei der Schaffung der Grundlagen für ein normales und ausgeglichenes Leben mit meiner Familie.

Der Anfang war gemacht – der Rest lag also wieder in unseren Händen.

Buchtipp zum Weiterlesen:
Helmut Kuntz: Ecstasy – auf der Suche nach dem verlorenen Glück. Vorbeugung und Wege aus Sucht und Abhängigkeit. Weinheim, 2. Auflage 2003 (F + A/E + J)

Eine Gemeinsamkeit: Die blockierte Reifung – Von den Schwierigkeiten und dem Widerwillen, erwachsen zu werden

Das folgende Kapitel ist für jugendliche wie erwachsene Leser sicherlich eines der schwierigsten und unbequemsten. Insbesondere bei selbst Drogen gebrauchenden Menschen ruft es leicht innere Widerstände hervor. Sie werden sich nur damit beschäftigen wollen, wenn sie es mit der gebotenen inneren Distanz sowie ohne ideologische Scheuklappen zu lesen verstehen. Wichtig für das Verständnis ist, dass die Aussagen des Kapitels der praktischen Alltagsarbeit in der Drogenberatung entstammen und sich auf gewohnheitsmäßige Rauschmittelkonsumenten beziehen. Jugendliche Konsumenten werden den Wahrheitsgehalt des Kapitels nur mit Widerwillen an sich heranlassen, Altkonsumenten unter Umständen eine schmerzhafte Rückschau auf verlorene Lebensjahre oder vertane Lebenschancen halten. Bei Eltern konsumierender Jugendlicher kann es die besorgte Frage verstärken, was mittel- wie langfristig aus ihren Kindern werden wird.

Viele der regelmäßig Alkohol, Cannabis oder Designerdrogen gebrauchenden jungen Menschen teilen ein gemeinsames Problem: Sie sind in unterschiedlichem Ausmaß, aber immer deutlich wahrnehmbar in ihrer inneren Reifung blockiert. Den gewählten Rauschmitteln kommt in solchen Fällen eine doppelte Funktion zu: Zum einen sind die Schwierigkeiten vieler Heranwachsender, selbstbewusst in die Welt zu gehen, häufig Ursache wie Auslöser für den Umgang mit Rauschmitteln. Zum anderen werden mit den Wirkungen der Substanzen die Probleme, welche die Anforderungen des Lebens bereiten, funktionell überspielt. Entfalten Rauschmittel eine wachsende Eigendynamik und werden sie zu einem bestimmenden Lebensmittelpunkt, verdoppeln sich die Schwierigkeiten, mit Neugier auf das Leben und voller Tatendrang in die Welt zu ziehen.

Der Drogengebrauch junger Menschen führt uns mitten hinein in die Turbulenzen von Pubertät, Adoleszenz und Erwachsenwerden. Der Lebensfluss der Heranwachsenden wird hier von einer gänzlich neuen Dynamik erfasst. Keine zweite Lebensphase stellt in so kurzer Zeit und so geballt eine vergleichbare Menge an mühselig zu bewältigenden Lebensaufgaben. Zwar drängen relativ plötzlich ungeahnte, bisher nicht verfügbare Entwicklungsmöglichkeiten an. Doch der für eine angemessene geistig-seelische wie körperliche Entwicklung stimmige Gang der Dinge vollzieht sich nicht geradlinig und ohne eigenes Zutun. Die wachsenden Lebensmöglichkeiten wollen bestimmungsgemäß genutzt werden, um die Zeit der Lebensstürme, Krisen, Risiken und Chancen erfolgreich zu durchlaufen. Der zu bemeisternde Abschied von der Kindheit führt Schritt für Schritt in die Welt des Erwachsenseins. In der sich modern verstehenden Zivilisation werden die Heranwachsenden auf ihrem mit Stolpersteinen und Fallstricken versehenen Weg weitgehend alleine gelassen. Folglich gleicht Erwachsenwerden in unserer Kultur vielfach einem Zufallsgeschehen. Es fehlen uns die traditionellen Initiationsriten »primitiverer« Kulturen, auf die wir mit verbreiteter zivilisatorischer Überheblichkeit so gerne herabsehen. In hohem Maße im Stich gelassen und auf sich alleine gestellt, schaffen sich junge Menschen ihre eigenen Rituale. In der gefühls- wie beziehungsmäßig verarmten Konsumgesellschaft erfüllt der Drogengebrauch in der Phase des Heranwachsens mithin den Zweck eines verkümmerten Aufnahmerituals: zuerst in die Gruppe der Gleichaltrigen, danach in die Welt des Erwachsenseins.

Die praktische Arbeit mit Rauschmittelgebrauchern erweist immer aufs Neue, wie schwer sie sich auf dem Weg ins Leben tun. An weichenstellenden Weggabelungen verharren sie unschlüssig und orientierungslos. Nicht selten würden sie sogar lieber zurückweichen und in den Kinderschuhen stecken bleiben, als den nächsten Schritt nach vorn zu wagen. Die Scheu vor der eigenen Verantwortung macht die Übernahme altersgemäßer Rollen zur unüberbrückbaren Hürde. Das Hineinwach-

sen in die Erwachsenenrolle wird gar vollends gescheut. Der
Widerwille dagegen ist nicht einmal nur negativ zu bewerten.
Fragwürdige männliche wie weibliche Erwachsenenrollen, wie
sie unsere in der menschlichen Substanz kranke Konsumgesellschaft vorgibt, innerlich abzulehnen zeugt von sehr gesunden
seelischen Kräften. Das Weiterwachsen in das Erwachsenendasein ist allerdings nichtsdestotrotz zu bewältigen, nur wird die
persönliche Orientierung unter Umständen doppelt schwierig,
wenn man eine eigenwillig gelebte Erwachsenenrolle auszufüllen
bestrebt ist. »Seines eigenen Glückes Schmied« zu sein stellt an
die private wie soziale Lebenskompetenz höchste Anforderungen.

In Anlehnung an das Märchen »Von einem, der auszog, das
Fürchten zu lernen« müssen junge Menschen in die Welt ziehen, um sich das Leben zu erobern. Dazu gehört, es fürchten zu
lernen. Gemeint ist zweierlei: Natürlich soll ihnen das Leben
mit seinen Herausforderungen keine Angst einflößen. Doch ist
es in des Lebens Fluss eine unvermeidliche Tatsache, dass wiederholt das elementare Urgefühl der Angst in vielen Gewändern
Kinder, Jugendliche wie Erwachsene bedrängt. In dem Falle bedeutet »das Fürchten zu lernen«, angemessene Bewältigungs-
strategien im Umgang mit ängstigenden Lebenssituationen zu
entwickeln. Konkrete Furcht wie generalisierte Lebensangst dürfen keine solch lähmende Macht über Menschen erlangen, dass
sie in ihrer Handlungsfähigkeit erstarren. In einem zweiten Sinne bedeutet »das Fürchten zu lernen«, Achtung und Respekt zu
erwerben. Achtung vor dem einzigartigen Wert des Lebens ver-
hindert allzu gedankenloses oder risikoreiches »Spielen« mit
dem eigenen endlichen Leben. Betont gleichgültige jugendliche
Äußerungen wie »An irgendwas muss ich ja doch sterben« be-
zeugen, dass der Entwicklungsschritt, das Leben zu achten und
wertzuschätzen, noch nicht vollzogen ist. Tatsächlich ist dieser
Schritt eine »reife Leistung«. Achtvollen Respekt vor der Schöpfung, vor den Mitmenschen und vor allem auch vor dem eigenen menschlichen Wesen zu entwickeln ist ein paralleler innerer

Entwicklungsprozess, der zu einem stabilen Selbstwertgefühl führt. Sich selbst als wertvollen Menschen zu begreifen ist der beste Schutz vor selbstverächtlichem oder gar selbstschädigendem Verhalten, wie es massiver Suchtmittelgebrauch darstellt. Das »Fürchten« in jenem reifungsfördernden Sinne lernen heranwachsende Menschen nur, wenn sie mit Lebenszuversicht in die Welt gehen.

Gewohnheitsmäßige Drogenkonsumenten scheitern vielfach an den sie bedrängenden Lebensaufgaben. Sie verwahren sich allerdings stets heftig gegen die aus ihrer Sicht »stubenreine und höchst blödsinnige Unterstellung«, dass sie die Realität fliehen möchten oder gar mangelnde Reife zeigten. Die trotz des geschönten Selbstbilds nicht selten feststellbare Blockade ihrer inneren Reifung vermag vorübergehender Natur oder langfristig und damit von lebensbestimmender Prägung zu sein.

An welcher Stelle ihres Lebens Jugendliche »hängen bleiben« und wie unreif sie wirken, wird entscheidend mitbestimmt vom Einstiegsalter beim ersten Rauschmittelgebrauch, dem gewählten Mittel, der Häufigkeit seines Gebrauchs sowie der Härte des Gebrauchsmusters.

Gewohnheitsmäßig Suchtmittel gebrauchende Menschen bezahlen für den Umgang mit ihrem Mittel nicht nur in harter Währung, sondern auch mit einer Menge an inhaltsleerer Lebenszeit sowie mit eingeschränkter Lebenstüchtigkeit. Ein weiteres Opfer, welches sie bringen müssen, ist die Beeinträchtigung ihrer angeborenen primären Glücksfähigkeit, abzulesen an der Verflachung oder gar Vereisung der Affekte, der Schmälerung der Lebensfreude sowie am Verlernen der bis dato erworbenen Genussfähigkeit. Der gelegentliche Gebrauch verschiedener Rauschmittel mit Suchtpotenzial vermag ohne Frage großen Genuss, Spaß, Lebensfreude, Hochgefühle sowie »vertiefte Einsichten in den Lauf der Welt« zu vermitteln. Gewohnheitsmäßiger oder gar süchtig abhängiger Drogengebrauch ist jedoch das pure Gegenteil von Lebenslust. Suchtartig konsumierende Menschen sind keine genussfähigen Menschen. Sucht ist das krasse Gegenteil von Genuss. Süchtig abhängige Menschen haben in keiner Weise die innere Ruhe und Muße, überhaupt noch etwas in ihrem Leben zu genießen. Sich hinziehendes Genießen bedarf eines müßigen Verweilens in der Zeit. Diese Fähigkeit ist den nach suchtartigen Gesetzmäßigkeiten lebenden Menschen nicht mehr gegeben. Sie sind rastlos getrieben auf der Jagd nach dem Mittel oder Verhalten ihrer Wahl. Mit Macht gebunden, können sie auf diese Weise Jahre und Jahrzehnte ihres Lebens vertun. Eine nennenswerte Weiterentwicklung findet nicht mehr statt.

An sein blockiertes Lebenspotenzial wieder anknüpfen wollte ein 47-jähriger Altkiffer, als er mich nach der Lektüre meines Cannabisbuches wegen eines Beratungstermins anrief. Als er vor mir saß, erinnerte er schon von seinem äußeren Erscheinungsbild her an eine längst vergangene, 30 Jahre zurückliegende Zeit, der er nie entwachsen zu sein schien. Der Klient konsumierte seit 30 Jahren Haschisch und Marihuana, und seit 25 Jahren ging ihm die Kifferei zutiefst auf die Nerven. Sie bereitete ihm kaum nennenswerten Genuss, dominierte jedoch seine gesamte Lebensführung und den Ablauf jedes einzelnen Tages seit 30 langen Jahren. Phasenweise rauchte der Klient an einem einzigen Tag die unglaubliche Menge von 10 Gramm Haschisch weg. Aktuell lag sein Konsum bei durchschnittlich 2 Gramm pro Tag. Der Klient lebte von Sozialhilfe und »schwarzen« Gelegenheitsjobs. Er hatte bereits mehrere Psychotherapien hinter sich. Alle waren sie gescheitert, weil kein Therapeut ihn jemals mit dem Kern seines süchtigen Verhaltens konfrontierte. Einerseits wünschte sich der Klient von mir menschliche wie fachliche Unterstützung beim Kampf gegen seine Abhängigkeit. Andererseits war er sehr angestrengt um intellektuelle Überlegenheit bemüht. Es war mit den Händen greifbar, wie emotional ausgehungert und bedürftig er sich fühlte. Zwar war er der festen Überzeugung, dass seine Freunde ihn liebten. Nach ihnen befragt, musste er allerdings zugeben, dass niemand wirklich den Kontakt zu ihm suchte. Der Klient war überdurchschnittlich gebildet und belesen, was er die Menschen um sich herum auf eine Weise spüren ließ, dass er sie geradezu vertrieb: »Ich bin für andere immer der Lehrer gewesen, der ihnen ihre Probleme deutete. Niemand hält es lange in meiner Nähe aus. Wenn ich mich mit Freunden treffe, gehen sie eigentlich immer wieder früh nach Hause.« Das Dozieren von einsamer Höhe herunter wirkte auch im Kontakt mit mir als trennender Störfaktor. Ich spürte deutlich wachsenden Unmut gegen die grandiosen Verleugnungstechniken des Klienten sowie seine subtilen Ansprüchlichkeiten an mich. Andererseits empfand ich tiefes Bedauern darüber, wie wenig der Klient seit Jahrzehnten aus seinem in ihm angelegten Lebenspotenzial machte. Ich ahnte etwas von seiner eigenen tiefen Lebensscham über die ungenutzten Chancen. Was ich hinter seiner zur Schau getragenen Fassade wahrnahm, machte ihn mir sympathisch. Mein Angebot zur Zusammenarbeit verknüpfte ich mit klaren Botschaften: Er sollte sich selbst ein definitives Datum setzen, bis zu dem er mit der ihn in Nebel einhüllenden Kifferei aufhören würde, weil eine Therapie sonst keinen Erfolg haben könne. Ich würde mich auf keinen Fall gegen andere Therapeuten ausspielen und mich auch nicht in die Falle locken lassen, um jeden Preis zu beweisen, dass ich ein besserer Therapeut sei als meine Vorgänger. Ich sei gerne bereit, ihn bei der Wiederaufnahme seines Lebensfadens zu unterstützen, würde ihm aber nicht seine zu leistende Arbeit abnehmen. Und letztlich verspüre ich wenig Lust, unsere gemeinsame Zeit mit »Spielchen« nach der Devise »Wasch mir den Pelz, aber mach mich nicht nass« zu vergeuden. Ich hatte mir mein Angebot an diesen Klienten reiflich überlegt. Es war klar, dass ich ihm von vornherein den Zahn ziehen musste, ich würde für ihn die Arbeit leisten. Ein »therapeutischer Spaziergang« würde das

Ganze sicherlich nicht. Ich könnte mir an den hartnäckigen Widerständen des Klienten die Zähne ausbeißen. Der Berg, den er abzutragen hätte, war gewaltig. Zur Überwindung seiner hochgradig ausgeprägten Cannabisabhängigkeit sowie zur Bearbeitung der dahinter liegenden innerpsychischen und zwischenmenschlichen Konflikte einschließlich der abgerissenen Entwicklungslinien würde er alle verbleibenden Kräfte mobilisieren müssen. Der Klient hätte einer überaus stabilen Motivation bedurft. Er willigte zwar in meine Bedingungen zum Eingehen eines Arbeitsbündnisses ein. Seine im Endeffekt nur halbherzige Motivation ließ ihn jedoch leider frühzeitig zurückscheuen und die Arbeit abbrechen. Noch gibt er selbst sich keine weitere Chance.

Andere in ihrer Entwicklung beeinträchtigte Drogenkonsumenten gehen den Weg weiter, stehen zu ihren Problemen und setzen sich selbstkritisch damit auseinander. Eine überaus schmerzvolle Rückschau auf nicht genutzte Lebenschancen bleibt ihnen dabei nicht erspart, wie das folgende Beispiel bezeugt: Eine 42-jährige Angestellte im öffentlichen Dienst hatte bis zum Alter von 30 Jahren, als sie zum ersten Mal schwanger wurde, über 14 lange Jahre hinweg regelmäßig Haschisch gerauch. Mit der ersten Schwangerschaft stellte sie den Cannabiskonsum schlagartig ein. Mit ihrem Mann und mittlerweile zwei Kindern lebt sie ihren familiären und beruflichen Alltag. Aus ihrer heutigen Sicht heraus bekennt sie ebenso offen wie bedauernd, dass ihr gewohnheitsmäßiger Haschischkonsum ihre Entwicklung deutlich behindert hat. Sie leidet spürbar unter den Langzeitwirkungen ihres damaligen Verhaltens.

Zwölf Jahre nach dem letzten Haschischgebrauch beklagt sie wörtlich:

»Ich bekomme den Arsch nicht mehr hoch, um mit Schwung und Begeisterung etwas Neues anzufangen. Ich weiß und spüre, dass ich mich in meiner Arbeit eindeutig unter Wert verkaufe, aber ich kann es nicht mehr ändern. Die Hauptlast in unserer Familie und mit den zwei Kindern trägt mein Mann, weil ich es nicht geregelt bekomme. Meine Kifferei hat mir weitaus mehr Nachteile als Gewinn eingebracht. Der Preis, den ich dafür heute immer noch bezahlen muss, ist einfach zu hoch. Aber ich kann die Zeit nicht zurückdrehen.«

Immerhin haben Altkiffer, welche im Leben weit hinter ihren eigentlichen Möglichkeiten zurückgeblieben sind, noch die grundsätzliche Möglichkeit, wieder mit neuer Motivation in den Lebensfluss einzusteigen und versäumte Entwicklungen zumindest in Grenzen aufzuholen. Für einen Großteil der jugendlichen Cannabiskonsumenten ist das eine Selbstverständlichkeit, wenn sie sich nach einer Übergangsphase, in welcher die Droge einen festen Platz in ihrem Leben einnimmt, von ihr verabschieden, um sich den altersgemäßen Entwicklungsaufgaben zu stellen. Langjährigen harten Trinkern, die im wahrsten Sinne des Wortes ihr Gehirn im Alkohol ertränkt haben, ist schon allein auf Grund der hirnorganischen Abbauprozesse die Möglichkeit verstellt, der Chancenwahrnehmung im Leben eine wesentlich neue Richtung zu geben. Ähnliches gilt für die Gebraucher harter Drogen wie Heroin und Crack, die vielfach seelisch, körperlich und sozial in einem so hohen Maße verelendet sind, dass es für sie nur noch um das nackte Überleben geht. Konsumenten synthetischer Partydrogen, welche sich selbst als sozial gut eingebundene und selbstbewusste Menschen erleben, können einen zeitlich begrenzten und gemäßigt dosierten Gebrauch der Stoffe unbeschadet überstehen. Der langfristige und höher dosierte Konsum der Substanzen wird dagegen mit an Sicherheit grenzender Wahrscheinlichkeit einen wenig förderlichen Einfluss auf ihre Entwicklung haben. Handeln sie sich durch einen risikoreichen Umgang mit den Drogen gar psychische oder hirnorganische Langzeitschäden ein, müssen sie mit diesen Beeinträchtigungen für den Rest ihres Lebens umzugehen lernen.

Aus Gründen der Glaubwürdigkeit gilt es fairer Weise festzuhalten, dass einige wenige Drogen im Zusammenspiel mit ihren Nutzern nicht nur entwicklungshemmende Effekte zu erzielen vermögen. Es ist zwar wahrscheinlicher, dass psychoaktive

Rauschmittel, welche stark in die Befindlichkeiten der Menschen eingreifen, bei gewohnheitsmäßigem Konsum im Zusammenwirken mit der Persönlichkeitsstruktur der Nutzer eher dazu beitragen, deren seelische Reifung zu behindern. In selteneren Fällen vermögen sie jedoch umgekehrt bei ausgesucht bewusster Indienstnahme positive, altersangemessene Entwicklungsschritte zu befördern. Insbesondere bei Cannabis existieren ausreichend Belege für die nicht wegzudiskutierende Tatsache, dass ein ebenso gezielter wie gemäßigter Haschisch- oder Marihuanakonsum positive und beständige Veränderungen im Selbstwertgefühl junger Menschen nach sich ziehen kann. Das gilt vor allem für sicher realitätsbezogene und sozial gut eingebundene Konsumenten, welche vor dem Hintergrund eines bereits tragfähigen inneren Gerüsts nach weiteren Lebenserfahrungen suchen. Sie testen Grenzen aus, sind aber gleichzeitig in der Lage, sinnhafte Regeln und Grenzen anzuerkennen und einzuhalten. Der Cannabisgebrauch dient ihnen niemals als Ventil für emotionale Schwierigkeiten, als Ausgleich für einen Mangel an tragenden sozialen Beziehungen oder als notdürftiger Selbstheilungsversuch eines beeinträchtigten Kerngefühls von Urheberschaft und Wirksamkeit.

Cannabis ideologisch zu überhöhen und zu glauben, dass sein Gebrauch in allen Fällen positive Konsequenzen für seine Nutzer mit sich bringen würde, ist ebenso interessegeleitet wie unrealistisch überzogen. Die alltägliche Drogenrealität lässt keinen Raum für traumtänzerische Mythenbildung.

Auch einige stärker wirkende Substanzen mit ihrem erstaunlichen entaktogenen, empathogenen oder entheogenen Wirkungsspektrum vermögen ihre Nutzer grundsätzlich in der persönlichen Entwicklung zu befördern. Unabdingbare Voraussetzung ist, dass die Eigenschaften der Rauschdrogen gezielt, bestimmungsgemäß und sorgfältig dosiert in Dienst genommen werden. Da über die hierzu nötige spezifische Drogenkompetenz nur eine Minderheit der Konsumenten verfügt, ist bei aller Würdigung der magischen Potenz dieser Mittel Zurückhaltung angebracht bei der Verbreitung von Legenden über »psychonautische« Drogenreisen in die Tiefen des Selbst, der Zeit oder des kosmischen Weltgeistes.

Handreichungen für Eltern

Die in den nächsten Kapiteln für Eltern formulierten Handreichungen gelten in gleichem Maße auch für alle erwachsenen Personen, die in Schulen oder sozialen Arbeitsfeldern hauptberuflich oder ehrenamtlich mit Kindern und Jugendlichen arbeiten. Sie brauchen nur auf die berufliche Tätigkeit übertragen zu werden.

Was Kinder brauchen – Ein Kapitel zum Mitarbeiten

Kinder brauchen einen sicheren Hafen

Kinder vermögen nur mit wissbegieriger Neugier, freudigem Tatendrang und erwartungsvoller Zuversicht in die Welt zu gehen, wenn sie von einem sicheren Hafen aus starten können. Fraglose Liebe und Geborgenheit verleihen Kindern die Sicherheit, welche sie für eine möglichst ungestörte Entwicklung benötigen wie die Luft zum Atmen. Zu jedem Zeitpunkt ihres Lebens müssen sie sich der Liebe und Zuwendung ihrer Eltern sowie des Wohlwollens der ihnen nahe stehenden Menschen gewiss sein dürfen. Das gilt umso mehr, wenn ihre sichere Welt Risse bekommt und aus den Fugen gerät, weil sich Mutter und Vater trennen. Es ist die Aufgabe der Erwachsenen, Kindern und Jugendlichen in solchen Situationen zusätzliche Dramen zu ersparen und sie nicht für die eigenen Zwistigkeiten zu benutzen.

Kinder haben ein Geburtsrecht auf die Liebe ihrer Eltern.

Mütter und Väter sollten emotional in der Lage sein sowie über die nötige Zeit und innere Ruhe verfügen, Kindern ihre Liebe deutlich zu zeigen. Ungeborene spüren bereits vor der Geburt im Uterus der Mutter, ob sie als Kinder gewünscht und willkommen sind. Sie hören die Stimmen ihrer Eltern und teilen deren Befindlichkeiten. Nach der Geburt sind für Säuglinge und jüngere Kinder inniger Hautkontakt und stimmige Berührungen überlebenswichtig. Das Maß an zärtlichem Kontakt bestimmen die Kinder, d. h., ihre Bedürfnisse sind die tonangebenden, nicht diejenigen der Eltern, Tanten oder Onkels. Grenzen, welche die Kinder von sich aus setzen, sind zu respektieren. Pubertierende Jugendliche sind ebenfalls auf Körperkontakt mit ihren Eltern angewiesen. Es fällt ihnen allerdings bedeutend schwerer, das offen zu zeigen und zuzulassen. Außerdem kommen die geschlechtsspezifischen Besonderheiten und Unterschiede deutlicher zum Tragen. Jungen gehen entschieden anders mit Berührung um als Mädchen. Sie sind »verschämter«, wollen sich nicht mehr so »regressiv« und »bedürftig« zeigen. Auch die Dosierung der Berührung nimmt bei Jungen eine andere Qualität an. Eine kraftvolle Rangelei mit dem Vater genießt öfters Vorrang vor einem liebevollen, zu kleinkindhaft empfundenen In-den-Arm-Kuscheln.

In Freundschaften unter Jungen ist Körperkontakt ein ganz heikles Thema. Sie müssen eher etwas ruppiger miteinander umgehen. Ist eine freundschaftliche Berührung zwischen Jungen zu zart oder innig, heißt es schnell: »Eh, bist du schwul, Mann?« Für derart ausgeprägte Berührungsängste zahlen Jungen einen hohen Preis. Es kostet sie ihre jugendliche Unbekümmertheit. Mädchen gehen in dieser Hinsicht beneidenswert unverkrampft miteinander um.

Eltern sollten Kinder und Jugendliche in deren Berg-und-Tal-Fahrt der Gefühle sicher begleiten. Das ist ein Geduldsspiel, welches Eltern ein Höchstmaß an eigener Standfestigkeit und Langmut abverlangt. Situationen von Überforderung durch die Direktheit der Kinder müssen Eltern durch einen pfleglichen Umgang mit sich selbst auszugleichen suchen. Engel als Mütter und Väter gibt es keine, weshalb auch Zorn, Wut und Aggression zur Gefühlspalette zwischen Eltern und Kindern gehören. Bisweilen sind sie sogar das Salz in der Suppe. Gutes Streiten will gelernt sein. Erfolgreich streiten bildet Durchsetzungsfähigkeit und Kompromissbereitschaft aus.

Kinder wie Jugendliche brauchen die Gewähr im Rücken, dass sie selbst dann noch als Kinder ihrer Eltern weiter geliebt werden, wenn sie »Mist gebaut« haben. Das bedeutet nicht, dass Mütter und Väter von ihrem Verhalten begeistert sind und es gutheißen. Es bedeutet, trotzdem zu den Kindern zu halten und ihnen zu zeigen, wie sie für das eigene Verhalten die Verantwortung übernehmen können. Nichts ist für Kinder langfristig so prägend wie das Grundvertrauen in andere Menschen und in die Möglichkeiten des Lebens. Kinder, welche in Geborgenheit aufwachsen, können sich gesichert fühlen und sich ihrer selbst sicher werden.

Selbstsicherheit ist einer der wirksamsten Schutzfaktoren gegen jedwede Art von Suchtmittelmissbrauch. Mit sich und der Welt zufriedene Menschen suchen keine Zuflucht in der trügerischen Scheinwelt von Rauschmitteln.

Was Kinder überhaupt nicht brauchen sind »Erziehungsspielchen« der Erwachsenen mit Liebesentzug und Ablehnung sowie Gleichgültigkeit in Form von »Laisser-faire«. Solche Erziehungsstile sind pures Gift für die wachsende kindliche Persönlichkeit. Kinder benötigen für ihr Wohlergehen auch keine unkontrolliert rauchenden, trinkenden oder illegale Drogen missbrauchenden Elternteile, welche bei der »Pflege« und Durchsetzung ihres Suchtverhaltens auf die berechtigten Bedürfnisse ihrer Kinder keine Rücksicht nehmen.

Erwachsene verspüren genauso wie Kinder ein Grundbedürfnis nach Sicherheit und Liebe. Zwar können Menschen auch alleine gut und zufrieden leben, aber nicht gänzlich ohne Liebe. Sei es die Liebe eines Partners, von Angehörigen oder die Zuneigung von Freunden. Das Bedürfnis nach Berührung und Zärtlichkeit ist ein elementares Bedürfnis. Es verschwindet nie im Leben. Ohne Liebe und Berührung verkümmern die Menschen, verhärten sich, werden wortkarg, eigenbrötlerisch oder depressiv. Wenn wir die Liebe »haben«, weil sie uns geschenkt wird, nehmen wir sie häufig als selbstverständlich und alltäglich hin. Wir bringen ihr keine besondere Achtsamkeit mehr entgegen. Wenn die Liebe vergeht, stirbt sie selten einen plötzlichen Tod. Vorher leidet sie an Vernachlässigung und stirbt tausend kleine Tode. Beständige Liebe verlangt nach Aufmerksamkeit und Pflege, weniger durch große Taten als durch kleine Gesten im Alltag. Das kann ein schlichtes »Danke« für den Kaffee am Morgen oder für einen schönen Tag sein, ein bestätigender Blick, ein Wort der Anerkennung, eine flüchtige, aber umso stimmigere Berührung, eine schwimmende Blüte in einem schmückenden Gefäß auf dem Tisch oder auch die klaren, mitfühlenden Worte, die ein aufgeregtes Gegenüber hilfreich auf den Teppich zurückholen.

Gönnen Sie sich als erwachsener Leser an dieser Stelle eine kleine Besinnungspause. Denken Sie für einige Minuten über die Frage nach, wie es in Ihrem Leben um Liebe und Zärtlichkeit bestellt ist. Wie fallen Ihre ganz privaten, ungeschminkten Antworten darauf aus? Was macht Sie derzeit in Ihrem Leben am ehesten zufrieden? Was vermissen Sie umgekehrt am meisten? Was vermögen Sie von sich aus dazu beizutragen, um das, was Ihnen am meisten fehlt, vermehrt zu bekommen? Auf welche Weise, mit welchen Gesten, mit welchen Worten drücken Sie Liebe und Zuneigung gegenüber den Menschen aus, die Ihnen am meisten bedeuten?

Kinder brauchen bestätigende Anerkennung

Kinder brauchen »den Glanz in den Augen der Mutter«, die uneingeschränkte Bejahung ihres Daseins sowie die Bestätigung ihres persönlichen Wertes um ihrer selbst willen. Darauf gegründet, brauchen sie die wohlwollende Förderung ihrer ganz speziellen, sich herausbildenden Stärken, Fähigkeiten und Eigenarten. Umgekehrt dürfen sie den respektvollen Umgang mit ihren Grenzen und Schwächen erwarten.

Kinder erfahren ihren Selbstwert durch den Glanz in den Augen der sie liebenden Menschen. Sie sehen sich gespiegelt in diesem ganz besonderen Ausdruck in den Augen, der mit nichts zu vergleichen ist und welcher ohne Worte mitteilt: »Du bist gut und richtig, wie du bist.« Wenn sie sich durch diese Spiegelung dauerhaft und verlässlich als wertvolle Menschen schätzen lernen, werden sie ihrerseits den Wert anderer Menschen zu sehen imstande sein.

Kinder brauchen die ihr inneres Gerüst aufbauende Grundüberzeugung, dass ihre Eltern und weitere Menschen in ihrer Umgebung ein gutes Bild von ihnen haben und dass sie ihnen im Leben etwas zutrauen. Diese Anerkennung müssen sich Kinder nicht erst verdienen. Sie ist ihr Recht als Kind und ein Geburtsrecht. Doch unsere auf Funktionieren und Leistung getrimmte Gesellschaft macht Kindern ihre Rechte leicht streitig. Die Ellbogengesellschaft arbeitet deutlich mehr mit abwertenden »Fertigmachern« als mit bestätigenden »Aufbauern«. Entsprechend bemühen selbst wohlwollende Eltern in der Erziehung ihrer Kinder viel häufiger Tadel und Beschämung als Lob und Stolz. Berechtigten Tadel vermögen Kinder zu verstehen, wenn er ihnen überzeugend erklärt wird. Beschämung dagegen ist ein den Selbstwert annagendes oder gar vernichtendes Gefühl.

Lob, liebevolle Bestätigung sowie Stolz auf die Kinder bauen deren Selbstwert auf. Sie legen das Fundament für die früh einsetzenden Konkurrenzkämpfe in den Lebenswelten außerhalb des Elternhauses, in welchen die Kinder Rangordnungen und Positionsbestimmungen untereinander ausmachen. Besonders während so kritischer Übergangsphasen wie des Eintritts in den Kindergarten oder in die Grundschule, des Wechsels auf eine weiterführende Schule oder des Antritts einer Lehrstelle benötigen Kinder und Jugendliche den bestärkenden Rückhalt wohlwollender Eltern, da sie in beängstigender Art und Weise in

Tretmühlen hineingeraten können, in welchen sie sich erst einmal selbstbewusst zu behaupten lernen müssen.

Kindern und Jugendlichen den Rücken zu stärken und sie derart auf die Herausforderungen des Lebens vorzubereiten, dass sie ihnen mit einem vorherrschend positiven Lebensgefühl entgegentreten können, schützt sie weitgehend vor späterem Rauschmittelmissbrauch.

Was Kinder und Jugendliche in keinem Falle brauchen, was ihnen in und außerhalb der Familie Schaden zufügt, sind Schläge und Gewalt, grobe Missachtung ihrer Persönlichkeit und ihrer Rechte als Kinder, Missbrauch in jedweder Form sowie chronische subtile Grenzverletzungen durch manche an ihren Arbeitsbedingungen verzweifelnde Lehrer und Ausbilder.

Erwachsene wissen, wie schwierig es sein kann, bei wachsendem gesellschaftlichem Druck das eigene Selbstwertgefühl hochzuhalten. Wer im Berufsleben durch nicht mehr zu bewältigende Arbeitsanforderungen demotiviert, von Intrigen oder Mobbing erdrückt oder gar von Arbeitsplatzvernichtung bedroht wird, schluckt täglich seine Dosis »Fertigmacher« statt »Aufbauer«. Wird aus der noch erträglichen oder zu verarbeitenden Dosis eine Überdosis, greifen nicht wenige Erwachsene auf die Erleichterung versprechenden Wirkungen der Volksdroge Alkohol zurück, um gegen den Druck anzutrinken. Gesündere und wirksamere Methoden, für das eigene Wohlergehen zu sorgen, sind weit weniger verbreitet.

Halten Sie als Leser wiederum einen Moment inne und denken Sie nach über Ihren ganz privaten Gebrauch von »Fertigmachern« und »Aufbauern«. Was überwiegt? Wie können Sie erreichen, dass sich die Waage im Alltag eindeutig zugunsten von aufbauenden und wertschätzenden Rückmeldungen neigt, gleichgültig ob gegenüber eigenen Kindern oder solchen, die Ihnen beruflich anvertraut sind? Wie gelingt es Ihnen letztlich selbst, sich gegenüber Dritten klar und unmissverständlich gegen »Fertigmacher« abzugrenzen oder sich Abwertungen energisch zu verbitten?

Kinder brauchen stimmige »Vorleber«

In der Regel sind Mütter und Väter die ersten prägenden Vorbilder für die Kinder. Mädchen wie Jungen orientieren sich in ihrem Fühlen, Verhalten, Handeln und Denken lange Zeit an ihren Eltern. Kinder sind exzellente und feinfühlige Beobachter. Sie spüren haarscharf, ob die Erwachsenen sich stimmig verhalten. Widersprüche zwischen Worten und Taten der »Großen« werden von den Kindern im Nu entlarvt. Wenn nicht verbal, dann zumindest über die innere Wahrnehmung der Ungereimtheiten. Eltern haben also allen Grund, ihren Kindern gegenüber aufrichtig zu sein und ihnen nichts vorzumachen. Sie leben ihnen das praktische Leben sowie ihre innere Einstellung gegenüber der Welt täglich vor. Kinder orientieren sich daran, ahmen nach, lernen von den »vorlebenden« Erwachsenen. Kleine Kinder wollen ebenso groß und stark sein wie der bewunderte »Papa«, der für sie der beste Vater der Welt ist, weil er *ihr* Papa ist.

Wenn Eltern merken, dass ihre Kinder sie beobachten, verspüren sie oft die innere Befürchtung, ihre Kinder könnten »strenge, kleine Richter« sein, insbesondere dann, wenn Mütter oder Väter an sich selbst zweifeln. Diese Angst ist jedoch entbehrlich. Sie entstammt der Erwachsenenwelt mit ihren harten Bandagen. Kinder sind weiser, als ihnen das die Erwachsenen häufig zutrauen. In der Regel beurteilen sie die Unzulänglichkeiten ihrer Eltern mit Nachsicht und Milde. In dieser Hinsicht sind sie kleine Realisten im besten Sinne. Erst in den Phasen der inneren wie äußeren Ablösung von den Eltern holen sie Mütter und Väter vom Sockel. Es ist normal, wenn dann heimlich oder auch laut hervorgeschleuderte Sätze auftauchen, die erschrecken und kränken: »Ich will in meinem ganzen Leben nie so werden wie du.« Wiederum Jahre oder gar Jahrzehnte später stehen die Kinder als Erwachsene eines schönen Tages vor dem Spiegel und sagen plötzlich zu sich selbst: »Ich sehe meinem Vater immer ähnlicher« oder »Aus dem Spiegel schaut mir ja das Gesicht meiner Mutter entgegen«. Gelingt es ihnen dann, innerlich zu schmunzeln und ihr Spiegelbild freundlich anzulächeln, sind die Kinder tatsächlich reife Erwachsene geworden. Die Entwicklung ist gelungen und an einem versöhnlichen Punkt angelangt. Ab einem solchen Zeitpunkt hat es das Kind im Erwachsenen nicht mehr länger nötig, die inneren Stimmen der eigenen Eltern weiter zu bekämpfen oder gar zu versuchen, ehemals ungeliebte Teile der Eltern in sich auszumerzen. Aber bis zu einem solchen Gelingen ist es ein langer Weg. Eltern vermögen von Beginn an viel dafür zu tun, damit er für ihre Töchter und Söhne nicht zu steinig wird.

Das bedingt mindestens, dass die Eltern als Mutter und Vater präsent sind im Erleben ihrer Kinder. Es genügt nicht, Mutter oder Vater zu werden, indem man Kinder in die Welt setzt. Das ist verhältnismäßig leicht getan. Ungleich schwieriger ist die Tatsache, dass Eltern ihre Rolle als Mutter oder Vater auch tatsächlich annehmen und ausfüllen müssen. Das setzt die Bereitschaft und eigene innere Reife voraus, Verantwortung zu übernehmen. Es fällt längst nicht allen Frauen und Männern leicht, die Tatsache zu akzeptieren, dass sich ihr Leben mit der Geburt eines Kindes von Grund auf verändert, und das nicht bloß vorübergehend, sondern lebenslang. Erblickt das erste Kind eines Paares das Licht der Welt, erleben auch die Eltern eine zweite Geburt als Mutter oder Vater. Selbst wenn die Realitäten des Lebens sowie die Vergänglichkeit mancher Liebe dazu führen, dass immer mehr Elternpaare sich trennen, sie bleiben die Eltern ihrer Kinder. Bei all den mit Trennungen verbundenen Schmerzen und Verletzungen bringen die Elternteile jedoch längst nicht immer die Reife auf, sich weiterhin der Verantwortung für ihre Kinder zu stellen. Nicht selten werden die Konflikte der Erwachsenen auf dem Rücken und zum Schaden der Kinder ausgetragen. In neu zusammengesetzten Familien und Lebensgemeinschaften können die hinzukommenden Frauen oder Männer den Kindern zwar viel Gutes oder sogar Besseres tun als ein abwesender leiblicher Elternteil. Sie sollten sich jedoch niemals der Illusion hingeben, an dessen Stelle treten zu können.

In welcher Familien- oder Beziehungskonstellation auch immer Kinder in der heutigen Zeit mit Erwachsenen zusammenleben, sie sind auf deren Stimmigkeit als Menschen, auf ihre Fürsorge, Achtsamkeit und Verantwortung angewiesen. Jedes unstimmige Verhalten der erwachsenen Vorbilder, in dem Worte, Taten, Mimik, Gestik und atmosphärische Stimmungen nicht übereinstimmen, bringt Kinder in Schwierigkeiten oder gar innere Nöte. Insbesondere jüngere Kinder neigen dazu, ihren Eltern fraglos zu glauben, was diese sagen. Spüren die Kinder hinter den Worten eine nicht ausgesprochene, aber nichtsdestoweniger deutlich wahrgenommene widersprüchliche Botschaft, wissen sie nicht, was wahr oder unwahr ist. Sie werden an ihrer inneren Wahrnehmung zweifeln. Ist die Welt beständig voller Doppelbotschaften, verlernen es die Heranwachsenden, sich auf ihre Gefühle zu verlassen. Im Extremfall werden sie auf diese Weise ver-rückt gemacht. Eltern müssen sich also um Aufrichtigkeit bemühen. Sie sollten Kinder nicht belügen oder mit Halbwahrheiten abspeisen, wenn diese darum bemüht sind, den Gang der Welt zu erkunden. Sie dürfen ihnen auch kein X für ein U vormachen, wenn Kinder schwelende Konflikte wahrnehmen, welche in Vermeidungshaltung unter den Teppich gekehrt werden. Konflikte müssen mit Kindern altersgerecht zur Sprache gebracht werden. Eltern, welche ihre Sprösslinge im besten Glauben vor eigenen Schwierigkeiten verschonen möchten, unterschätzen die Tatsache, dass Kinder für alle gefühlsmäßigen Schwingungen ein Gespür haben. Können sie sich »komische Stimmungen« nicht erklären, suchen sie die »Schuld« gerne bei sich, falls die Erwachsenen ihnen keine hinlänglich erklärende Hilfestellung leisten.

Kinder und Jugendliche brauchen Mütter und Väter, die ihnen jeden Tag neu vorleben, wie sie das Leben in Angriff nehmen und meistern. Sie brauchen keine unangreifbaren »Helden«, sondern realistische Vorbilder mit ihren ganz persönlichen Stärken und Schwächen. Sie wachsen mit Eltern, die das Leben innerlich grundsätzlich bejahen, selbst wenn es schwierige Zeiten durchzustehen gilt. Sie profitieren von Eltern, welche schöne Momente im Leben zu würdigen und zu genießen wissen. Ausgeprägte Genussfähigkeit ist ein Schutzfaktor vor Suchtgefährdung. »Wie das mit der Liebe geht«, schauen sich Jungen und Mädchen ab von Eltern, die nicht bloß Mutter und Vater, sondern darüber hinaus noch Frau und Mann sind, welche sich in ihrer weiblichen wie männlichen Haut ausreichend wohl fühlen und sich gerne liebevoll berühren. Ist das der Fall, können sie auf sexistisch gefärbte Grabenkämpfe zwischen den Geschlechtern verzichten und ihren Kindern den alltäglichen Umgang mit Respekt voreinander sowie mit den kleinen Gesten von Berührung und Zärtlichkeit vorleben. Sie unterstützen diese damit in der äußerst heiklen Findung der eigenen Geschlechtsidentität sowie in ihrer Beziehungskompetenz.

Was Kinder nicht brauchen, sind erwachsene Vorbilder, welche süchtig abhängig rauchen, Alkohol in kritischem Maße konsumieren, bei jeder Unpässlichkeit zu Schmerzmitteln greifen, illegale Drogen missbrauchen oder ihr Leben in Passivität vor dem Fernseher oder arbeitswütig im Büro fristen.

Wer als Mutter oder Vater von eigenem Suchtverhalten geplagt wird, gerät in Erklärungsnöte.

Der Widerspruch zwischen wohlfeilen Worten und widersprüchlichem Verhalten ist in solchen Fällen nicht wegzuerklären. Da bleibt nur der Weg, die eigenen Schwierigkeiten offen zu legen, die Verantwortung dafür zu übernehmen und weitestgehend Rücksicht auf die Kinder zu nehmen. Mit der Leugnung eigener Schwierigkeiten stellen sich die Vorbilder bloß.

Suchtprobleme gleich welcher Art müssen in Familien konstruktiv bearbeitet werden, damit die Kinder als nachfolgende Generation eine größere Chance haben, der sozialen Vererbung des Problems zu entgehen. Eltern sollten ihren eigenen Kindern keine Suchtfalle stellen. Eltern, welche Kinder an der eigenen süchtigen Abhängigkeit leiden lassen, begehen an ihren Töchtern und Söhnen ein seelisches Verbrechen. Da gibt es nichts zu beschönigen. Die Übernahme der Verantwortung hilft als erster Schritt aus der Falle.

Nichts spricht gegen den Gebrauch von Genussmitteln als *Genuss*mittel. Im Gegenteil: In unserer Kultur wird es immer notwendiger, genüssliche Augenblicke der Muße und Lebensfreude wieder zu entdecken und in den Alltag zu integrieren. In solchen Situationen darf auch der lustvolle Umgang mit Genussmitteln seinen Platz finden. Es gehört zum Zwitterwesen potenzieller Suchtmittel, dass es einen bedeutsamen Unterschied in ihrer Verwendung und in ihrer Wirkung gibt: Realistische Vorbilder können beispielsweise einen maßvollen, selbst begrenzten Genuss der Gesellschaftsdroge Alkohol vorleben und ihre Kinder damit langfristig beim Finden und Wahren von Grenzen unterstützen. Das ist eine völlig andere Realität als der Missbrauch von Alkohol zum Rauschtrinken. In unserer Gesellschaft führt für kaum einen Menschen ein Weg daran vorbei, in diesem Spannungsfeld seine eigene stimmige Grenze zu finden. Unabhängig von ihrem illegalen Status können auch bestimmte Rauschdrogen als Genussmittel eingesetzt werden. Falls Erwachsene diese Praxis für sich in Anspruch nehmen möchten, sollten sie es allerdings nicht im Beisein von Kindern tun.

An die Denkpause in diesem Kapitel haben Sie sich als Leser schon gewöhnen können: Versuchen Sie sich als Mutter oder Vater, Frau oder Mann eine ungeschminkte Antwort darauf zu geben, welches menschliche Vorbild Sie in den Augen von Kindern oder Jugendlichen abgeben. Falls Sie unsicher in der Einschätzung sind, dürfen Sie Kinder oder Jugendliche um Sie herum fragen. Deren Antworten könnten sich als Geschenk und als Chance für die eigene Weiterentwicklung erweisen. Stellen Sie sich bitte auch noch einer zweiten, präziseren Frage: »Bin ich ein gutes *suchtpräventives* Vorbild für meine Kinder?« Verbinden Sie die Antwort bitte mit einer kleinen Übung, mit welcher ich gerne Elternseminare eröffne: Nehmen Sie die rechte Wand des Raumes, in welchem Sie gerade lesen, als Ja-Seite und die linke als Nein-Seite. Sind Sie der Überzeugung, ein gutes suchtpräventives Vorbild für Ihre Kinder zu sein, gehen Sie bitte zur rechten Raumseite und vergegenwärtigen Sie sich, welche Ihrer Verhaltensweisen zu Ihrer Ja-Antwort beitragen. Stimmen Sie mit »Nein«, weil Sie der Ansicht sind, kein gutes suchtpräventives Vorbild für Kinder zu sein, gehen Sie zur linken Wand. Überlegen Sie dort, welche konkreten Schritte Sie gehen müssten, um ein besseres oder gar ein überzeugendes suchtpräventives Vorbild abzugeben. Fallen Ihnen Schritte ein, setzen Sie sich in Bewegung. Machen Sie für alles, was Sie ändern könnten, einen symbolischen Schritt auf die Ja-Seite des Raumes zu. Entscheiden Sie dann, ob Sie nicht einen oder mehrere dieser symbolischen Schritte in Ihrer Lebensrealität mit Kindern umsetzen möchten.

Kinder brauchen »Spielräume« und eine gesunde Ernährung

Kinder brauchen »Spielräume«, innerhalb deren sie ihre Fähigkeiten erproben können. »Spielräume« meint zum einen die Freiräume, die ihnen wohlmeinende Eltern für die Entwicklung ihrer Persönlichkeit gewähren, einschließlich der sinnhaften Grenzen, welche Mütter und Väter setzen. »Spielräume« sind zum anderen ganz konkret die Bewegungsräume zum Spielen und Toben außerhalb des Elternhauses. Sie sind unverzichtbar für die stimmige Entwicklung der kindlichen Motorik und eines Körpergefühls, mit welchem Kinder und Jugendliche sich im wahrsten Sinne des Wortes in ihrer Haut wohl fühlen. Den »Brennstoff« für die stimmige Entwicklung Heranwachsender liefern eine positive Nahrung für die Seele sowie eine ausgewogene, gesunde Ernährung für den Körper. So weit die ideale Theorie. In der Realität gestalten sich die Bedingungen oftmals weniger kindgerecht.

Die Zubetonierung der Landschaft und die Verstädterung der Lebensbedingungen rauben Kindern und Jugendlichen zunehmend die geschützten Räume für ihren Bewegungsdrang. Es gibt draußen weitaus mehr Verbotsschilder und reale Gefahren als Plätze zum ungestörten Spielen. Der Bewegungsraum vieler Kinder und Jugendlicher ist bereits dermaßen intolerabel eingeschränkt, dass ihre körperliche wie seelische Entwicklung Schaden leiden.

Bei auffallend vielen Kindern ist das Gleichgewicht zwischen Körper und Seele nicht mehr stimmig ausbalanciert. Konkrete psychomotorische Koordinationsschwierigkeiten sind der äußerlich sichtbare Ausdruck der beeinträchtigten Fähigkeit zur leiblich-seelischen Gleichgewichtsregulierung. Auf Grund des gestörten Körpergefühls sind die Kinder nicht mehr in der Lage, differenziert in alle Richtungen zu spüren oder sich zuverlässig in Raum und Zeit zu orientieren. Wer dies nicht selbstverständlich kann, hat auch verstärkt Schwierigkeiten in anderen Lebensbereichen, welche eine sichere Orientierung und Verortung bedingen. Selbst Lernschwierigkeiten in schulischen Fächern können in solchen Leib-Seele-Zusammenhängen begründet liegen.

Wer sich nicht mehr körperlich austoben kann, muss ausweichen auf Ersatzspielräume. Heutzutage sind das vielfach das Fernsehen sowie der als Spielgerät genutzte PC. Als Folge davon geraten die »alten Spiele aus Kindheit und Jugend« gänzlich in Vergessenheit. Kinder, welche nicht mehr vergnügt und mit Hingabe zu spielen wissen, beginnen sich grenzenlos zu langweilen. Fernsehen und PC dienen zwar stundenlang dem Zeitvertreib, befriedigen aber weder die primären Bedürfnisse des Körpers noch die der Seele.

Ein gut aufeinander abgestimmtes Zusammenspiel von Körper und Seele bedarf der gesunden Nahrung in zweifacher Weise. Kinder und Jugendliche, welche keine positiven Aufbaustoffe für ihre Seele erhalten, werden auch nicht gut in ihrem Körper wohnen. Gesunde, vitalstoffreiche Ernährung, die mit Genuss verzehrt wird, fördert das seelische Wohlbefinden sowie die körperliche und geistige Leistungsfähigkeit. Trotz der Normierung unserer Lebens- und Nahrungsmittel durch den Regulierungswahn der europäischen Agrarpolitik gibt der Markt prinzipiell alles für eine entwicklungsfördernde Ernährung von Kindern und Jugendlichen her. Vorausgesetzt, Eltern machen sich die Mühe, bewusst aus dem Überangebot an Lebens-, Nahrungs- und Genussmitteln auszuwählen, um für eine ausgewogene Ernährung ihrer Kinder Sorge zu tragen. Unsere Gesellschaft macht es Eltern dabei nicht leicht. Zwar leben mittlerweile ganze Branchen unserer Nahrungsmittelindustrie von Produkten, welche speziell für Kinder und Jugendliche angeboten werden. Das nahezu unübersehbare Angebot an Produkten mit Vitaminzusätzen, an »Schoko-« und »Kraftriegeln«, an »Cornflakes«, Getränken und Süßigkeiten verspricht zwar unisono Gesundheit und eine Steigerung der kindlichen Merk- und Leistungsfähigkeit. Der tatsächliche Wert aller dieser stark beworbenen Produkte für eine gesunde Ernährung von Kindern und Jugendlichen geht allerdings in den meisten Fällen gegen null. »Fastfood« verspricht Zeitersparnis für doppelt und dreifach gestresste Mütter, ist aber »Nahrungsmüll« für Heranwachsende. Folglich ist eine Fehlernährung vieler Kinder und Jugendlicher eher an der Tagesordnung als ihre gesunde Ernährung. Der verbreitete Mangel an Zeit und Zuwendung für Kinder lässt sich weder mit Vitaminpillen noch mit einer Versüßung der emotionalen Verarmung kurieren.

Am Heißhunger vieler Kinder und Jugendlicher nach Süßigkeiten lässt sich unschwer ablesen, dass in ihrer leiblich-seelischen Versorgung Entscheidendes verkehrt läuft. Eine richtige Ernährung ist der beste Schutz vor einem solchen Heißhunger, der erst entsteht, wenn der »Stoffwechsel« in Seele und Körper entgleist. Zucker ist der erste legale Suchtstoff, mit dem Kinder Bekanntschaft schließen. Über ihn kann frühes Suchtverhalten systematisch erlernt werden, sofern Mütter und Väter nicht auf einen überaus bewussten Umgang mit Süßigkeiten achten. Es ist ein elterlicher Kunstfehler, Kindern »Süßes« als Trostmittel für die Seele zu geben, wenn eigentlich positive seelische Nahrung und gefühlsmäßige Zuwendung gefragt sind. Der Zusammenhang zwischen einem Mangel an Liebe, Wärme und Geborgenheit sowie dem gesteigerten Verzehr von Schokolade und sonstigen Süßigkeiten ist auch bei Erwachsenen ein vertrautes »Strickmuster«.

Ein Drittel aller schulpflichtigen Kinder und Jugendlichen hat Erfahrung mit Beruhigungsmitteln oder Pillen, welche die Konzentration und Leistungsfähigkeit in der Schule steigern sollen. In der Regel bekommen sie diese von den Eltern verabreicht, oft genug im Zusammenwirken mit Ärzten, welche solche Mittel allzu bereitwillig verschreiben. Diese frühe Regulierung der kindlichen Befindlichkeit über Pillen ist absolut fehl am Platze. Auf diese Weise wird frühzeitig ein suchtartiger Mechanismus erlernt, der im späteren Alter auf direktem Wege zum Gebrauch synthetischer Drogen führen kann.

Der Zusammenhang zwischen der frühen Verabreichung pharmazeutischer Präparate und dem späteren Zugriff auf Designerdrogen in Form von Pillen und Tabletten ist zweifelsfrei nachgewiesen. Kein Stoff und keine Pille der Welt vermögen die positive, nährende Bestätigung der persönlichen Fähigkeiten zu ersetzen, welche Kinder und Jugendliche für ihre gesunde Entwicklung zu handlungsfähigen, selbstbewussten Erwachsenen benötigen.

Kinder und Jugendliche haben ihren eigenen Geschmack, den es zu respektieren gilt, denn über Geschmack lässt sich bekanntlich nicht streiten. Sie dürfen daher auch »Nein« sagen zu etwas, das auf den Tisch kommt. Umgekehrt bedeutet das nicht, dass sie sich nach Lust und Laune abfällig über das tägliche Essen äußern dürfen oder gar in jedem Falle eine »Extrawurst« gebraten bekommen.

Mit der Zeit wird sich ihr Geschmack ohnehin verändern. Sie werden neugierig Neues kosten und Speisen mögen, die sie bis dahin nicht gerne gegessen haben. Diese Selbstbestimmung sollten Eltern ihren Kindern ebenso gewähren wie die eigene Entscheidung über die für sie verträglichen Essensportionen. Anders verhält es sich nur dann, wenn Kinder oder Jugendliche bereits Formen auffälliger und behandlungsbedürftiger Ess-Störungen ausgeprägt haben.

Was Kinder und Jugendliche in keinem Falle brauchen, sind »Junk-Food«, genmanipulierte Nahrung sowie Allergien und Unverträglichkeiten begünstigende Zusatz- und Farbstoffe aller Art in industriell verarbeiteten Nahrungsmitteln. Ebenso wenig brauchen sie Erwachsene um sich herum, welche ihr Essen lieblos herunterschlingen, es vor dem Fernseher einnehmen oder beim Essen rauchen. »Weiße-Bohnen-Gefechte« und »Spinat-Kriege« am Tisch als Zwang, unter allen Umständen den Teller leer zu essen, gehören in die Mottenkiste der Erziehung. Dogmatische Ernährungsapostel, welche Kindern das eigene Essverhalten aufnötigen möchten, bewirken höchstens, dass ihre Kinder später gezielt das Gegenteil verfolgen. Kinder brauchen auch keinen immerfort gefüllten »Sesam-öffne-dich« voller Süßigkeiten zur uneingeschränkten Selbstbedienung. Was sie aber am allerwenigsten benötigen, sind jene Marketingstrategien verantwortungslos-selbstsüchtiger Geschäftsstrategen, welche als Produzenten alkoholhaltiger Mixgetränke die natürlichen Schutzfunktionen des Geschmacks von Kindern und Jugendlichen gezielt unterlaufen, damit außer Funktion setzen und die Heranwachsenden über diesen Weg frühzeitig an den schädlichen Konsum von Alkohol gewöhnen. Hier werden geldwerte Profitinteressen in übelster Art und Weise vor den Gesundheitsschutz von Kindern und Jugendlichen gesetzt.

Nach diesem gesellschaftskritischen Querverweis finden Sie sich bei Ihrer üblichen Denk- und Besinnungspause wieder: Bewegen Sie sich selbst ausreichend oder wohnen Sie sportlicher Betätigung bestenfalls als passiver Zuschauer bei? Gibt es in Ihrer Familie regelmäßig gemeinsame Mahlzeiten mit den Kindern am Tisch oder findet das Essen vor dem Fernseher statt? Wie viel Wert legen Sie als Mutter oder Vater auf Ihre eigene gesunde Ernährung? Wie lange Zeit gönnen Sie sich, um in Ruhe und mit Genuss zu essen? Wie versuchen Sie, Ihren Kindern Genussfähigkeit zu vermitteln. Genussfähigkeit ist ein bedeutender

Schutzfaktor vor Sucht generell und vor Ess-Störungen als suchtartigem Verhalten im Besonderen.

Kinder brauchen Kinder

Kinder brauchen den hautnahen Kontakt zu anderen Kindern wie die Luft zum Atmen. Geschwister in Familien sind heutzutage nicht mehr unbedingt die Regel. Haben Kinder allerdings Brüder oder Schwestern, sind die Geschwisterbeziehungen durchaus von besonderer Bedeutung, selbst dann, wenn sie nicht völlig ungetrübt sind. Manche Geschwister halten in einem ausgeprägten Wir-Gefühl zusammen wie Pech und Schwefel, andere liegen im permanenten Clinch miteinander. In jedem Falle bieten Geschwisterbeziehungen ein frühes Lernfeld für tief reichende soziale Erfahrungen. Jungen wie Mädchen müssen sich die individuelle Gunst ihrer Eltern sichern und ihren ganz eigenen Platz in der Geschwisterfolge und im Familiengefüge finden.

Wichtig für Kinder ist der frühe Kontakt nach draußen, zu anderen Kindern außerhalb der eigenen Kernfamilie. Nur in der lebendigen Bezogenheit auf andere Gleichaltrige erfahren Kinder untereinander, was sie gemeinsam haben und was sie verbindet, und umgekehrt, was sie unterscheidet und sie voneinander trennt. Im Vergleich mit anderen werden die eigenen, ganz persönlichen Stärken und die weniger starken Seiten erlebbar. Das gemeinsame Spielen, Toben, Streiten und Sich-wieder-Vertragen ist ein Lernfeld, das durch nichts gleichwertig zu ersetzen ist. Das Sichbehaupten als kleine Persönlichkeit will von Kindesbeinen auf gelernt sein. Wenn Kinder nicht frühzeitig durch die Gesetze der Ellbogengesellschaft verbogen werden, lernen sie sowohl Strategien, sich zu behaupten, ohne gleich die Fäuste fliegen zu lassen, als auch die Fähigkeit zur Kompromissbildung, welche nicht Niederlage ist. Selbst dort, wo kleine Kinder ihre Körperkräfte einsetzen, um sich durchzusetzen, tun sie das nicht mit der Absicht, einem anderen Kind zu schaden oder es gar zu verletzen. Solch destruktive Formen von Aggressivität übernehmen sie erst zu einem späteren Zeitpunkt ihrer Entwicklung aus der Erwachsenenwelt, welche sie ihnen tagtäglich vorlebt.

Kinder, welche die Chance haben, sich im Kontakt mit anderen Kindern stimmig zu entfalten, sind später als Jugendliche eher in der Lage, mögliche Gefahrensituationen in weiser Voraussicht aus dem Weg zu gehen. Sie müssen weniger die Kämpfe im »Dschungel der Großstadt« fürchten als diejenigen Jugendlichen mit weniger ausgeprägtem sozialem Gespür. Kinder dagegen, welche kaum mehr wissen, was es bedeutet, mit anderen Kindern stundenlang zu spielen, weil sie in Vereinzelung aufwachsen oder weil sich ihre Interessen frühzeitig auf passive Freizeitgestaltung vor dem Fernseher und PC reduzieren, sind stärker gefährdet, sich als Jugendliche in Cliquen wiederzufinden, die in ihrer Freizeit wenig mit sich anzufangen wissen. Solche Cliquen von orientierungslosen, relativ gelangweilten Jugendlichen, deren Lebensaktivitäten im Freizeitbereich sich in Rauschtrinken oder Kiffen erschöpfen, finden sich allerorten.

Im Kontakt und in der Freundschaft mit anderen Kindern erlernen Heranwachsende auch so wichtige, überaus menschliche Fähigkeiten wie den Umgang mit Schmerz, Trauer, Eifersucht und Verlust. Sie entwickeln große Zuneigung zu Freunden, müssen aber die Erfahrung akzeptieren, dass Freundschaften selten exklusiv sind und der beste Freund noch weitere gute Freunde hat, mit denen er sich trifft. Kinder- und Jugendfreundschaften sind oft von fließenden Veränderungen betroffen. Bisweilen gibt es unliebsame Überraschungen, wenn beispielsweise die beste Freundin von einem Tag auf den anderen die neue Klassenkameradin vorzieht. Nicht selten fließen in solchen Situationen Tränen von Wut, Enttäuschung und Eifersucht. Kinder erfahren, dass auch Freunde verletzen und kränken, umgekehrt aber auch verzeihen und menschliche Größe zeigen können. Kinder wie Jugendliche müssen sich im Austausch mit und in Konkurrenz zu anderen ihren ganz eigenen Platz in denjenigen Gruppen sichern, zu welchen sie dazugehören möchten. Sie kommen im Zuge der Findungsprozesse nicht daran vorbei, zahlreiche innere Entscheidungen zu treffen: Wie sehr passen sie sich dem Konformitätsdruck an, der von einer Gruppe ausgeht, und wo widerstehen sie ihm, weil sie nicht bereit sind, sich als eigene Persönlichkeit über Gebühr aufzugeben und zu verbiegen? Welchen gestaltenden Einfluss vermögen sie mit ihrem eigenen Wesen auf die Dynamik in der Gruppe zu nehmen? Übernehmen sie Verantwortung oder gar eine führende Rolle in der Gruppe oder halten sie sich unauffällig im Hintergrund?

Fernsehen und PC sind unfähig, solche lebendigen sozialen Lebenserfahrungen zu vermitteln. Sie begünstigen dagegen das Entstehen von innerer Leere, Unruhe und Aggressivität sowie einen passiven, konsumierenden Lebensmodus. Was Kinder deshalb nicht brauchen, ist der Fernseher als »Kindersitter« und als Mittel zum Zweck gegen die Langeweile. Was sie genauso wenig brauchen, ist die Verrohung ihrer Umwelt in Form der lauernden oder sogar täglich erfahrenen Dosis von personaler wie struktureller Gewalt. Und auch Mütter und Väter, die beständig etwas an den Freunden ihrer Söhne und Töchter herumzumäkeln haben, tun ihnen damit nichts Gutes.

Die letzte Denkpause für Sie in diesem Kapitel: Kennen Sie als Mutter oder Vater die Freunde Ihrer Kinder? Wissen Sie, wo und mit wem sich Ihre Söhne und Töchter bevorzugt aufhalten? Haben Sie selbst als Mann oder Frau Freundschaften, die Sie aktiv pflegen, oder fehlen Ihnen solche bereichernden Beziehungen? Sind Sie von sich aus noch aktiv, um neue, liebenswerte Menschen kennen zu lernen, oder haben Sie es aufgegeben, mit neugierigem Interesse auf Menschen zuzugehen?

Was Eltern dringend brauchen

Bei Elternseminaren lasse ich Mütter und Väter zur Eröffnung gerne mit den Füßen über die in folgende Frage verpackte Situation abstimmen: »Wenn Sie erfahren würden, dass Ihr Sohn oder Ihre Tochter Cannabis konsumiert, wüssten Sie dann, wie Sie sich verhalten sollten? Falls ja, gehen Sie bitte nur rechten Seite des Raumes. Wüssten Sie es eher nicht, gehen Sie bitte nach links.« Im Durchschnitt bewegen sich 70 bis 80 % der Eltern auf die »Nein«-Seite zu. Angesichts der Verbreitung von Cannabis unter Jugendlichen ist das ein absolutes Missverhältnis.

Eltern brauchen zwei »Dinge«, um die gespenstischen Visionen zu bannen, die ein Drogengebrauch ihrer Kinder vor dem gedanklichen Auge heraufbeschwört:
1. Sachkompetenz
2. Beziehungskompetenz.

Eignen Sie sich als Mütter und Väter frühzeitig das unverzichtbare Mindestmaß an Sachwissen zu Drogen und Sucht an, damit Sie sich von Ihren Kindern nicht vorführen lassen müssen, wenn die Sprache auf die entsprechenden Themen kommt. Mit dem Lesen dieses Buches sind Sie bereits einen Schritt weiter gekommen. Sachkompetenz mindert übertriebene Befürchtungen, was Schlimmes passieren könnte, wenn eines Ihrer Kinder zu Drogen greift. Zudem fördert sie das Verständnis für die Eigengesetzlichkeiten der süchtigen Dynamik.

Drogen- und suchtspezifische Sachkompetenz ist nützlich. Aber sie ist längst nicht alles. Ergänzt wird sie durch die unverzichtbare Beziehungskompetenz. Sie können über noch so viel sachliches Grundwissen verfügen, es nutzt Ihnen wenig, wenn Sie sich nicht gleichzeitig angemessen auf der Beziehungsebene zu verhalten wissen. Beziehungskompetenz erwächst aus dem Herzen oder aus dem Bauch, sprich: aus den Bereichen, in denen wir umgangssprachlich oder in der Vorstellung unsere Gefühle ansiedeln. Jegliches kognitive Sachwissen muss vom Kopf in die Gefühle einwandern, um dort in wirksames zwischenmenschliches Handeln umgesetzt zu werden. Wenn es um Drogen gebrauchende Menschen geht, vollziehen sich die entscheidenden Veränderungen ausschließlich durch erfolgreiche Interventionen auf den Beziehungsebenen im psychosozialen Umfeld.

Eltern brauchen nicht hilflos ausgeliefert zuzusehen, wie potente Rauschmittel Macht über ihre Kinder gewinnen. Sie vermögen viel dafür zu tun, die drohenden Gespenster in Schach zu halten, wenn sie als Mütter und Väter präsent sind und mit ihren Kindern gemeinsam die vielen kleinen Brötchen der alltäglichen Prävention backen.

Wie Sie Ihre Kinder zielstrebig zum Gebrauch von Drogen ermuntern können ...

Es hinterlässt leicht einen schalen Nachgeschmack, Ihnen als Erziehungsberechtigten direkte Empfehlungen für den Umgang mit Ihren Kindern zu geben, denn Rat-»*Schläge*« können nur allzu leicht als verletzende Schläge empfunden werden, wenn sie den Eindruck von »Besserwisserei« erzeugen.

Mein Ziel ist es, vor allem Ihre präventiven Handlungsmöglichkeiten als Mütter und Väter zu stärken. Dabei nehme ich allerdings den Weg durch die Hintertür, indem ich Ihnen als Eltern paradoxe und verquere Hinweise gebe, wie Sie Ihre Kinder zielstrebig ermuntern können, Rauschmittel zu gebrauchen. Ein solches Vorgehen lässt Ihnen größeren eigenen Interpretationsspielraum als direktive Verhaltensempfehlungen.

Nachstehende Strategien für die vorbildliche Ausfüllung Ihrer Elternrolle sind hervorragend geeignet, Ihre Söhne und Töchter dazu anzuhalten, die Bekanntschaft illegaler Drogen zu suchen:

- Tun Sie als Eltern so, als wären Sie bestens über Drogen und deren Wirkungen informiert, aber lassen Sie sich von Ihrem Kind dabei erwischen, dass Sie noch immer der Ansicht sind, Haschisch würde gespritzt.
- Betonen Sie bei jeder sich bietenden Gelegenheit die Gefährlichkeit von Cannabis als Einstiegsdroge, während Sie selbst dabei eine Zigarette rauchen oder das vierte Glas Bier trinken. Bestehen Sie zudem unnachgiebig darauf, dass das ge-

wohnheitsmäßige Trinken von Alkohol etwas völlig anderes ist als der Genuss von Haschisch und Marihuana.

- Reden Sie mit Ihren Kindern mindestens 1x am Tag darüber, wie groß Ihre Angst ist, sie könnten illegale Drogen probieren.
- Kontrollieren Sie regelmäßig 1x pro Woche Kleidung und Zimmer Ihrer Kinder auf Ihnen verdächtige Substanzen, merkwürdige Gerätschaften zum Rauchen von Cannabis oder Zubehör zum Gebrauch anderer illegaler Substanzen.
- Setzen Sie sich mit Ihren Kindern niemals als Familie zusammen.
- Vermeiden Sie insbesondere gemeinsame Mahlzeiten. Wenn Sie es dennoch nicht verhindern können, als Familie zusammen zu essen, so tun Sie dies nur in gemeinsamem Schweigen vor dem eingeschalteten Fernsehgerät.
- Geben Sie ohne Gegenwehr Ihren Widerstand gegen einen unbegrenzten Zugang Ihrer Kinder zu Fernsehen, Videos, Computerspielen und Internet auf. Sie haben ohnehin keine Chance, diesen Kampf zu Ihren Gunsten zu entscheiden.
- Bedrängen Sie Ihr Kind so lange, bis es spätestens mit 8 Jahren einem eigenen Fernsehgerät in seinem Zimmer zustimmt, damit Sie Ihre Ruhe vor ihm haben.
- Vermeiden Sie familiäre Feste und Traditionen, die sich regelmäßig wiederholen und auf die sich Ihre Kinder freuen können. Vermeiden Sie vor allem, von Ihrem eigenen Geburtstag Notiz zu nehmen und sich feiern zu lassen.
- Hören Sie Ihren Kindern niemals zu und sprechen Sie über sie, aber nicht mit ihnen. Lassen Sie sie prinzipiell nicht ausreden, sondern fallen Sie ihnen bei jeder kleinsten Gelegenheit ins Wort. Halten Sie das konsequent durch, kommen Ihre Kinder mit Sicherheit erst gar nicht auf den abwegigen Gedanken, es könnte ein Zeichen von Höflichkeit sein und kommunikativ Sinn machen, jemand anderem in einem Gespräch aufmerksam zuzuhören und ihn ausreden zu lassen.
- Treffen Sie keine Entscheidung und setzen Sie keine Grenze,

bevor Sie nicht wenigstens eine Stunde mit Ihren Kindern über deren Berechtigung diskutiert haben.

- Entschuldigen Sie sich niemals bei Ihren Kindern, wenn Sie etwas falsch gemacht haben. Beharren Sie immer auf Ihrem elterlichen Recht auf Weisheit.

- Lassen Sie Ihre Kinder keine selbstständigen Erfahrungen mit Zeiteinteilung, Müdigkeit, Kälte, Verantwortung, Herausforderungen, Abenteuern, Risiken, Kränkungen, Fehlern, Schwierigkeiten usw. machen.

- Kümmern Sie sich ständig um alle Angelegenheiten Ihrer Kinder. Lassen Sie sie so wenig wie möglich selbstverantwortlich ihre Angelegenheiten regeln. Bewahren Sie sie konsequent vor lästigen Unbequemlichkeiten.

- Lösen Sie fortwährend alle Probleme für Ihre Kinder. Vermeiden Sie unter allen Umständen, dass das Verhalten Ihrer Kinder spürbare Konsequenzen für diese nach sich zieht.

- Kommen Sie niemals auf die abwegige Idee, Ihre Kinder zu Pflichten im Haushalt heranzuziehen. Sie würden sie damit heillos überfordern.

- Schwänzen Ihre Kinder die Schule, unterstützen Sie deren Unlust nach Kräften, indem Sie nachdrücklich betonen, wie überflüssig das Lernen in der Schule für die weitere Zukunft ist. Ignorieren Sie selbst jede Einladung der Schule zu einem Elternabend. Es wäre reine vergeudete Zeit, sich bei solchen Gelegenheiten über die schulischen Angelegenheiten Ihrer Kinder zu informieren.

- Gehen Sie selbst wegen jeder Kleinigkeit zum Arzt und nehmen Sie bei jedem Kopfschmerz unbedingt sofort eine Schmerztablette. Es ist überaus wichtig, dass Ihre Kinder auf diese Weise von Ihnen lernen, dass es für ungute Gefühle immer eine schnelle Lösung von außen gibt.

- Wenn konkrete Entscheidungen anstehen, ob Sie Ihr Geld und Ihre Zeit in materiellen und passiven Konsum oder in eine verbindende familiäre Aktivität investieren sollen, wählen Sie immer die materielle, passive Seite.

- Zeigen Sie Ihren Kindern, wie lebenswichtig es ist, immer und überall per Handy erreichbar zu sein, sogar im Bett.
- Gewähren Sie Ihren Kindern spätestens mit 8 Jahren ebenfalls ein Handy, damit Sie durch Kontrollanrufe jederzeit über deren Aufenthaltsort Bescheid wissen und jene durch eifriges »Gesimse« ihre SMS-Beziehungen pflegen können. Haben Sie Ihren Kindern nicht allerspätestens bis zum Alter von 11–12 Jahren ein Handy geschenkt, sind sie völlig aufgeschmissen. Ihre Kinder benötigen es unverzichtbar, damit sie bereits frühmorgens für ihre Freunde erreichbar sind, um sich über ein gemeinsames Schuleschwänzen zu verständigen. Wertvolle Dienste leistet das Handy Ihren Kindern nicht zuletzt, um zeitlich, örtlich und mengenmäßig perfekt abgestimmten Drogenhandel zu organisieren. Vergessen Sie bei alledem bitte nicht, Ihren Kindern verbindlich zuzusichern, dass Sie die Kosten für deren Handyrechnungen in beliebiger Höhe begleichen.
- Lassen Sie sich von Ihren Kindern immer nur als Mutter und Vater ansehen, niemals als Frau und Mann, die sich als Paar lieben und gerne berühren.
- Erziehen Sie als Mutter eine Tochter unbedingt zu Ihrer besten Freundin, der Sie alle privaten Sorgen erzählen können.
- Vermeiden Sie als Vater unter allen Umständen, dass Ihr Sohn Sie einmal traurig oder gar weinen sieht. Jegliche Gefühlsduselei schadet Ihrem männlichen Ansehen. Sie sind ja schließlich kein »Warmduscher« oder »Weichei«. Ausgesprochen schädlich wirkt es sich aus, wenn Sie Ihrem Sohn sagen, wie sehr Sie ihn lieben. Das könnte ihn in einem Maße verzärteln, dass er gänzlich lebensuntüchtig wird.
- Geben Sie bei allem, was Sie tun, immer mehr auf die Meinung Ihrer Nachbarn und das äußere Erscheinungsbild Ihrer Familie als auf die Bedürfnisse Ihrer Kinder.
- Lassen Sie Ihre Kinder niemals ins Bett gehen, bevor Sie ihnen nicht mindestens zehn Dosen »Fertigmacher« am Tag verabreicht haben.
- Achten Sie als Erziehungsberechtigte am besten generell da-

rauf, sich konsequent von Ihren Kindern erziehen zu lassen, statt selbst hier und da an Ihren Kindern herumzuziehen. Kinder sind schließlich die unverdorbeneren Lebenskünstler.

● Bleiben Sie in allen Lebenslagen ernst. Humor ist pures Gift für Ihre Kinder.

Menschen sind keine Engel und Sie als Mütter und Väter sind keine Übermenschen. Sie leisten den absolut schwierigsten aller »Jobs«. Beim besten Willen vermögen Sie im Leben nicht zu vermeiden, Fehler zu machen. Fehler sind menschlich. Es gibt nur eine »goldene« Regel zu beherzigen: Lange bevor Kinder den »Geschmack von Freiheit und Abenteuer« brauchen, benötigen sie die uneingeschränkte Liebe ihrer Eltern, emotionale Achtsamkeit, berührende Zuwendung, sichere Geborgenheit sowie bestätigendes Vertrauen in ihre persönlichen Fähigkeiten. Über einen derart sturmsicheren Hafen als Halt gelingt es Eltern langfristig am ehesten, »konkurrenzfähig« zu bleiben und die Nachfrage von Söhnen und Töchtern nach Rauschmitteln jedweder Art entbehrlich zu machen oder in unschädlichen Grenzen zu halten.

Wenn die Seele SOS sendet – Hinweise und Kennzeichen für Suchtgefährdung und Drogengebrauch

Eine der meistgestellten Elternfragen lautet: »Wie oder woran kann ich erkennen, dass mein Kind Drogen nimmt?« Meist taucht diese Frage zu einem Zeitpunkt auf, wenn bereits viele Jahre zur Vorbeugung verloren gegangen sind. Werden Jugendliche an Psychosoziale Beratungsstellen oder an die Drogen- und Suchtberatung verwiesen, ist es beim Erfragen ihres bisherigen Lebensweges häufig ebenso erstaunlich wie bestürzend, wenn sich im Beratungsprozess erweist, dass bereits in den frühesten Lebensjahren im Kindergarten oder in der Grundschule Verhaltensauffälligkeiten zu Tage traten, auf die kaum oder unzureichend reagiert wurde. Viele psychosoziale Signale von Kindern in Not verhallen ungehört. Erst ein offenkundiger Gebrauch von Suchtmitteln oder Drogen alarmiert und schreckt alle Beteiligten auf.

Jahre, bevor Kinder und Jugendliche das erste Mal zu Drogen greifen, und lange bevor sie zu Gewohnheitskonsumenten bestimmter Mittel werden oder gar eine süchtige Abhängigkeit produzieren, senden sie Warnsignale. Würde auf ihr SOS regelmäßig rechtzeitig und angemessen reagiert, müsste sich ihr Hunger nach Drogen gar nicht erst ausbilden oder verfestigen. Frühe Warnsignale weisen in den meisten Fällen auf eine kindliche Seele in Not hin. Nicht immer gelingt es den Erwachsenen, diese Zeichen richtig zu deuten. Das ist auch gar nicht so einfach, können sie doch auf vieles hinweisen. Zumindest können Erwachsene bei solchen Signalen aber aufmerken, Augen, Ohren und Sinne öffnen und die weitere Entwicklung wach beobachten.

Frühe Signale, die auf seelische Schwierigkeiten bei Kindern bis zum Einschulungsalter hinweisen, können sein:

- Auffälligkeiten im Umgang mit ihrer vitalen Körperlichkeit;
- Vermeidung von Blick- und Körperkontakt;
- motorische Koordinationsschwierigkeiten;
- Probleme mit der zuverlässigen Orientierung in Zeit und Raum;
- Merkwürdigkeiten im Essverhalten;
- stark verhaltener Gefühlsausdruck;
- situationsunabhängige Ängstlichkeit mit sozialem Rückzug;
- anklammerndes Verhalten mit Vermeidung von Außenkontakten;
- unverhältnismäßige motorische Überdrehtheit, Zappeligkeit, Fahrigkeit;
- ausgeprägte Konzentrationsschwierigkeiten;
- Aufbau einer privaten Schein- und Traumwelt mit ausschließlich phantasierten Freunden und Gefährten;
- unmotivierte, überschießende Gewalttätigkeit gegen Dinge und Personen;
- das überzogene Bestreben, immer im Mittelpunkt zu stehen;
- nicht sprechen wollen.

Der Eintritt in die Grundschule ist ein tief greifender Einschnitt im Leben von Kindern. Er bleibt nicht ohne Auswirkungen auf das soziale Verhalten. Alarmzeichen während dieser Zeit können sein:

- Zurückscheuen vor ersten Leistungsanforderungen;
- übertriebene Schüchternheit;
- keinen Kontakt zu Klassenkameraden finden;
- Einnahme sozial nachteiliger Rollen wie: Klassenclown, Sündenbock, Pechvogel, überangepasster Streber, stiller Schweiger;
- mangelnde Ausprägung eigener, persönlicher Interessensschwerpunkte;
- Langeweile mit Rückzug in passiv konsumierte Freizeitbeschäftigung;

- die innere Überzeugung: »Ich mache alles falsch« oder »Ich schaffe das nicht«.

Weiterführende Schulen, Lehrjahre sowie Pubertät und Adoleszenz bringen für Heranwachsende weitere Chancen wie Risiken mit sich. Signale, bei denen es für Eltern heißt: »Augen auf«, können sein:

- Schul- und Ausbildungsversagen;
- übertriebener Ehrgeiz;
- keinen eigenen Platz in der Gruppe der Gleichaltrigen finden;
- mangelnde Durchsetzungsfähigkeit;
- generalisierte Lebensangst;
- depressive Grundstimmung als Dauerzustand;
- ängstliche Zurückhaltung;
- mangelnde Impulskontrolle mit überschießender Aggressivität;
- Draufgängertum mit eingeschränkter Fähigkeit zur Risikoeinschätzung;
- auffällige Grandiositätsphantasien mit entsprechendem Größengehabe;
- sozialer Rückzug;
- spürbare Selbstwertprobleme.

Alle diese »Listen« sind nicht vollständig. Viele Eltern könnten sie mit weiteren Hinweisen ergänzen. Insofern können sie für Mütter und Väter nur eine erste Orientierung bieten.

Wenn Jugendliche in das Alter kommen, in welchem sie erfahrungsgemäß erstmals zu legalen wie illegalen Suchtmitteln greifen, sind Eltern gut beraten, zumindest Grundkenntnisse davon zu besitzen, welche spezifischen wie unspezifischen Zeichen Hinweise auf beginnenden oder sich verfestigenden Suchtmittelgebrauch liefern können.

Unspezifische Anzeichen für einen möglichen Drogengebrauch von Jugendlichen können sein:

- die plötzliche oder schleichende Veränderung ihres Wesens und ihrer gesamten, dem sozialen Umfeld vertrauten Persönlichkeit;
- Radikalisierung von Gedanken und Ideen;
- fehlender innerer Antrieb, eigene mittel- oder langfristige Ziele zu verfolgen;
- auffällige Wechsel im Freundeskreis;
- sich verfestigende Lebensangst und depressive Grundstimmung;
- Überanpassung an die Clique;
- mangelnde soziale Kompetenz;
- fehlende Frustrationstoleranz und gestörte Impulssteuerung;
- Auseinanderfallen von Selbst- und Fremdwahrnehmung;
- Schulschwänzen und -versagen mit der Folge, »nach unten durchgereicht zu werden«;
- Schmeißen der Lehrstelle;
- asoziales Verhalten und Streunen;
- ständige Tagträumereien.

Mütter und Väter haben die beständige Schwierigkeit, solche unspezifischen Verhaltensweisen richtig zu entziffern und sie abzugrenzen von ganz normalem pubertärem Verhalten. Sind Eltern verunsichert und haben den Verdacht geschöpft, dass ihr Sohn oder ihre Tochter tatsächlich Drogen gebraucht, suchen sie folglich immer nach »handfesten« Beweisen. Innerlich liegen sie ständig auf der Lauer, um vermeintliche Gewissheit zu erfahren.

Spezifische Anzeichen für Suchtmittel- und Drogengebrauch können sein:

- der unverwechselbare Geruch von Zigaretten in der Kleidung oder im Atem;
- die nicht zu verbergende Alkoholfahne;

- »glasige« Augen bei einer bestimmten, dosisabhängigen Wirkung von Alkohol;
- die geröteten »Kaninchenaugen«, die auf den Konsum von Cannabis schließen lassen können;
- »Fieberglanz« in den Augen bei Cannabiskonsum;
- »verplotzte« Augen bei höherer Dosierung von Cannabis;
- verwaschene, schleppende Sprache als mögliche Folgeerscheinung von akutem oder gewohnheitsmäßigem Cannabiskonsum;
- Black-outs bei Sprache, Gedächtnis und Konzentration bei allen Arten psychoaktiver Drogen;
- »Fressflashs«, d. h. Heißhungeranfälle bei Cannabis;
- Abmagerung und Auszehrung; z. B. bei Amphetamin, Methamphetamin, Koks, Crack, Heroin, aber auch bei exzessivem Gebrauch von Cannabis;
- unmotivierte Lachanfälle bei Cannabis und synthetischen Substanzen;
- »Laberflashs«, z. B. bei Alkohol, Cannabis, Euphoria oder eher stimulierend wirkenden Substanzen;
- »aufgerissene Augen« mit weit geöffneter Lidspalte und leerem, starrem Blick bei PCP;
- »Schlafzimmerblick« mit hängenden Lidern bei verschiedenen synthetischen Drogen;
- leichte Verengung der Pupillen bei Cannabis in niedriger Dosierung;
- mittelweite Pupillen, z. B. bei Ketamin;
- weit gestellte Pupillen, z. B. bei Cannabis in hoher Dosierung, Speed, Koks, LSD;
- stark bis extrem weit gestellte Pupillen, z. B. bei Ecstasy und Engelstrompete;
- enge »Stecknadel«-Pupillen bei Heroin;
- blasse, stark gerötete oder feucht glänzende Gesichtshautfarbe bei verschiedenen synthetischen Substanzen;
- »Speed-Pickel«, wenn die pubertäre Aknezeit längst vorüber ist bei Amphetamin;

- Zittern der Hände und Finger bei Alkohol und illegalen Substanzen;
- Zittern im Unterkiefer und im Augenbereich, »Gesichtsfasching«, vorwiegend bei verschiedenen synthetischen Drogen;
- trockener Mund, eingetrocknete Lippen und ständiges »Schmatzen«, öfters bei synthetischen Drogen;
- Schweißausbrüche sowie kalter Schweiß, »Witterung«, bei zahlreichen synthetischen Drogen;
- unentwegtes Naseschniefen ohne Erkältung bei Drogen, die durch die Nase gezogen werden und die Schleimhäute angreifen, z. B. bei Amphetamin, Methamphetamin, Koks;
- depressive Kater nach dem Runterkommen von verschiedenen Drogen oder als mögliche typische Folge von chronischem Substanzmissbrauch;
- Vereisung der Gefühle, z. B. bei Ecstasy, Kokain;
- auffällige Wechsel zwischen Aggressivität, Impulsdurchbrüchen und ruhigeren Phasen bei längerfristigem Gebrauch verschiedener Stoffe mit eingestreuten Perioden von versuchter Abstinenz oder deutlich reduzierter Dosierung;
- Blut im Stuhl und im Urin bei verschiedenen härteren Drogen (eher ein Merkmal für Ärzte als für Eltern);
- typische Utensilien für den Gebrauch verschiedener Drogen, z. B. Rauchgeräte für Cannabis, Freebase oder Crack; »Longpapers« zum Drehen von »Joints«; Filtertips; speziell oben angerissene Zigarettenschachteln, um aus der Pappe einen »Ring« zu drehen, der das Zusammenkleben des Joints am Mundstück verhindern soll; Augentropfen, welche die verräterischen Pupillenreaktionen unterdrücken sollen; Tütchen, speziell gefaltete Papierbriefchen oder kleine (Film-)Döschen zum Aufbewahren und Transportieren verschiedener Stoffe; Staniolverpackungen; Rasierklingen sowie kleine Spiegel, zurechtgeschnittene Trinkhalme, Hüllen von Kugelschreibern oder sonstige kleine Röhrchen zum Ziehen einer »Line«; Spritzbestecke für Heroin; usw. usf.

Solche Indizien können, müssen aber nicht auf einen Drogengebrauch junger Menschen hinweisen. Es kann sich auch alles völlig anders verhalten. Es nutzt Eltern im Alltag daher wenig,
ständig innerlich auf der Lauer zu liegen und wie das Kanin-
chen vor der Schlange darauf zu starren, ob sie bei ihren Söhnen oder Töchtern solche Anzeichen feststellen. Was Eltern davon überhaupt wahrnehmen, hängt von ihrer inneren
Achtsamkeit für Veränderungen sowie von dem Zustand ab, in
welchem sich Drogen gebrauchende Kinder zu Hause blicken
lassen. Mütter und Väter, die eine innere Verbindung zu ihren
Kindern haben, bemerken am ehesten über die Veränderung in
der Persönlichkeit ihres Sohnes oder ihrer Tochter, dass etwas
nicht mehr so ist, wie es sein sollte. In solchen Fällen vermögen
die vermerkten Kennzeichen für Drogengebrauch zusätzliche
Informationen zu liefern. Sie ersetzen aber in keinem Falle das
unverzügliche Aufsuchen einer Sucht- und Drogenberatungsstelle, wo beunruhigte Mütter und Väter Beratung und Unterstützung erfahren können, damit das Kind nach Möglichkeit
nicht tiefer und tiefer bis auf den Grund des Brunnens fällt.

Wenn das Kind in den Brunnen gefallen ist – Verhaltensmöglichkeiten im Ernstfall

Selbst die beste Prävention seitens der Eltern ist keine absolute
Rückversicherung gegen einen aus dem Ruder laufenden Suchtmittelgebrauch von Jugendlichen. Viele Einflüsse von außen
wirken als Gegenkräfte und bauen einen wachsenden Druck
zum Benutzen von Rauschmitteln auf. Haben Ihre Söhne oder
Töchter erst einmal mit einem unangemessenen Gebrauch von
Alkohol oder dem für Sie als Eltern vermutlich noch bedroh-
licheren Konsum von illegalen psychoaktiven Drogen begonnen
und Gefallen daran gefunden, benötigen Sie als Mütter und Väter eigene Standfestigkeit, Konsequenz und Beständigkeit, um

den sich anbahnenden Problemen angemessen begegnen zu können.

Ihr dringender Wunsch als Eltern, dass die Kinder den Konsum der Rauschmittel unmittelbar wieder aufgeben sollen, ist zwar verständlich, aber ziemlich unrealistisch. Für Sie als besorgte Eltern stellt sich mithin die schwierige Aufgabe, mit Ihren Kindern gemeinsam möglichst unbeschadet jene Phase durchzustehen, während der die Drogen einen Platz in deren Leben einnehmen. Königswege und Patentrezepte gibt es hierfür nicht. Strategien, welche sich bei einem bestimmten Kind einer Familie als überaus wirkungsvoll erwiesen haben, können bei einem anderen Jugendlichen aus einer zweiten Familie völlig versagen. In jedem Falle ist es ein Bedürfnis von Eltern Drogen gebrauchender Jugendlicher, über Rat und Hilfe Rückenstärkung im Umgang mit dem Problem zu erfahren.

Was also können oder sollen Eltern ganz konkret tun, wenn das Kind in den Brunnen gefallen ist? Die Liste der nachstehenden Empfehlungen ist ein Ergebnis jahrelanger Arbeit mit den Müttern und Vätern Drogen gebrauchender Jugendlicher. Sie enthält deren Erfahrungswerte.

Eltern brauchen ein gerüttelt Maß an Fingerspitzengefühl, um das für die eigenen Kinder Passende daraus auszuwählen. Manche Kinder und Jugendliche lassen sich nur »an der langen Leine« führen, andere reagieren positiv auf autoritäres Vorgehen und eng gesetzte Grenzen.

Falls du als jugendlicher Drogenkonsument die Handlungsempfehlungen für Eltern liest, versuche bitte, fair zu bleiben. Sie werden dir wenig schmecken. Du wirst zu Recht den Eindruck haben, dass sie dir deine Räume als Konsument von Rauschmitteln enger machen sollen. Die Rückenstärkung für Mütter und Väter ist für die Fälle gedacht, in welchen der Drogengebrauch der Kinder gänzlich außer Kontrolle zu geraten droht und eindeutig schädliche Konsequenzen nach sich zieht. Falls du zu den kompetenten Konsumenten gehörst, welche tatsächlich und nicht bloß eingebildetermaßen einen kontrollierten Umgang mit dem Mittel ihrer Wahl pflegen, brauchst du dich wenig angesprochen zu fühlen. Überdies wirst du als Gebraucher von Drogen im »Handlungskapitel für Konsumenten« Hinweise für dich finden, welche umgekehrt deinen Eltern vermutlich wenig schmecken werden.

Im Allgemeinen profitieren Mütter und Väter Drogen gebrauchender Jugendlicher von folgenden Grundsätzen:

- Falls Sie es als Eltern nicht längst präventiv vorausschauend getan haben, machen Sie sich umgehend sachkundig. Eignen Sie sich das nötige Basiswissen zum Drogengebrauch Ihres Kindes an, damit Sie wissen, was Sache ist. Der Zugewinn an Sicherheit auf der Sachebene mildert umgehend quälende Angst- oder gar Panikgefühle.

- Machen Ihr Sohn oder Ihre Tochter die ersten nennenswerten Erfahrungen mit Alkohol und kommen sie angetrunken nach Hause, bewahren Sie Ruhe und reagieren Sie vorzugsweise mit Humor. Vermeiden Sie es, Ihr Kind mit abfälligen Bemerkungen zu beschämen. Den Umgang mit Alkohol muss Ihr Kind lernen. Sobald es seinen Rausch ausgeschlafen hat, machen Sie ihm klar, dass Sie es nicht ohne Konsequenzen hinnehmen werden, wenn es in Zukunft häufiger betrunken nach Hause kommt.

- Wenn Sie zum ersten Mal bemerken, dass Ihr Sohn oder Ihre Tochter illegale Rauschdrogen konsumiert, suchen Sie unaufdringlich das Gespräch mit ihnen und beobachten Sie aufmerksam, aber nicht inquisitorisch die weitere Entwicklung. Beobachten meint nicht, über Jahre hinweg dem Konsum zuzusehen und darüber hinaus nichts weiter zu unternehmen.

- Geht der legale wie illegale Rauschmittelgebrauch Ihres Kindes über einen gemäßigten Gelegenheits- bzw. Freizeitkonsum hinaus und verfestigt er sich zudem durch harte Gebrauchsmuster, dürfen Sie keinesfalls untätig bleiben, schon gar nicht im frühen Einstiegsalter zwischen 11 und 14 Jahren.

- Setzen Sie klare, eindeutige Grenzen. Stellen Sie sich gleichzeitig darauf ein, dass Ihr Kind nach einer Phase vorübergehenden Nachgebens mit hoher Wahrscheinlichkeit in heftigsten Widerstand gehen und versuchen wird, die Grenzen zunächst zu dehnen, dann zu überschreiten und schließlich gänzlich zu ignorieren. Es wird Ihnen das Recht absprechen, ihm überhaupt etwas zu sagen zu haben. Geschlechtspezifisch werden Sie mit Söhnen in aggressivere Auseinandersetzungen geraten als mit Töchtern.

- Bleiben Sie hartnäckig beim Durchsetzen von Regeln. Zur Not müssen Sie sich über einen längeren Zeitraum regelrecht durchbeißen, bis Ihr Kind wieder gewillt ist, sich an vorgegebene Strukturen zu halten.

- Versuchen Sie als Mutter oder Vater unter allen Umständen, die Beziehung zu Ihrem Kind zu halten, selbst wenn es Ihnen noch so schwer fällt, weil es Ihre Beziehungsangebote immer wieder in absolut kränkender und verletzender Art und Weise entwerten wird. Verstehen Sie diese Prozesse als charakteristischen Ausdruck der süchtigen Dynamik. In der Phase chronischen Rauschmittelgebrauchs geht Jugendlichen im Verein mit der eigenen Überheblichkeit häufig das Gefühl dafür verloren, wie sie sich selbst und andere Menschen zutiefst verletzen.

An dieser Stelle ist ein besonderer Hinweis nötig. Wenn Eltern zum ersten Mal eine Drogenberatungsstelle aufsuchen, weil ein Sohn oder eine Tochter Drogen gebraucht, lautet eine Standardantwort immer: »Halten Sie die Beziehung zu Ihrem Kind.« Im Grundsatz ist an dieser Empfehlung auch nichts zu deuteln. Erfahrungsgemäß bleibt für viele unter Druck stehende Eltern allerdings ungeklärt, was sie konkret tun sollen, um die Beziehung zu halten. Während der kritischen Zeiten, in denen Söhne oder Töchter einen ausgeprägten Drogengebrauch praktizieren, ist die Eltern-Kind-Beziehung unter Umständen derart stark belastet, dass sie praktisch kaum noch existiert. Die familiären

Bande drohen zu reißen. Eine Beziehung, welche diesen Namen nicht mehr verdient, können Eltern schwer halten. Im günstigsten Falle können Sie allerdings ihren Teil dazu beitragen, sie neu entstehen zu lassen. Damit Mütter und Väter sich in solchen Zeiten mit ihrer Ratlosigkeit nicht alleine gelassen fühlen, benötigen sie konkretere Hinweise, wie sie ihre Handlungsfähigkeit aufrechterhalten können. Selbst eine allparteiische beziehungsweise überparteiische oder weitgehend akzeptierende Drogenarbeit, welche Jugendlichen und den Motiven ihres Drogengebrauchs Verständnis entgegenbringen, darf sich um solche handfesten Hinweise für Eltern zur Schadensbegrenzung nicht herumdrücken.

Sind Sie selbst als Leser vom Drogengebrauch eines Kindes empfindlich getroffen, wählen Sie als Mutter oder Vater aus den anschließenden Verhaltensmöglichkeiten diejenigen aus, die Sie selbst in Ihrer ganz eigenen familiären Situation »übers Herz bringen«:

- Stellen Sie sich auf der Beziehungsebene darauf ein, heftigsten Gefühlsbädern unterworfen zu werden, falls Sie ein Kind gezwungenermaßen durch eine »Drogenkarriere« begleiten müssen. Ihre Empfindungen werden schwanken zwischen hoffnungsvoller Zuversicht, wenn Sie bei Ihrem Kind Anzeichen von positiver Veränderung wahrzunehmen glauben, sowie Niedergeschlagenheit, Depression und Hilflosigkeit, wenn Ihr Kind wieder vermehrt Rauschmittel konsumiert, sich rücksichtslos unsozial verhält und sich über alle Regeln hinwegsetzt. Für Momente werden Sie es regelrecht hassen und es aus der Familie werfen wollen. Wenig später werden Sie wieder Ihre Liebe zum Kind spüren und es unter allen Umständen in der Familie zu halten suchen.

- Machen Sie den Drogengebrauch Ihres Sohnes oder Ihrer Tochter auf keinen Fall zum einzig lebensbestimmenden Thema in der Familie. Lassen Sie diese Verengung des Blickwinkels nicht zu. Halten Sie die Augen offen für die liebenswerten Seiten Ihres Kindes. Vernachlässigen Sie auf Grund Ihres »Sorgenkindes« nicht weitere Geschwister, die Ihrer Halt gebenden Zuwendung bedürfen, um in ihrer Verunsicherung ob der familiären Situation Beruhigung zu erfahren.

- Akzeptieren Sie keinen bedenklichen Suchtmittelgebrauch Ihres Kindes in Ihren eigenen vier Wänden. Entsorgen Sie eventuell vorhandene Utensilien für illegalen Drogengebrauch aus dem Zimmer Ihres Kindes, insbesondere die verbreiteten Rauchgeräte zum Konsum von Cannabis. Den sich daran entzündenden Aggressionsausbruch dürfen Sie nicht scheuen. Lassen Sie sich nicht auf Diskussionen ein, dass Ihr Kind die Rauchgeräte nur für einen Freund verwahrt, dessen Eltern nichts von seiner Kifferei wissen sollen.

- Weisen Sie deutlich unter Drogeneinfluss stehenden Freunden Ihres Kindes konsequent den Weg durch die Tür. Vermeiden Sie dabei, Ihr Kind vorzuführen oder vor seinen Freunden zu beschämen. Diskutieren Sie im Falle eines Falles auch nicht bis zur Erschöpfung darüber, sondern handeln Sie. Falls Sie Rauschmittel gebrauchende Freunde Ihres Kindes kennen, nehmen Sie Kontakt zu deren Eltern auf. Reden Sie Klartext, welches »Spiel« da läuft. Tauschen Sie sich bei Bedarf häufiger mit anderen Eltern aus, um »Schlupflöcher« zu schließen, welche der Clique Gelegenheit zu ungestörtem Drogenkonsum bieten können. Wenn Sie andere Eltern kontaktieren, seien Sie nicht allzu überrascht, falls diese von einem gemeinsamen Drogengebrauch der Kinder nichts hören und wissen wollen. Es ist zwar schwer verständlich, aber manche Eltern reagieren so. Es kümmert sie nicht mehr sonderlich, was ihre Kinder treiben. Arbeiten Sie mit denen zusammen, die froh über Ihre Kontaktaufnahme sind.

- Hat Ihr Kind Cannabis zur Droge seiner Wahl erkoren, nehmen Sie keinen Eigenanbau von Hanfpflanzen hin.

Gelegentlich entscheiden Eltern in dieser Frage anders, wenn sie fest davon überzeugt sind, dass ihr Sohn oder ihre Tochter nur gelegentlich kifft. Sie drücken dann beim beliebten Eigenanbau von Hanfpflanzen ein Auge zu und nehmen die Position ein, es schade ihrem Kind weniger, wenn es selbst erzeugtes Marihuana in guter Qualität gebrauche, als sich auf dem illegalen Markt mit dubiosen Dealern einzulassen. Eine solche Entscheidung kann verantwortungsbewussten Eltern niemand abnehmen. Eine stillschweigende »Komplizenschaft« ist allerdings niemals eine vorteilhafte Position für Eltern.

- Fahren Sie Ihr Kind nirgendwo hin, von wo aus es sturzbetrunken oder unter dem Einfluss illegaler Substanzen stehend nach Hause gekommen ist. Ansonsten sind gemeinsame Autofahrten eine der wenigen verbleibenden Gesprächsmöglichkeiten zur Beziehungspflege.

- Geben Sie Ihrem Kind sein ihm regelmäßig zustehendes Taschengeld, aber darüber hinaus keine zusätzlichen Summen. Macht es durch unterschiedlichste Begründungen Geldbedarf für Dinge geltend, welche Sie ihm normalerweise bezahlen, lassen Sie sich die korrekte Verwendung des Geldes durch Quittungen nachweisen. Ansonsten besteht das Risiko, dass Sie nach allen Regeln der Kunst ausgetrickst werden.

- Hat Ihr Kind durch seinen regelmäßigen Rauschmittelgebrauch einen erhöhten Geldbedarf, achten Sie auf Ihren Geldbeutel. Bemerken Sie Fehlbeträge und wird deutlich, dass Ihr Kind Sie bestiehlt, müssen Sie Ihr Geld verschließen. Das ist deprimierend, lässt sich aber bisweilen nicht vermeiden. Selbst wenn Sie noch so arg schockiert sind oder aus allen Wolken fallen, reagieren Sie nach dem Motto »Ruhe ist die erste Elternpflicht«. Treffen Sie eine Regelung mit Ihrem Kind, wie es Ihnen die entwendete Summe zurückbezahlt. Vereinbaren Sie zusätzlich eine symbolische Wiedergutmachung von ihm. Die Wiedergutmachung hilft ihm, sich von seiner »Schuld« zu entlasten. Die Bereinigung seines schlechten Gewissens ist die Voraussetzung dafür, dass Ihr Kind Ihnen langfristig wieder offen in die Augen schauen kann.

- Wird deutlich, dass Ihr Kind Geld von Geschwistern stiehlt oder sich an deren Eigentum vergreift, um Waren zu »verticken«, müssen Sie die Geschwister schützen. Es ist auch für Brüder und Schwestern niederschmetternd, wenn sie ihr Eigentum oder gar ihre Zimmer verschließen müssen, aber es macht Grenzen deutlich und schützt auch das Drogen gebrauchende Problemkind vor weiteren Übergriffen.

- Vergeht Ihnen bei gemeinsamen Mahlzeiten der Appetit, weil Ihr Kind unter erheblicher Drogeneinwirkung steht, können Sie es umgehend vom Tisch wegschicken. Machen Sie ihm klar, dass Sie es nicht grundsätzlich ablehnen, sondern nur in der aktuellen Situation nicht mit ihm zusammen essen möchten.

- Kommt Ihr Kind tagsüber oder nachts regelmäßig stark zugedröhnt nach Hause, können Sie sich entschließen, es umgehend wieder dahin zurückzuschicken, woher es gekommen ist. Vor einem solchen Hinauswurf schrecken viele Mütter und Väter zurück, weil sie befürchten, es könnte Schlimmeres passieren. Umgekehrt trauen viele Söhne oder Töchter ihren Eltern eine solch unmissverständliche Reaktion überhaupt nicht zu. Kommt Ihr Kind am nächsten Tag mit klarem Kopf zurück, steht ihm die Tür selbstverständlich wieder offen.

Zu einem derart energischen Schritt sind Eltern eher in der Lage, die wissen, dass Jugendliche nach einem solchen Hinauswurf in der Regel zu Freunden gehen, bei denen sie sich für den Moment sicher aufgehoben fühlen. Eltern, die es gewagt haben, auf diese Weise eine deutliche Grenze zu setzen, haben damit vorwiegend positive Erfahrungen gemacht.

- Dreht sich die Spirale weiter, werden Sie als Eltern ohnehin anfangen, darüber nachzudenken, ob Sie Ihr Kind nicht ganz aus der Wohnung oder aus dem Haus werfen sollen. Zu unerträglich scheint die familiäre Situation. Informieren Sie sich beim Jugend- und Sozialamt über die rechtliche Lage und eventuelle finanzielle Belastungen, damit Sie Ihren Handlungsspielraum zuverlässig einzuschätzen wissen. Erklären Sie Ihrem Kind in Ruhe diesen Schritt. Sichern Sie ihm zu, dass Sie es nicht fallen lassen, sondern weiter zu ihm halten möchten, mit dem Ziel, die kritische Zeit gemeinsam zu bewältigen. Verknüpfen Sie Ihre Zusicherung mit der Bedingung, dass Ihr Kind sich an ein Minimum an Regeln hält, die ein erträgliches Zusammenleben ermöglichen. Halten Sie die entsprechenden Vereinbarungen schriftlich fest und lassen Sie sie von Ihrem Kind unterschreiben.

- Bei aller inneren elterlichen Not – versuchen Sie auf der reifen Erwachsenenebene ein den wechselnden Situationen angemessenes inneres Gleichgewicht zu wahren zwischen erlaubendem Gewähren und Grenzen setzendem Versagen. Für Ihr Kind soll Ihre innere Linie erkennbar bleiben. Sehen Sie es sich aber nach, wenn Sie nicht in jeder neuen Situation gleich konsequent zu handeln vermögen. Sich im Wechselbad der Gefühle immer gleich »straight« zu verhalten ist ein unerfüllbarer Anspruch, der nur von Theoretikern erhoben werden kann, die selbst nie einer ähnlichen Situation ausgesetzt waren.

- Trotz und wegen aller Belastung, vergessen Sie als Mutter oder Vater Ihr eigenes Wohlbefinden nicht. Halten Sie unter allen Umständen an Aktivitäten wie Unternehmungen fest, die Ihnen persönlich gut tun. Geben Sie nicht über Jahre hinweg eigene Urlaubspläne auf, weil Sie der Meinung sind, Sie könnten Ihr Kind nicht alleine zu Hause lassen. Zur Not richten Sie es in Ihrer Wohnung oder in Ihrem Haus so ein, dass die Bereiche abgesperrt sind, zu denen Ihr Kind während Ihrer Abwesenheit keinen Zugang haben soll. Wenn Sie sich als Eltern mit einer solchen Maßnahme mies fühlen, ist das sehr verständlich, aber Sie haben nur die Auswahl zwischen weiteren schlechten Gefühlen: wieder auf Urlaub, Entlastung und Erholung zu verzichten oder wegzufahren und nicht zu wissen, wie Sie Haus oder Wohnung wiederfinden, falls Sie kein Vertrauen in Ihr Kind setzen können. Bei Ihrer

Abwesenheit nur für den eigenen eingeschränkten Bereich verantwortlich zu sein kann für Ihr Kind auch eine Chance zur Anerkennung altersgemäßer Verantwortungsübernahme sein.

- Lassen Sie sich als Elternpaar von Ihrem Kind nicht gegeneinander ausspielen. Beraten Sie sich gemeinsam über anstehende Maßnahmen und Reaktionen. So werden Sie widerstandsfähiger dagegen, dass das süchtige Virus Ihre eigene elterliche Beziehung gefährdet oder tatsächlich spaltet und sprengt.

- Nehmen die Schwierigkeiten durch den Drogengebrauch Ihres Kindes Ausmaße an, welche Ihre gesamte Familie zu zerstören drohen, ist es nicht nur legitim, sondern aus Selbsterhaltungsgründen sogar geboten, den letzten Schritt zu erwägen und Ihr Drogen gebrauchendes Kind aus der Familie zu verbannen. Sie mögen den Eindruck haben, dass die bevorstehende Trennung Ihr Herz zerreißt; schließlich geht es um Ihr Kind. Doch wenn die Drogen als übermächtiger Gegner nicht mehr zu besiegen sind, nutzt es Ihrem Kind nichts, wenn Sie mit ihm zusammen untergehen. Sorgen Sie in dem Fall für Ihr Überleben. Ihr Kind kann sich dann immer noch aus eigenem Antrieb zu retten versuchen.

- Geben Sie bei allen Wechselbädern der Gefühle nie die Hoffnung auf, die Lebenskrise mit Ihrem Kind zusammen zu bewältigen, so dass alle mitbetroffenen Familienangehörigen am Ende des Tunnels doch noch wieder das Licht entdecken.

- Geht Ihr Kind seinen Weg unbeirrbar bis zum bitteren Ende weiter, ohne dass Sie noch das Geringste dagegen zu tun vermögen, suchen Sie sich selbst professionelle Hilfe zur Verarbeitung des schmerzlichen Verlusts.

Der chronische Drogengebrauch von Kindern und Jugendlichen bringt für Eltern wie Geschwister in aller Regel ein Maß an seelischer Belastung mit sich, welches eigentlich über das Erträgliche hinauswächst. Ich frage Eltern in der Beratung bei jedem nächsten anstehenden Schritt zur Eindämmung der seelischen Schmerzspirale, ob sie sich diesen Schritt auch tatsächlich zutrauen, ob ihr Mutter- oder Vaterherz ihn aushalten. Das Ziel in der Arbeit mit Eltern ist vorrangig immer, die familiäre Belastung gemeinsam zu bewältigen, um wieder uneingeschränkt liebesfähig sein zu können. Kinder und Jugendliche brauchen auf diesem Weg häufig eine jahrelange, sie haltende Begleitung. Eine leidgeprüfte Mutter brachte es in einer Gruppe für Mütter und Väter Drogen gebrauchender Kinder für sich persönlich auf den Punkt: »Ein Kind lässt man doch nicht fallen.« Auch wenn die Lage noch so hoffnungslos erscheint, die Erfahrungen aus der Elternarbeit zeigen, dass sich bei Suchtmittel missbrauchenden Jugendlichen vieles auch noch nach langen Jahren des Ringens und der scheinbar vergeudeten Lebenszeit zum Positiven wendet.

So hat es ein 24-jähriger junger Mann nach 10 Jahren militanter Kifferkarriere, Rast- und Ruhelosigkeit sowie heftigsten Zerwürfnissen mit seinen Eltern zu guter Letzt geschafft, sich von heute auf morgen eine Lehrstelle zu ergattern, nachdem sein Vater jede letzte Zögerlichkeit hatte fahren lassen und ihn vor die Wahl stellte, endlich etwas zu seinem Lebensunterhalt beizutragen oder aber jegliche finanzielle Unterstützung für ihn einzustellen. Den Vater hatte die Unterstützung in einer Elterngruppe in diese Lage versetzt. Spätestens, wenn Eltern nicht mehr selbstständig weiterwissen, kommen die für sie absolut hilfreichen Elterngruppen ins Spiel. Entweder gehören sie zum Regelangebot von Drogenberatungsstellen oder sie organisieren sich selbsttätig als Elternkreise.

Gruppen für Mütter und Väter Drogen gebrauchender Kinder

Mütter und Väter von Kindern, welche über ein Experimentier-
stadium hinaus Drogen zu gebrauchen pflegen, dürfen sich
glücklich schätzen, wenn sie in ihrer Nähe eine Drogenberatungsstelle finden, zu deren Regelangeboten Elterngruppen zählen. Der einzige Fehler, den Eltern dann noch begehen können,
besteht darin, die Unterstützung durch solche Angebote nicht
in Anspruch zu nehmen.

In letzter Konsequenz weiß nur jemand, der es selbst erlebt hat,
wie es wirklich ist, mit einem Kind zu leben, das Rauschmittel
benutzt oder gar süchtig abhängig ist. Außenstehende vermögen
sich zwar »einzufühlen« oder »mitzufühlen«, teilen aber nicht
den Alltag einer durch Suchtmittel belasteten Familie.

Fragt man Eltern, ob sie der Meinung sind, ihr Kind zu kennen, werden die allermeisten diese Frage bejahen, mit der Einschränkung vielleicht, dass ihr Kind durchaus seinen eigenen
Kopf besitze. Liebevolle Eltern begleiten ihre Kinder von Geburt
an durchs Leben, fördern sie nach Kräften und sind wohlwollende Zeugen aller freudig notierten Entwicklungsfortschritte.
Umso erstaunlicher muss es dagegen anmuten, wenn so viele
Kinder und Jugendliche davon sprechen, ihre Eltern seien blind
für ihre Sorgen und Nöte. Selbst die Verwendung von Drogen
würden sie lange Zeit nicht bemerken. Das ist ein ernst zu
nehmender Hinweis darauf, dass in vielen Familien die Wahr-
nehmungs- und Beziehungsebene nicht mehr stimmig funktionieren. Schreitet ein begonnener Rauschmittelgebrauch in solchen Fällen problembehaftet fort, treffen die Veränderungen
ihres Kindes viele Eltern völlig unvorbereitet und schmerzlich.

Persönlichkeitsveränderungen während der Pubertät sind bei
heranwachsenden jungen Menschen an der Tagesordnung und
normal. Dass bestimmte Veränderungen ihrer Kinder allerdings
durch einen sich verfestigenden Missbrauch psychoaktiver Sub-

stanzen bewirkt sind, wollen viele Eltern lange Zeit nicht wahrhaben. Sie blenden verdächtige Anzeichen regelrecht aus. So
verstreicht wertvolle Zeit. Erst wenn das Verhalten ihres Kindes
ihnen immer rätselhafter wird, seine gewohnten Reaktionen
und Interessen, sein Aussehen und Auftreten, sein vertrauter
Freundeskreis sich auffällig verändern, merken die Eltern auf.
Wenn zusätzlich noch die Leistungen des Kindes in der Schule
in den Keller sacken, es sich zunehmend dem elterlichen Willen
widersetzt, abends nicht nach Hause kommt, sich an keine familiäre Regelung und Absprache mehr hält, sind Mütter und
Väter vollends alarmiert. Auf Nachfragen erhalten sie entweder
gar keine oder bestenfalls ausweichende, übellaunige Antworten. Durchkämmen die Eltern, misstrauisch geworden, das Zimmer ihres Kindes, finden sie zwar möglicherweise Indizien, die
ihren Verdacht auf Drogengebrauch zur Gewissheit werden lassen. Sie rütteln aber gleichzeitig an den letzten, noch intakten
Fundamenten einer vertrauensvollen Beziehung. Gespräche mit
den »Sorgenkindern« kommen kaum noch zustande. Wenn
doch, heißt es von ihrem Kind nur abwehrend: »Was wollt ihr
eigentlich von mir? Ich mache das doch nur ab und zu und habe alles voll im Griff.« Beunruhigte Eltern lassen sich durch solche Einschätzungen nur allzu gerne beschwichtigen. Doch ihre
berechtigten Sorgen lassen sich nicht so einfach verscheuchen.
Zwischen Vertrauen in ihr Kind und argwöhnischer Kontrolle
schwankend, werden sie in ihrem eigenen Verhalten inkonse-
quent. Möglicherweise grübeln Eltern darüber nach, was in der
Familie schief läuft, ob sie als Mutter oder Vater Fehler gemacht, sich zu wenig oder gar zu einengend um ihr Kind ge-
kümmert haben.

**Junge Menschen mit Drogengebrauch kommen jedoch in
aller Regel aus ganz normalen Familien.**

Außerdem existieren in unserer Gesellschaft so viele Einflüsse
von außen auf Kinder und Jugendliche, dass selbst die aufmerk-

samsten Eltern ihnen bisweilen nichts mehr entgegenzusetzen wissen.

Der jeder Zeit mögliche Griff eines Kindes zu psychoaktiven Stoffen kann etwas mit dem eigenen Elternverhalten zu tun haben. Es muss aber nicht zwangsläufig so sein. Mit ihrem Grübeln darüber sind die Eltern unter Umständen längere Zeit hin und her gerissen zwischen Verantwortung und Schuldgefühlen, Hilfsversuchen und ratloser Hilflosigkeit. Die Familienverhältnisse leiden. Das inkonsequente Verhalten von Müttern und Väter, die sich oft nicht mehr einig sind über die nächsten Schritte, fördert ungewollt das abweichende Verhalten ihres Kindes. Dreht sich die Spirale weiter, wird das Drogenproblem letztlich zum beherrschenden Familienthema, welches alle anderen überschattet. Es bindet alle verfügbaren Energien. Spätestens zu diesem Zeitpunkt sitzen alle Beteiligten in der Falle, aus der sie keinen Ausweg mehr sehen. Niemand fühlt sich mehr in der Lage, etwas Sinnvolles zu bewirken. Die Familienbeziehungen drehen sich zwischen Ausstoßungstendenzen und dem Bemühen, das Probleme bereitende Kind in der Familie zu halten, immer mehr im Kreis. Im Extremfall verlieren alle Familienmitglieder zusammen den Kampf gegen die süchtige Dynamik, weil die Familie gespalten wird.

Kommt Ihnen als Mutter oder Vater hiervon einiges bekannt vor? Falls ja, zögern Sie nicht länger. Denn nicht selten wenden sich erst in einer ausweglos erscheinenden Lage vorzugsweise Mütter und sehr viel seltener Väter an eine Beratungsstelle. Dort finden sie zum einen die Möglichkeit, mit professionellen Drogenberatern zu sprechen, zum anderen können sie an Elterngruppen teilnehmen, die Hilfe zur Selbsthilfe leisten. In den professionell geleiteten oder moderierten Gruppen suchen wesentlich häufiger als früher Eltern Rat, die akute Schwierigkeiten mit ihren noch minderjährigen, oft erst 11- bis 16-jährigen Söhnen oder Töchtern haben. Diese gebrauchen oftmals bereits in risikoreicher Weise Alkohol, Cannabis, Amphetamine und sonstige Rauschdrogen, mit denen sie nicht mehr ausreichend klarkommen. Als Ergebnis davon vernachlässigen sie alle anderen Interessen und Aufgaben.

Nichts ist so hilfreich für die Mütter und Väter von Drogen missbrauchenden Kindern wie der Austausch mit anderen Eltern, welche mit dem gleichen Problem ringen. Viele Mütter und Väter, Frauen und Männer zusammen verfügen über ein ungleich höheres Maß an Erfahrung als ein ratloses Elternpaar oder ein Elternteil allein. Nicht selten erwachsen aus dem lebendigen Austausch in der Gruppe Ideen, die bisher noch niemand gedacht hat und die selbst dem erfahrensten Suchtberater in seiner bisherigen Praxis noch nicht untergekommen sind. Eltern sind in der Lage, sich gegenseitig den Rücken zu stärken, wenn es sich darum dreht, den Mut zu einem Handeln aufzubringen, vor dem von Selbstzweifel gepeinigte Eltern ohne Rückhalt zurückschrecken würden. Eltern, welche ein gemeinsames Problem teilen, sind anderen Eltern gegenüber wohlwollend, ohne ihnen jedoch die Absolution für offenkundiges Fehlverhalten zu erteilen. Sie konfrontieren und bauen konstruktiven Handlungsdruck gegenüber sich zögerlich oder hilflos zeigenden Müttern und Vätern auf. Von den direkt Betroffenen wird dieses Vorgehen in der Regel ganz anders angenommen als die Handlungsempfehlungen eines einzelnen Suchtberaters, von dem verunsicherte Eltern womöglich noch irrtümlich glauben, er würde in jeder Situation persönlich alles richtig machen. Das führt leicht zu Unterlegenheitsgefühlen, welche Eltern im Handeln vollends hemmen.

So, wie Mütter und Väter hartnäckig versuchen, ihre sich im Drogengebrauch verlierenden Kinder zu halten, so sind Elterngruppen ein tragender Halt für diejenigen Mütter und Väter, die vor Verzweiflung zu zerbrechen drohen. Aus den Erfahrungen anderer Eltern vermögen sie neuen Mut und Hoffnung zu schöpfen.

Für manche Eltern lösen sich die Probleme durch den Besuch einer Elterngruppe binnen kurzer Zeit. Andere brauchen die Unterstützung über Monate oder gar Jahre hinweg, um am Ende einer düster erlebten Zeit wieder ans Licht zu kommen. Mütter wie Väter, die mit ihrem Handeln erfolgreich waren, geben wertvolle Erfahrungen gerne an andere Eltern weiter. So schreibt der Vater eines Kiffers in einem Brief an mich mit der Bitte um Weitergabe an neue Gruppenteilnehmer:

Wenn Sie wissen, dass Ihr Kind Drogen gebraucht, und Sie sind in einer Elterngruppe, dann haben Sie schon viel gewonnen auf dem Weg zu einem zufriedeneren und gesünderen Leben Ihres Kindes. Ich möchte deutlich machen, dass es viel Arbeit für mich bedeutet hat, mich der Herausforderung zu stellen, und ich bin heute der festen Überzeugung, dass sich das Problem bei uns nicht von selbst gelöst, sondern verschlimmert hätte.

Die Elterngruppe hat mich ermutigt zu handeln. Nach dem ersten Rundumschlag mit dem Einsammeln aller Bongs meines Sohnes und seiner Kifferclique sowie der Information der Eltern der engsten Freunde meines Sohnes hatte ich das Gefühl, die Jugendlichen waren sichtlich erleichtert, dass da einer gekommen ist, der zu ihnen sagte: »Halt, hier ist Schluss, jetzt übertreibt ihr entschieden.« Sie waren mit ihren 15 Jahren einfach nicht in der Lage, sich eigene Grenzen zu setzen.

Ich habe in der Zeit so viel mit meinem Sohn geredet wie noch nie. Aber ich griff ihn nie persönlich an. Ich redete auch oft darüber, dass ich Geldgier, Alkohol, Geltungssucht und die Machtsucht unserer Politiker usw. auch für gefährliche Süchte halte, die aber von der Gesellschaft akzeptiert werden. Hauptsächlich, weil die Wirtschaft daran verdient. Ich machte meinem Sohn in vielen Gesprächen deutlich, dass ich jede Form von Sucht nicht gut finde, um Freude am

Leben zu empfinden. Er akzeptierte meine Argumente, mit der Zeit. Das war harte Arbeit, die wir zwei in dem einen Jahr leisteten. Inzwischen kennt mein Sohn seine Grenzen, und das Wichtigste, er hat gelernt mit anderen Beschäftigungen Freude am Leben zu finden. Wir beide, mein Sohn mit seinem Lernprozess und ich mit meinem, sind gewachsen. Es hat sich eine andere, menschlichere Verbindung zwischen uns ergeben.

Eine Mutter bedankt sich nach der lange Jahre für aussichtslos gehaltenen Verwandlung ihres Drogen gebrauchenden Sohnes in einen verantwortungsbewussten jungen Mann mit nahezu philosophischen Worten für die genossene Unterstützung durch eine Elterngruppe:

> »Ich habe euch nicht vergessen, dafür habe ich zu viel gelernt und die Zeit mit euch war eine schöne Zeit. Eine schlechte Zeit ist eine Zeit ohne Hoffnung, nicht eine Zeit ohne Schmerz.«

Mit schöneren Worten kann ich das Kapitel für Eltern nicht schließen.

14
Das Handlungskapitel für (Nicht-)Konsumenten

Da die Arbeit mit Kindern und Jugendlichen auf einer sehr persönlichen Ebene stattfindet, wechsele ich in den folgenden Kapiteln durchgehend die Anredeform, um dich als jugendlichen Leser ganz direkt anzusprechen.

Was ist das Gemeinsame zwischen einem jugendlichen Gehirn und einem PC?

Eigentlich müsste sich jedes menschliche Gehirn mit einem Aufschrei der Empörung dagegen verwahren, mit etwas so Simplem wie einem Computer verglichen zu werden. Ich bemühe den bildhaften Vergleich trotzdem, weil er vielleicht Einfluss zu nehmen vermag auf deine Entscheidungen bezüglich des zukünftigen Gebrauchs oder Nichtgebrauchs legaler wie illegaler Rauschmittel.

Als Jugendlicher hast du zu Hause mit hoher Wahrscheinlichkeit einen Computer, mit dem du arbeitest oder spielst. Gegenüber dem schöpferischen Potenzial deines Gehirns ist dein PC eine vergleichsweise lahme Kiste, und sei sie technisch noch so hoch gerüstet. Du kennst dich sicherlich gut damit aus, wie dein Computer funktioniert. Vorausgesetzt, deine Hardware ist in technisch fehlerlosem Zustand, benötigst du ebenso fehlerfreie Software, um den PC zum Laufen zu bringen. Solange du sein Betriebssystem mit stimmigen Daten fütterst und die richtigen Befehle eingibst, wird er dir zuverlässige Dienste leisten. Fütterst du die Speicherkapazitäten deines Rechners mit schlampig programmierter Software, fehlerhaft gebrannten CDs oder gar mit absolutem Datenmüll, funktioniert er nicht mehr optimal. Gleiches gilt, wenn es Viren oder Würmern gelingt, die Schutzvorrichtungen deines PCs zu überwinden. Der Rechner bleibt hinter seinen Möglichkeiten zurück, spielt verrückt, produziert Fehlermeldungen, führt Eingabebefehle nicht mehr korrekt aus oder das Betriebssystem stürzt gar ganz ab. Laufen die Programme nicht mehr richtig, weil die Daten nicht mehr erkannt und eingelesen werden, oder bricht dir im spannendsten Augenblick dein Lieblingsspiel zusammen, weil der PC nicht mehr »richtig tickt« und kollabiert, würdest du vor Frust und Zorn am liebsten in die Tischplatte beißen, in die Mattscheibe des Monitors treten oder die komplette Kiste gleich ganz aus dem Fenster werfen. Vermutlich beschränkst du dich in solchen Fällen auf lautes Fluchen und startest durch neu eingegebene Befehle, Säuberung der Datenspeicher oder komplette Neuprogrammierung der Festplatte Rettungsversuche, um den Rechner wieder funktionstüchtig zu machen. Gelingt dir das nicht, weil die Schäden irreparabel sind oder du dich nicht gut genug mit der Materie auskennst, ist dein PC nicht mehr arbeitsfähig. In dem Fall ist Ratlosigkeit angesagt. Entweder du ziehst einen Spezialisten hinzu, der dein Gerät repariert. Oder es bringt jemand das nötige Kleingeld auf, um die defekte Kiste durch den Kauf eines neuen Computers zu ersetzen.

Worin bestehen nun die Gemeinsamkeiten mit deinem Gehirn? Falls du das Kapitel »Irrungen und Wirrungen« in diesem Buch bereits gelesen hast, kommen dir vermutlich schon erste Ideen. Hast du das Kapitel überblättert, weil dich nur die »Handlungskapitel« für Jugendliche interessiert haben, hole die Lektüre im Anschluss nach. Vermutlich kämst du nur unter äußerst außergewöhnlichen Bedingungen auf den Gedanken, die Festplatte deines Computers mit 4 Flaschen Bier, 5 Mixery, 6 Rigos oder Smirnoffs bzw. einer halben Flasche purem Wodka

zu übergießen. Wieso kannst du aber ohne weitere Bedenken
auf die Idee kommen, dein Gehirn in Alkohol zu baden?

Könntest du als Jugendlicher von außen in dein Gehirn hinein-
schauen, würdest du sehen, dass dort zurzeit eine Großbaustelle
in Betrieb ist. Du siehst es nicht, hörst es nicht, riechst es nicht,
schmeckst es nicht und spürst auch sonst überhaupt nichts davon, aber in deinem Gehirn herrscht emsiges Treiben. Da geht
jede Menge ab. Dein Gehirn wächst und verändert sich. Milliarden neuer Zellen mit schier unerschöpflicher Speicherkapazität
entstehen derzeit. Unzählige Leitungen und Netzwerke für den
potenziellen Datentransfer werden frisch verlegt. Die neu angelegten Gehirnspeicher warten darauf, mit Daten gefüttert und
programmiert zu werden. Du entscheidest mit darüber und
nimmst gehörigen Einfluss darauf, wie dein Gehirn programmiert wird und wie zuverlässig oder fehleranfällig es zukünftig
funktioniert. Durch eine bewusste Auswahl fördernder Reize
und Datenmengen lädst du die Gehirnzellen regelrecht ein, das
gesamte Betriebssystem in deinem Kopf zu optimieren. Du unterstützt damit die perfekte Vernetzung gut aufeinander abge-
stimmter Programme. Unterforderst du dein Gehirn durch geistige Schmalspurkost und körperliche Trägheit, werden seine
angelegten Möglichkeiten nur unzureichend ausgeschöpft, und
es langweilt sich mit dir, wie ein Hochleistungsrechner, welcher
nur als bessere Schreibmaschine genutzt wird. In der Folge
schaltet dein Gehirn ungenutzte Kapazitäten, Datenspeicher
und Übertragungswege ab. Sie fristen bloß noch ein kümmerli-
ches Dasein. Fütterst du dein Gehirn mit überflüssigem Datenmüll oder chaotischen Inputs, ohne ihm jemals Ruhepausen
zum Sortieren zu gönnen, steht es beständig unter Strom und
reagiert überreizt. Über Kopfweh oder sonstige Funktionsstörungen schickt es dir Fehlermeldungen seines Betriebssystems.
Jede Einseitigkeit im Leben programmiert auch dein Gehirn
nur eingeschränkt. Verbringst du Stunden vor dem Fernseher,
im Internet oder mit elektronischen Spielen, perfektioniert dein
Gehirn die dafür erforderlichen Schaltkreise. Die Gehirnfunk-

tionen, die für Gefühle und soziale Kompetenzen zuständig sind, bleiben unterfordert. Die entsprechenden Datenbanken und Übertragungswege werden nur unvollständig oder fehleranfällig angelegt. Programmierst du dein Gehirn mit gänzlich falschen Informationen, vermag es selbstverständlich nur dementsprechend fehlerhaft zu arbeiten. Vielfältige Interessen, abwechselungsreiche emotionale, kognitive, körperliche und sensorische Reize sowie ein Gleichgewicht zwischen dem fordernden Abruf von Leistung einerseits und abschaltenden Ruhephasen andererseits bedienen dein Gehirn in geeigneter Weise, um erstens seine Datenspeicher und Übertragungswege bestens anzulegen und zweitens seine lebenslange Funktion als Super-Mega-Rechner optimal zu erfüllen.

Solltest du mit Sicherheit erreichen wollen, dass dein Gehirn unzuverlässig arbeitet, anfällig wird für Fehlschaltungen, Störungsmeldungen, falsch ausgeführte Befehle, teilweisen oder umfangreichen Funktionsausfall, dann brauchst du es nur lange genug mit den Daten zu füttern, welche für derartige Fehlfunktionen prädestiniert sind. Womöglich findest du den Gedanken abwegig oder gar verrückt. Welcher vernünftige Mensch käme schon auf die Idee, seine Schaltzentrale im Kopf mit voller Absicht auf fehlerhaftes Funktionieren zu programmieren? Möglicherweise bist du ohne dein direktes Wissen darum aber schon länger dabei, exakt dieses zu bewerkstelligen.

Rauchst du Zigaretten, trinkst du Alkohol, gebrauchst du Cannabis oder sonstige illegale psychoaktive Drogen? Oder gedenkst du, irgendetwas davon in nächster Zeit zu tun? Falls ja, fütterst du dein Gehirn in jedem Falle mit Informationen und Mengen an Datenmüll, welche von deinem Dateimanager im Kopf nur unter erschwerten Umständen zu verarbeiten sind. Der Gebrauch gleich welcher Art von legalen oder illegalen Rauschmitteln greift tief in die Funktionsabläufe deines Gehirns ein. Je jünger du beim Einstieg in den Suchtmittelgebrauch bist, desto folgenschwerer können sich die Auswirkungen der Falschprogrammierung deines Gehirns in den Folgejahren bemerkbar machen. Ein Alter von 11, 12, 13, 14 oder 15 Jahren ist das für dein Gehirn denkbar ungünstigste Alter überhaupt, um psychoaktive Rauschmittel ins Spiel zu bringen. Dein Gehirn ist in voller Entwicklung begriffen. Es ist wesentlich anfälliger für die Anlage fehlprogrammierter Schaltkreise als ein älteres, weiter ausgereiftes Gehirn.

Alle psychoaktiven Drogen greifen über ihre Wirkstoffe tief in den Körper- und Hirnstoffwechsel ein. Sie beeinflussen die feinst aufeinander abgestimmten Steuerungsfunktionen im Organismus und im Gehirn, indem sie die Informationsvermittlung der körpereigenen Botenstoffe verändern. Bei regelmäßigem Gebrauch verfügen alle Rauschdrogen durch die Eigenmächtigkeit ihrer Wirkstoffe wie ihres Informationsgehalts über die Macht, selbst gegen deinen Willen als Konsument ein ganz spezifisches Suchtgedächtnis zu programmieren. Je jünger du bei der Anlage dieses Suchtgedächtnisses bist, desto schneller entwickelt das Programm eine Eigendynamik, die sich deinen willentlichen Steuerbefehlen entzieht. Es wird zu einem sich immer wieder automatisch startenden Selbstläuferprogramm, das gegen Löschung bestens abgesichert ist. Zudem funkt es in alle anderen Systemanwendungen, sprich in alle deine anderen Lebensaktivitäten, störend hinein. Ein einmal installiertes Suchtgedächtnis kann absolut bindend werden und dich psychisch lebenslänglich abhängig machen. Es braucht viel Kenntnis der süchtigen Materie und bisweilen sogar professionelle Hilfe, um das Programm zu überschreiben und seiner Eigenmächtigkeit zu berauben. Bei manchen Drogen ist die Bindungswirkung des Suchtprogramms so stark, dass alle Versuche scheitern, es aus dem Gedächtnis zu löschen. Im Extremfall wird es wie ein höchst aggressives Virus alle Lebensprogramme infizieren und so lange keine Ruhe geben, bis es andere Gedächtnisspeicher ihrer Inhalte entleert und die Funktionsfähigkeit des Gehirns zerstört hat. Der Logik folgend, steht am Ende die Selbstzerstörung.

Ein reiferes Gehirn vermag sich gegen die potenziell verheerenden Auswirkungen von Suchtstoffen erfolgreicher abzuschirmen. Mit seiner reifen Leistung auf höherem Niveau dient es dir zweifach: Zum einen kann es von sich aus recht gut mit einem kontrollierten Gebrauch bestimmter Suchtstoffe fertig werden, indem es seine durch die Wirkstoffe der Drogen aus dem Gleichgewicht gebrachte Eigensteuerung immer aufs Neue reguliert oder sogar begrenzte drogeninduzierte Erfahrungen entwicklungsfördernd verwertet. Zum anderen hat seine längere Programmierungszeit ohne Fremdeinflüsse durch die Wirkstoffe eigenmächtiger Drogen seine Funktionsfähigkeit so weit optimiert, dass es dir gewachsene Kompetenzen wie Vernunft, Risikoabwägung, Impuls- und Affektsteuerung, planvolles Verhalten sowie Reflexionsfähigkeit zur Verfügung stellen kann. Solche Lebensbewältigungsfähigkeiten versetzen dich überhaupt erst in die Lage, ergänzend diejenigen drogenspezifischen Kompetenzen auszubilden, die du brauchst, um potenzielle Suchtstoffe kontrolliert einsetzen zu können. Eine gut funktionierende Steuerzentrale verringert folglich dein Risiko, durch den Gebrauch eigenwilliger Rauschmittel vorschnell in süchtige Abhängigkeit zu entgleiten. Gegen eine regelmäßige Überschwemmung mit psychoaktiven Wirkstoffen ist allerdings auch ein reifes Erwachsenengehirn chancenlos. Irgendwann kapituliert es, speichert das süchtige Muster ab und der Film läuft.

Du allein hast es in der Hand, was du deinem Gehirn zumutest. Du kannst es achtsam und verantwortlich programmieren, so dass es dir auf Dauer gute Dienste leistet. Oder du fütterst es derart achtlos und riskant mit durch Drogenwirkstoffe übertragenen Informationen, dass seine Steuerungsprogramme darauf abgestimmt werden, nach süchtigen Gesetzmäßigkeiten abzulaufen. In dem Falle gibt es keine Möglichkeit zum problemlosen Herunterfahren und Abschalten mehr. Und es findet sich auch kein spendabler Gönner, der dir ein neues Gehirn finanzieren könnte. Falls du also, aus welchen Gründen auch immer, die Entscheidung triffst, potenziellen Suchtstoffen einen Platz in deinem Leben einzuräumen, warte damit, solange es irgend geht. Jeder suchtmittelfreie Tag in deinem Leben ist ein gewonnener Tag für die Funktionsfähigkeit deines Gehirns.

Vom »Ja« oder »Nein« oder »Weiß nicht recht« zu Suchtmitteln

Zigaretten und Alkohol auf der legalen Seite sowie Cannabis und so genannte Partydrogen auf der illegalen Seite sind ein nicht wegzudiskutierender Bestandteil im Leben vieler Jugendlicher und Erwachsener. Alle diese Substanzen sind massenhaft verbreitet. Zu härteren Drogen greift eher eine Minderheit von Rauschmittelkonsumenten.

Mit keinem Mittel der Welt vermögen wir den Gebrauch legaler wie illegaler Substanzen zu unterbinden. Realistisch ist jedoch Schadensbegrenzung durch geeignete Maßnahmen im präventiven Bereich. Prävention ist nicht bloß die Sache von Präventionsfachkräften, sondern sie ist die Angelegenheit eines jeden Mitglieds der Bevölkerung. Die ausgewiesenen Fachkräfte braucht es für den drogen- und suchtspezifischen Teil der Prävention. Die Allgemeinheit muss dafür gewonnen werden, dem präventiven Gedanken in den Köpfen aller gesellschaftlichen Akteure eine Chance zu geben.

Prävention ist Ermutigung zum Leben. In diesem Sinne verfolgt sie drogen- und suchtunspezifische Strategien, welche Menschen dazu befähigen sollen, ein möglichst hohes Maß an Fähigkeiten zur Lebensbewältigung, also allgemeine Lebenskompetenzen zu entwickeln. Doch wo psychoaktive Substanzen oder süchtige Verhaltensweisen ins Spiel kommen, weisen Prävention, Beratung und Suchttherapie zusätzlich einen hohen drogen- und suchtspezifischen Arbeitsanteil auf. Der Umgang mit Drogen und Sucht erfordert ganz bestimmte drogen- und suchtspezifische Fähigkeiten. Das betrifft erstens die Kompetenzen der Konsumenten zur Handhabung der Drogen ihrer Wahl, zweitens die menschlichen und fachlichen Kompetenzen von

Mitarbeitern des Drogen- und Suchthilfesystems sowie drittens und schlussendlich das unabdingbare Maß an Grundwissen bei betroffenen Dritten.

Für die Nutzer legaler wie illegaler Suchtmittel auf der einen Seite sowie für Eltern, Lehrer und Multiplikatoren in der sozialen Arbeit auf der anderen Seite gibt es eine Flut von Flyern, Informationsbroschüren und Veröffentlichungen, die ihre Botschaften an Jugendliche wie Erwachsene bringen. Wenig oder gar nicht erreicht werden von Botschaften zum Erwerb nötiger Kompetenzen bislang die Nichtkonsumenten von Suchtmitteln oder die noch Unentschiedenen, welche noch in der Meinungsfindung begriffen sind. An diesen Stellen existieren präventive Leerstellen. Nicht alle Jugendlichen und jungen Erwachsenen greifen zu legalen oder illegalen Suchtmitteln. Es muss sie folglich etwas Ausschlaggebendes von den anderen unterscheiden. Im primär- und sekundärpräventiven bzw. im zielgruppenorientierten Alltag beziehe ich die Kompetenzen der drogenabstinenten »peers« (Gleichaltrigen) stark in die Arbeit mit ein. Bevor ich den Gebrauchern von legalen wie illegalen Stoffen überlegenswerte Hinweise zum Umgang mit ihren Suchtmitteln an die Hand gebe, möchte ich deshalb an erster Stelle Anregungen und Bekräftigungen für entschiedene Nichtkonsumenten und für noch Unentschiedene formulieren.

Mein »Nein« zum Gebrauch von Suchtmitteln

Von der logischen Reihenfolge her wende ich mich zuerst an die Jugendlichen und jungen Erwachsenen, die aktuell ohne Suchtmittelgebrauch in ihrem Leben auskommen. Gehörst du zu ihnen? Falls ja, alle Achtung! Deine Entscheidung gegen Drogen kann eine überaus bewusste sein, weil du mit wachen Augen verfolgst, was der Gebrauch von Suchtmitteln anzurichten imstande ist. In dem Falle verfolgst du eine gezielte und konsequente Abgrenzung gegen den Gebrauch von Drogen. Oder hast du die Entscheidung, suchtmittelfrei zu leben, eher aus Unsicherheit beziehungsweise Ängstlichkeit getroffen? Persönlich keine Suchtmittel zu gebrauchen bedeutet aber in keiner Weise, dass du vom Thema nicht berührt wirst. Zumindest bist du gehalten, nach außen hin deine Einstellung gegenüber Drogen zu vertreten:

- Wenn du zu denjenigen jungen Frauen und Männern gehörst, die überzeugt sagen können: »Ich rauche nicht«, »Ich trinke keinen oder nur wenig Alkohol«, »Ich brauche keine Drogen« oder »Das will ich nicht, ich habe Besseres im Leben zu tun«, möchte ich dich in deiner Entschlossenheit bestärken.

- Wie gelingt es dir, auf legale Suchtmittel oder illegale Drogen zu verzichten? Welches sind deine persönlichen Stärken, die dich dazu befähigen? Mach dir deine Stärken bewusst. Du hast berechtigten Grund, stolz auf sie zu sein. Das ist kein hohles Gerede, sondern eine ausdrückliche Würdigung deiner Stärken. Im Alltag von Familie, Schule oder Beruf kommen berechtigter Stolz und Würdigung leider viel zu kurz.

- Ich finde es eine positive Einstellung und eine beachtliche persönliche Leistung, wenn du nicht rauchst, keinen oder nur maßvoll Alkohol trinkst und weder zu Cannabis noch zu anderen illegalen Drogen greifst. Ich fände es zudem gut, wenn du für deine innere Haltung verstärkt werben würdest.

- Sprich mit deinen Freunden darüber, weshalb du keine Rauschmittel in deinem täglichen Allerlei brauchst. Lebe ihnen selbstbewusst vor, wie du auch ohne Drogen Spaß am Leben findest und was dir Freude bereitet.

- Findest du deine distanzierte Haltung Drogen gleich welcher Art gegenüber akzeptiert, oder bedrängen dich andere, doch einfach mal etwas zu probieren? Wenn viele in deinem sozialen Umfeld rauchen, trinken oder illegale Drogen gebrauchen, du aber du selbst oder anders sein und dich von den vielen unterscheiden möchtest, darf Mitmachen kein Thema für dich sein. Du weißt schließlich: »Nur tote Fische schwimmen mit dem Strom.«

- Selbst wenn der persönliche Gebrauch illegaler Drogen kein

Thema für dich ist, profitierst du davon, wenn du dich ausreichend über Drogen, ihre Wirkungen und ihre Risiken informierst. Wenn deine Freunde merken: Du hast den Plan, können sie deine Argumente nicht einfach mit der Bemerkung abtun: »Du hast doch keine Ahnung, wovon du sprichst.«

- Suche dir noch andere Gleichaltrige, die wie du leben, ohne Drogen zu gebrauchen. Zusammen könnt ihr noch überzeugender dafür werben. Wenn andere merken, dass ihr auch ohne Drogen zusammen gut drauf seid, werden sie euch womöglich als »uncool«, als »Loser« oder »Spielverderber« titulieren wollen. Lass dich davon nicht beeindrucken. Aus ihnen spricht bloß heimlicher Neid. Die meisten rauchenden, trinkenden, kiffenden oder sonstige Drogen gebrauchenden Jugendlichen empfinden versteckten Respekt oder sogar Hochachtung vor denjenigen, die nichts von alledem tun. Zugeben dürfen sie das allerdings nur in einem geschützten Rahmen und hinter vorgehaltener Hand.

Wie helfe ich Drogen gebrauchenden Freunden?

In meinem Arbeitsalltag werde ich von Jugendlichen und jungen Erwachsenen, die selbst über keine Drogenerfahrungen verfügen, regelmäßig gefragt, was sie denn tun können, um Freunden zu helfen, die durch den Gebrauch von Rauschmitteln bereits tief in Schwierigkeiten stecken oder zu geraten drohen. In den Fragen der jungen Leute treten ganz klar die Sorgen und die Wünsche zutage, Mittel und Wege zu finden, um einen positiv verändernden Einfluss auf ihre Freunde nehmen zu können. Vielleicht geht es dir im Moment ja ähnlich? Es gibt für solche Anliegen keine Patentantworten, die mit Sicherheit zu einem Erfolg führen würden. Was es gibt und was ich dir folglich anbieten kann, sind brauchbare, leicht umzusetzende Verhaltensempfehlungen, die dich als nichtkonsumierenden Jugendlichen einerseits weiter in deiner eigenen Rolle bestärken und dich andererseits in die Lage versetzen, gegenüber Drogen benutzenden Freunden eine klare Position einzunehmen und deine Unterstützungsmöglichkeiten zu nutzen:

- Falls du Freunde hast, die zu viel Alkohol trinken oder illegale Drogen gebrauchen, und du dir Sorgen um sie machst, lass sie deine Sorge spüren. Sprich mit ihnen über dein eigenes Leben ohne Rauschmittelmissbrauch und über ihre Verwendung von Drogen. Vermeide dabei strikt moralische Wertungen und toleriere auch ihre Lebensanschauung. Bleib konsequent bei dem, was dir Sorgen bereitet, was du bei deinen Freunden an Verhaltensänderungen beobachtest und wie du dich in ihrer Gesellschaft fühlst, wenn sie betrunken sind oder unter dem Einfluss illegalisierter Substanzen stehen. Lass sie entscheiden, was sie mit deinen Rückmeldungen anfangen. Dränge sie nicht in eine Richtung, nur weil du nicht gut findest, dass sie Rauschdrogen konsumieren.
- Es ist wichtig, dass du versuchst, von dir aus den Kontakt zu halten, falls deine Freunde verstärkt zu psychoaktiven Drogen greifen. Lass dich nicht vorschnell entmutigen, wenn sie dich

mit deinen Gesprächsversuchen zurückweisen. Oft geht mit ihrem Drogengebrauch einher, dass sie von sich aus nur noch Kontakt zu Leuten wünschen, die ebenfalls Drogen benutzen. Lass dich nicht beirren und biete ihnen weiterhin deine Freundschaft an. Handelt es sich um Schulfreunde oder Arbeitskollegen, überlege mit anderen aus der Klasse oder dem vertrauten Kollegenkreis zusammen, wie ihr euch am zweckmäßigsten verhalten könnt.

- Du kannst Freunden, die durch unmäßiges Trinken oder durch illegalen Drogengebrauch erkennbar in Schwierigkeiten stecken, die Adresse der nächstgelegenen Sucht- und Drogenberatungsstelle anbieten. Du bist allerdings nicht dafür verantwortlich, ob sie dorthin gehen oder nicht. Du kannst sie sogar noch zu einem ersten Termin in einer Beratungsstelle begleiten. Falls du sie dazu bewegen kannst, ist das schon ein großer Erfolg. Der weitere Gang der Dinge liegt aber nicht in deiner Hand.

- Wenn Freunde oder Kollegen ganz abdriften, weil sie in einem unkontrollierten, schädlichen Ausmaß Drogen gleich welcher Art zu sich nehmen, ist es wahrscheinlich, dass du von dir aus keinen Kontakt mehr wünschst. Du magst traurig darüber sein, dass es so weit gekommen ist. Doch es ist völlig in Ordnung und kein Verrat an deinen Freunden, wenn du dich zurückziehst.

- Falls du von dir aus nichts mehr für deine Freunde tun kannst, akzeptiere diese Grenze. Du bist weder ihr Hüter noch für sie und ihr Handeln verantwortlich. Du kannst ihnen aber einen letzten Freundschaftsdienst erweisen, indem du entweder ihre Eltern oder eine andere erwachsene Vertrauensperson informierst. Die Erziehungsberechtigten müssen aus ihrer Verantwortung heraus die weiteren Schritte in die Wege leiten. Vergiss in dieser Situation den Ehrenkodex: »Einen Freund darf ich nicht verpfeifen.« In Fällen, in denen es um ernsthaften, schädlichen Drogengebrauch geht, ist er mehr als fehl am Platze. Schreitet die Drogenkarriere eines deiner Freunde fort, brauchst du später weder dir selbst Vor-

würfe zu machen noch dich von jemand anderem vorwurfs-
voll fragen zu lassen: »Weshalb hast du nicht rechtzeitig etwas
gesagt? Du hast doch davon gewusst.«

- Siehst du in einer bestimmten Situation mit an, wie ein
Freund wegen einer akuten Alkoholvergiftung bewusstlos
wird, fass dir ein Herz und alarmiere seine Eltern oder den
Notarzt. Kommt ein Freund unter der Wirkung illegaler Dro-
gen plötzlich auf einen der gefürchteten Trips mit schlechtem
Verlauf, führe ihn umgehend an einen ruhigen Ort. Bleibe
bei ihm und rede in ruhigem Ton auf ihn ein. Hast du den
Eindruck, dass es ihm gut tut, lege ihm zusätzlich deine
Hand auf den Arm, auf den Bauch, die Brust oder auf den
Kopf. Körperkontakt kann beruhigend wirken. Gelingt es dir
überhaupt nicht, ihn herunterzureden, dreht er weiter ab
oder gar völlig durch, verständige auch in dem Falle ohne
längeres Zögern den Notarzt.
- Erlebst du, dass auf einer Party jemand dir Unbekanntes, der
Drogen genommen hat, womöglich sogar noch in Kombination mit Alkohol, ohnmächtig wird, bleibe nicht untätig, weil
dich der Vorfall eigentlich nichts angeht. Trage Sorge, dass
die Person nicht durch Erbrochenes ersticken kann. Falls du
unsicher bist, was du tun sollst, verständige lieber früher als
später den Rettungsdienst vor Ort oder den Notarzt. Wenn es
sein muss, handele sogar gegen den Widerstand anderer An-
wesender, die ebenfalls unter Drogeneinfluss stehen. Im Extremfall ist dein Verhalten lebensrettend, weil akute Drogenin-
toxikationen (Vergiftungen) in vielen Fällen lebensbedrohlich
sind.

Dein Leben ist ein Fluss. Morgen bist du schon nicht mehr der
Gleiche wie heute. Insofern wandelt sich auch deine Einstellung
den Dingen und dem Leben gegenüber. Es ist nicht völlig ausge-
schlossen, dass sich im Laufe der Zeit auch deine Meinung gegenüber dem Konsum von Rauschmitteln verändert. Hast du
ihren Gebrauch bisher entschieden abgelehnt, kannst du dir
plötzlich vorstellen, vielleicht doch zu rauchen oder sogar ein-

mal illegale Drogen auszuprobieren. Falls du derartige Einstellungsverschiebungen bei dir registrierst und deine Lust auf das Ausprobieren spürbar ansteigt, tue es nicht, ohne deinen nächsten Schritt vorher noch einmal sorgfältig zu überdenken.

Unentschieden und Alles ist offen

Viele Kinder und Jugendliche sind unentschieden, ob sie rauchen, Alkohol trinken oder illegale Stoffe probieren wollen oder sollen. Auch die gerade erwähnten Einstellungsverschiebungen im Fluss des Lebens können die Frage immer wieder offen gestalten. Unentschieden oder unsicher zu sein und zu überlegen heißt aber noch lange nicht, in den Erstkonsum potenzieller Suchtmittel auch tatsächlich einzusteigen.

Falls du selbst in der Entscheidungsfindung steckst, bleibt die Frage an dich: Weshalb möchtest du dich dem nicht wegzudiskutierenden Risiko aussetzen, zu rauchen, Alkohol zu trinken oder die Wirkungen von eigenmächtigen psychoaktiven Drogen zu testen?

- Ist es deine persönliche Neugier auf neue Grenzerfahrungen, ist es »just for fun«, möchtest du unbedingt zu einer »Clique dazugehören« oder willst du Probleme »wegmachen«, welche deine Gedanken und Gefühle gefangen nehmen? Lüge dir bei den Gründen für deinen Einstieg in den Gebrauch legaler oder illegaler Stoffe nicht in die Tasche, sondern versuche dir selbst gegenüber mit den Antworten aufrichtig zu sein.
- Was erwartest und erhoffst du dir von den Wirkungen des Rauchens, des Trinkens oder der illegalen Droge deiner Wahl?
- Ist es tatsächlich dein freier Entschluss, Zigaretten, Alkohol oder illegale Drogen zu probieren, oder wollen eher andere, dass du dich anpasst und mit ihnen mitmachst? Lass dich von der Dynamik einer »Clique« nicht unter Druck setzen! Du hast bestimmt auch so etwas zu bieten.
- Bevor du tatsächlich den entscheidenden Schritt tust und zu Substanzen gleich welcher Art greifst, schau dich noch einmal mit wachen Augen um: Findest du diejenigen, welche schon rauchen, trinken, kiffen, Pillen und »Trips« einwerfen oder koksen, wirklich »cool«, »gut drauf« und nachahmenswert oder wirken sie eher unsicher, suchend, unreif, »verpeilt«,

»verstrahlt«, »verspult«, gelangweilt oder ohne Ziel und Plan auf dich?

- Überlege noch einmal, ob du den Griff zu Zigaretten oder Alkohol tatsächlich nötig hast und ob du dir ohne den Einsatz psychoaktiver Rauschdrogen nicht ebenfalls tolle Gefühle verschaffen kannst.
- Finde für dich persönlich heraus, wie du auch belastende Gefühle wie Unsicherheit, Langeweile, Stress, Angst, Traurigkeit, Ärger oder Wut aushalten kannst. Sie gehören ebenfalls zu deinem Leben und werden dich immer wieder phasenweise begleiten. Mit keinem Mittel der Welt kannst du sie ausschalten.
- Wenn es dich unbändig reizt, Zigaretten, Alkohol oder illegale Drogen auszuprobieren, überlege, wie lange du mit deiner Ersterfahrung noch warten kannst. Jeder drogenfreie Tag ist ein gewonnener Tag für deine altersgemäße körperliche, seelische und hirnorganische Entwicklung.
- Hast du dich nach Abwägen deiner Gründe definitiv entschieden, Zigaretten, Alkohol oder illegalen Stoffen fortan einen Platz in deinem Leben einzuräumen, möchte ich dich zumindest in der dafür erforderlichen spezifischen Suchtmittel- und Drogenkompetenz sowie einem achtsamen Umgang mit dir selbst bestärken. Sei es dir selbst wert, gut und fürsorglich mit dir und deinem Leben umzugehen, auch wenn das zunächst fremd oder gar albern für dich klingt, weil du beständig das Gefühl hast, ohnehin »immer nur die Arschkarte zu ziehen«. Hast du begonnen zu rauchen, kannst du dich jederzeit umentscheiden und mit dem Einstieg in den Ausstieg starten. Bist du wild entschlossen, Erfahrungen mit illegalen psychoaktiven Substanzen zu sammeln, lies weiter unter den Hinweisen für einen von Kompetenz getragenen, risikoreduzierten Gebrauch von Drogen. Tu dir selbst den Gefallen, sie zu beherzigen.

Wie helfe ich mir selbst? Ein Appell zur Aneignung drogen- und suchtspezifischer Mindestkompetenzen

Du hast dich entschieden, illegale psychoaktive Drogen zu konsumieren. Das ist die eine Entscheidung. Die zweite Entscheidung, die du treffen musst, ist diejenige über die Art und Weise, in der du die Drogen deiner Wahl zu dir nimmst. Du kannst das relativ sorglos und mit erhöhtem Risiko tun. Oder du eignest dir die drogenspezifischen Kompetenzen an, mit deren Hilfe du dein Konsumrisiko zwar nicht auf null zu fahren, aber zumindest aktiv zu begrenzen vermagst. Zu den unabdingbaren drogenspezifischen Kompetenzen zählen die nachstehenden grundlegenden Regeln für den Umgang mit psychoaktiven Stoffen und Konsumsituationen:

- Gebrauche Drogen grundsätzlich nur dann, wenn du dich ausreichend wohl fühlst. Schlechte Stimmungen, negative Erlebnisse oder aktuelle Probleme im Leben lassen sich durch die Einnahme von Rauschmitteln nicht aus der Welt schaffen. Allen psychoaktiven Substanzen wohnt die Tendenz inne, schlechte Stimmungen zu verstärken. Im ungünstigsten Fall schickt es dich auf einen extrem schlechten Trip (Set).
- Trage in jeder Situation, in welcher du Drogen gebrauchst, Sorge für angenehme Konsumbedingungen. Nicht jede Droge eignet sich wahllos für jede Konsumgelegenheit. Achte folglich darauf, dass das spezifische Wirkungsspektrum der Drogen deiner Wahl mit den jeweiligen Konsumsituationen zusammenpasst (Setting).
- Nimm Drogen nicht einfach nur deshalb, weil andere es ebenfalls gerade tun. Entscheide zu jeder Zeit selbst, ob du im gegebenen Moment tatsächlich Lust auf den Gebrauch von Rauschmitteln verspürst.
- Suche dir deine Gesellschaft beim Gebrauch psychoaktiver Stoffe sorgfältig aus.
- Nimm dir ausreichend Zeit für die umsichtige Dosierung der Drogen deiner Wahl. Beachte einen möglichen und erklärba-

ren verzögerten Wirkungseintritt der Substanzen und lege nicht vorschnell nach.

- Verzichte auf jeglichen Drogenmischkonsum, falls du nicht gerade auf ein unkalkulierbares Spiel mit dem Feuer scharf bist. Die Wirkungen bestimmter Drogen lassen sich nicht miteinander vereinbaren. Manche schließen sich gegenseitig sogar ausdrücklich aus. Wieder andere führen auf direktem Wege zu akuter Lebensgefahr. Informiere dich deshalb gut über die bekannten Risiken von Drogencocktails, so wie es sich für einen verantwortungsbewussten Konsumenten gehört. Oder zählst du dich etwa nicht zu ihnen?

- Stelle die Drogen deiner Wahl nicht in den Mittelpunkt deines Lebens. Leben beinhaltet bedeutend mehr, als dir Drogen zu bieten in der Lage sind.

- Sprich mit vertrauten Menschen über deine Erlebnisse unter Drogeneinfluss, sowohl die von dir als angenehm erlebten wie jene, die dir lästig oder unheimlich sind und die du nicht verstehst.

- Nimm Drogen niemals in Situationen, in welchen deine volle Konzentration gefragt ist. Gebrauche sie folglich nicht in der Schule oder am Arbeitsplatz, selbst wenn du dir dabei toll vorkommst und dich weglachen könntest, weil kein Lehrer oder Ausbilder etwas zu bemerken scheint. Auf keinen Fall wirst du unter den Wirkungen psychoaktiver Substanzen leistungsfähiger, obgleich du das subjektiv so empfinden magst. Drogen am falschen Ort zum falschen Zeitpunkt sind ein eindeutiger Beweis für mangelnde Drogenkompetenz.

- Setze dich unter den Wirkungen von Drogen unter keinen Umständen ans Steuer eines Autos, falls dir dein Führerschein lieb ist. Du gefährdest dich und andere. Vertrau dich auch als Mitfahrer niemandem am Steuer an, der unter Drogeneinfluss fahren möchte. Gehst du mit deiner Clique auf Tour und steht vorher fest, dass ihr Drogen gebrauchen werdet, bestimmt einen aus der Gruppe, der drogenfrei bleibt und alle anderen sicher nach Hause fährt.

- Bist du überzeugter und regelmäßiger Drogenkonsument,

werde nicht überheblich und höre anderen, die mit dir über deinen Drogengebrauch sprechen möchten, wenigstens noch zu.

- Beachte, dass dein größtes Risiko beim Gebrauch von Drogen in den meisten Fällen nicht einmal die Drogen an sich sind. Dein größtes Risiko bist du selbst: deine Nachlässigkeit in der Informationsbeschaffung, deine Unterschätzung der Eigenmächtigkeit von Drogen oder deine Tendenz zu maßloser Überheblichkeit und Arroganz, welche die Warnzeichen eines kritisch werdenden Drogengebrauchs systematisch ausblendet.

- Hüte dich gegenüber deiner Umwelt vor einer inneren Einstellung, die sich in so verräterischen Sätzen äußert wie: »Wenn ich wollte, könnte ich jederzeit aufhören« oder »Das ist mir doch egal« und »Du hast mir gar nichts zu sagen«. Sobald sie deinem Munde entschlüpfen, sollten alle roten Warnlampen bei dir aufleuchten. Solche unscheinbaren Äußerungen gehören unter Umständen zu den ernsthaftesten Hinweisen darauf, dass du dich durch Grandiosität und mangelnde Impulskontrolle im Drogengebrauch zu verlieren drohst.

- Reduziere deinen Freundeskreis nicht bloß auf solche Freunde, die ebenfalls Drogen gebrauchen. Halte zu deinem eigenen Schutz Kontakt zu Menschen aufrecht, die dich mögen und die selbst keine Rauschdrogen benutzen.

- Gehe täglich möglichst pfleglich und selbstfürsorglich mit dir um. Sorge unter allen Umständen dafür, dass du andere schöne Erlebnisse im Leben hast, die nichts mit dem Gebrauch psychoaktiver Stoffe zu tun haben. Versuche das insbesondere gerade dann, wenn deine Lebensumstände in der Realität wenig rosig oder sogar ausgesprochen widrig sind. Kannst du dich aktuell selbst nicht leiden, frage dich, woran das liegt. Mit dem Einsatz von Drogen änderst du an deiner Selbsteinstellung in der Regel nichts.

- Verleite andere nicht gedanken- und verantwortungslos zum gemeinsamen Gebrauch von Rauschmitteln.

- Ziehe, solange dein Drogengebrauch andauert, immer mal wieder Bilanz, ob du dadurch schon spürbare Nachteile in deinem Leben in Kauf nehmen musstest, z. B. durch Nichterreichen eines Klassenzieles, durch Schulverweis oder Schulwechsel, Lehrstellenabbruch, Arbeitsplatzverlust oder Beziehungsschwierigkeiten mit dir nahe stehenden Menschen.
- Überlege öfters, was sich in deinem Leben konkret für dich verändern würde, was du aufgeben müsstest und stattdessen gewinnen könntest, wenn du auf den Gebrauch der Drogen deiner Wahl verzichten würdest.
- Konsumiere als (junge) Frau niemals Drogen gleich welcher Art, wenn du ein Kind erwartest. Planst du eine Schwangerschaft, höre sehr frühzeitig mit dem Konsum jeglicher Suchtmittel auf.
- Dein Drogengebrauch kann genussvoll und bereichernd sein. Dein Drogengebrauch kann für dich umgekehrt aber ebenso gut zu einem ernsthaften oder gar lebensbedrohlichen Risiko werden. Niemand anderes ist letztlich für deine Entscheidungen für oder gegen den Gebrauch von Drogen verantwortlich außer dir ganz persönlich.

Wie auch immer, ich wünsche dir jedenfalls ausdrücklich, dass du die Zeit, welche du in deinem Leben mit dem Gebrauch von Drogen verbringen möchtest, relativ unbeschadet überstehst und dich nicht als Hauptdarsteller des im Anschluss an »Deine private Zwischenbilanz« beschriebenen Drogenfilmes wiederfindest.

Deine private Zwischenbilanz

Mit ungeschönten Antworten auf einige wenige Fragen kannst du eine ganz private Zwischenbilanz zu deinem aktuellen Gebrauch psychoaktiver Suchtmittel ziehen. Überdenke die Fragen und ziehe deine eigenen Schlüsse daraus.

- Hast du schon einmal oder mehrmals angestrengt und mit

mäßigem Erfolg versucht, weniger Drogen zu konsumieren oder dich ganz von den Stoffen deiner Wahl zu verabschieden?

- Hast du noch regelmäßigen Kontakt zu Freunden, die keine Drogen gebrauchen?
- Was macht dich in deinem Leben im Augenblick am ehesten zufrieden? Was fehlt dir am meisten?
- Hat sich deine Einstellung gegenüber dem Leben verändert, seitdem du zu Drogen greifst?
- Dient dir dein Drogengebrauch dazu, deine Gefühle zu regulieren?
- Nimmst du gelegentlich oder regelmäßig Drogen vor der Schule oder während der Arbeitszeit?
- Hat dich schon einmal eine Person, die es gut mit dir meint, auf deinen Drogengebrauch hin angesprochen? Falls ja, hast du deren Rückmeldungen ernsthaft bedacht oder umgehend zurückgewiesen?
- Hast du wegen deines Drogengebrauchs Ärger mit deiner Familie oder mit Freunden?
- Verspürst du als Folgen deines Umgangs mit Drogen körperliche oder geistig-seelische Nebenwirkungen, welche du nur schwer verleugnen kannst?
- Musstest du wegen deines Drogenkonsums schon einmal oder wiederholt nachteilige Konsequenzen in Kauf nehmen, z. B. gesundheitliche Probleme, Schulwechsel, Stress auf der Arbeit oder Bekanntschaft mit Polizei und Staatsanwaltschaft? Ist derzeit irgendein Verfahren gegen dich anhängig?
- Hast du wegen deines Drogengebrauchs schon einmal ein dir wichtiges Vorhaben nicht umsetzen können?
- Wie soll dein Leben bei unverändertem Drogengebrauch in einem, in fünf und in zehn Jahren aussehen?

Dein ganz privater Drogen-»Film«

Trotz unterschiedlicher persönlicher Lebensgeschichten sowie familiärer Muster, welche einen Gebrauch psychoaktiver Rauschmittel begünstigen, schälen sich aus der Arbeit mit Drogen gebrauchenden jungen Menschen sowie deren Eltern immer wieder ähnliche Drehbücher für die ablaufenden Drogen-»Filme« heraus. Die Schauplätze und Nebenrollen wechseln gelegentlich, während die Hauptdarsteller bestenfalls enge Spielräume zur persönlichen Interpretation ihrer Rolle nutzen, ansonsten jedoch im Wesentlichen der Dramaturgie eines wenig abwechslungsreichen Skripts folgen. Als Konsument psychoaktiver Drogen könnte dir die Rolle eines auf wenige Strickmuster festgelegten Hauptdarstellers unter Umständen auf den Leib geschrieben sein.

Die Handlung deines Drogen-»Films« beginnt am wahrscheinlichsten im Alter zwischen 11 und 16 Jahren. Die Vorgeschichte bis zu diesem Zeitpunkt lässt sich nur durch Rückblenden erschließen. In den ersten Szenen hast du frühe Kontakte zu potenziellen Suchtmitteln wie Zigaretten und Alkohol. Schnell gewinnt dein Film an Fahrt, und ein paar Szenen später setzt sich bereits deine Neugier durch, und du machst Erfahrungen mit Marihuana oder Haschisch, welches dir von Kollegen oder Freunden angeboten wird. Im persönlichen Alltag schlägst du dich mit ähnlichen Problemen herum wie deine Altersgenossen, doch mit dem Unterschied, dass du dich von ihnen stärker in Anspruch genommen fühlst. Vielleicht langweilst du dich auch bloß in deinem Lebensfilm und irrst etwas orientierungslos herum, weil kein hilfreicher Regisseur dir zur Seite steht, von dem du Regieanweisungen für dein Lebensskript akzeptierst. Du merkst sehr schnell, dass dir deine anfänglich noch sporadischen Erfahrungen mit Cannabis Laune machen und dir obendrein noch eine Linderung des empfundenen Lebensdrucks bescheren. Deine Probleme lösen sich zwar nicht in Luft auf, werden nicht einmal weniger, aber durch den Gebrauch von »Gras« oder »Shit« sind sie weich gespült. Du fühlst dich vorübergehend besänftigt, wie in Watte gepackt, und kiffst regelmäßiger. Vielleicht ist dir das noch nicht genug Action. Wenn Cannabis schon solche Laune macht, was geht dann erst mit Speed, Ecstasy, Koks oder magischen Pilzen ab?

Ersten heftigen Stress bekommst du, als deinen Eltern klar

wird, dass die Veränderungen, welche sie an dir als ihrem Kind wahrnehmen, mit dem Gebrauch von Drogen zusammenhängen. Der Ärger, den sie dir bereiten, mag dazu führen, dass du vorübergehend weniger oder gar keine Drogen mehr zu dir nimmst. Doch ist das vermutlich nur ein kurzes Zwischenspiel. Schnell merkst du, dass dir die lieb gewonnenen Wirkungen der Drogen deiner Wahl fehlen. Du konsumierst erneut und steigerst rasch die Häufigkeit wie die Dosis. Gleichzeitig fängst du an, dich zu tarnen, um den Argwohn deiner Eltern zu zerstreuen. Du lässt dich weniger zu Hause blicken, damit deine Eltern nicht merken sollen, wie sehr du drauf bist. Deiner ersten Lüge folgt die zweite. Du erfindest plausibel klingende Geschichten für deine Abwesenheit von zu Hause und deinen schleichend wachsenden Geldbedarf. Die Lügen potenzieren sich. Doch sie helfen nicht mehr weiter. Zu offenkundig wird dein Drogenkonsum. Du gerätst in einen Dauerclinch mit deinen Eltern, welche mit wechselnden Strategien versuchen, dir und deinem ausufernden Drogengebrauch Grenzen zu setzen. Die Auseinandersetzungen zwischen euch nehmen an Heftigkeit zu. Um dem zu entgehen, legst du über alles den Schleier deiner Drogen und schaltest auf stur. Du konsumierst jetzt nahezu täglich oder sogar mehrfach täglich. Das beschert dir ein zusätzliches Problem: Woher nimmst du das nötige Geld für deinen Stoff? Mit hoher Wahrscheinlichkeit entwendest du deinen Eltern erste kleinere Geldbeträge. Bald schreckst du selbst nicht mehr davor zurück, deine Geschwister zu bestehlen. Du vertickst CDs, Computerspiele und was dir sonst noch so in die Hände fällt. Dein moralisches Schuldkonto wächst. Da dies schwer zu ertragen ist, suchst du dein noch schlagendes soziales Gewissen zum Verstummen zu bringen. Weil dir das nicht immer gelingen mag, rastest du zunehmend aus, wenn du unter inneren Druck gerätst oder dich in Auseinandersetzungen mit deinen Eltern, Geschwistern oder Freunden unter Rechtfertigungszwang siehst. Immer weniger hast du deine Impulse unter Kontrolle. Um dein arg ramponiertes Selbstwertgefühl zu retten, trumpfst du mächtig auf: Du allein hast den Plan. Nur du weißt, wo es langgeht im Leben. Niemand anderes hat dir etwas zu sagen. Grandios wie der »King« persönlich stolzierst du durch die Welt, ziehst eine Riesenshow ab. Auf die Gefühle der Menschen, welche dir nahe stehen, nimmst du wenig Rücksicht. Du fährst alle an die Wand, machst mächtig Druck, versuchst, die Macht zu deinen Gunsten zu verschieben. Zwischendrin öffnet sich noch für Minuten, Stunden oder gar Tage ein Türchen, wo du in den Resten deiner Liebenswürdigkeit, den Bindungen an deine Familie oder in deinen Selbstzweifeln ansprechbar bist. Schlägst du die Tür wieder zu, dreht sich die Spirale weiter. Es bleibt nicht aus, dass dich die »Nichtigkeiten« des Lebens zunehmend weniger interessieren. Du arbeitest immer weniger für die Schule, versuchst dich mit möglichst wenig Aufwand durchzulavieren, riskierst durch »Freischichten« deine Lehrstelle oder deinen Job. Was zählt, sind deine Drogen, dein Abhängen und dein Fun. Dein Verhalten wirkt im Ganzen unreif, überhaupt nicht deinem Alter entsprechend. Jedem fällt es auf, bloß nicht dir selbst. Form und Ton deiner Ausdrucksweise werden unsäglich und immer häufiger der Situation gänzlich unangemessen. Es fällt schwer, dich noch zu achten oder zu respektieren. Innerlich hast du vermutlich sogar den Respekt vor dir selbst verloren, weißt dich aber selbst geschickt zu belügen. Folglich hältst du noch lange nicht inne, sondern spielst deine Rolle weiter. Handelst du dir an den wechselnden Drehorten deiner Auftritte Schwierigkeiten ein, nimmst du Zuflucht zu der scheinbar jedweden Ärger erledigenden Floskel: »Das ist mir doch egal.« Gebetsmühlenhaft wiederholst du deine Zauberformel, sobald es innerlich eng zu werden droht. Mit diesem »Fertigmacher« kannst du Jahre deines Lebens verbringen und verlieren. Irgendwann kommst du dann an den Punkt, an dem du realisierst, dass du von den meisten Altersgenossen, auf welche du früher in verächtlicher Überheblichkeit herabgeschaut hast, in allen Belangen überholt und abgehängt worden bist. Sie haben einen Platz im Leben gefunden, den du ihnen innerlich neidest. Du selbst hast die Orientierung verloren. Du weißt nicht mehr, in welchem Film du eigentlich spielst. Dein Lebensfilm droht zum

Horrorfilm zu werden, wenn dir das Geschehen gänzlich entgleitet und sich ohne dein eigenes Zutun verselbstständigt. In deinem Speed-, Ecstasy- oder sonstigen Drogenfilm startet plötzlich wie von Geisterhand ein zweiter Streifen. Der Film im Film katapultiert dich unfreiwillig ins psychotische Niemandsland. Du findest dich in Szenen und Einstellungen wieder, in welche du einfach eingesogen wirst. Das Spiel unterliegt nicht mehr deinem Einfluss. Du wirst zum Spielball fremder Mächte. Nie in deinem Leben hattest du ernsthaft daran gedacht, dass die Bilder in deinem Kopf beginnen könnten, ein derart erschreckendes Eigenleben zu führen. Du bist auf einem Drogenfilm hängen geblieben, der sich von selbst gestartet hat und der es dir verwehrt, in den Handlungsverlauf noch aus eigener Kraft gestaltend einzugreifen. Wie lange du in ihm verweilen musst, steht außerhalb deiner direkten Entscheidungsmacht. Mit etwas Glück reißt dein Psychofilm nach einiger Zeit ab und du findest dich ebenso erleichtert wie zerschlagen in deinem eigenen Lebensfilm wieder. Läuft der Film im Film allerdings unablässig weiter oder splitten sich die Szenen gar in eine Bilderflut auf, welche du in keiner Weise mehr zu begreifen vermagst, bleibst du im Extremfall auf unabsehbare Zeit in deinem eigenen »Gehirnkino« gefangen. Gleichgültig, ob mit oder ohne zusätzliche Komplikationen durch ein chaotisches Bilder-Splitting im laufenden Programm, die Rolle in deinem privaten Lebensfilm hat dir schon genug Unannehmlichkeiten beschert. Mit hoher Wahrscheinlichkeit stehst du ohne qualifizierten Schul- oder Berufsabschluss da und bist in mindestens zweifacher Hinsicht abhängig: abhängig von dem Konsum von Drogen, die dich psychisch und womöglich auch noch körperlich kontrollieren, und abhängig von der finanziellen Unterstützung durch andere, seien es deine Eltern, das Sozialamt oder sonstige Dritte. An diesem Punkt dein Leben endlich noch einmal in die eigene Regie zu nehmen, um ihm eine andere Richtung zu geben, ist zwar schwierig, aber nicht unmöglich. Das haben vor dir schon viele andere Drogengebraucher geschafft. Tust du es ihnen gleich, wirst du früher oder später kaum noch verstehen können, wie du jemals in einem so schlechten Streifen mitwirken konntest. Machst du spätestens an dieser Stelle keinen Schnitt und lässt deinen Drogenfilm weiterlaufen, erleidest du irgendwann den absoluten Filmriss. Im Extremfall reißt dein Lebensfaden gleich mit ab.

Mit unwesentlichen Nuancen läuft so oder so ähnlich die Dramaturgie in immer mehr privaten Drogen-»Filmen« ab. Kommen dir diese Filme in Teilen oder als Ganzes bekannt vor? Spielst du gar eine tragende Hauptrolle in einem solchen? Falls ja, solltest du frühzeitig genug aus der Szene raustreten und deine Rolle abgeben. Sie verspricht nicht, erfolgreich genug zu sein. Sei versichert, dass dein persönlicher Lebensfilm an nahezu jeder beliebigen Stelle einen Schnitt und eine alternative Fassung erfahren kann, wenn du als Hauptdarsteller aus eigenem Antrieb das Drehbuch umzuschreiben beginnst.

Scheiden tut weh

Sich von einem lieb gewonnenen Rauschmittel oder Suchtstoff zu trennen ist kein leichtes Unterfangen. Viele Konsumenten psychoaktiver Drogen erleben den Abschied vom Mittel ihrer Wahl nicht weniger schmerzhaft als die Trennung von einem nahe stehenden Menschen. Suchtmittel sind eigenwillige Wesen, welche sie lieben und hassen, wie Menschen aus Fleisch und Blut. Trennungsgründe gibt es viele. In jedem Falle aber verdient eine vollzogene Trennung von einem stark bindenden Suchtmittel Achtung, Respekt und ausdrückliche Würdigung. Das ist kein Spaziergang im Vorbeigehen. So, wie wir als Menschen mit tiefen Gefühlen Trennungen und Verluste von Angehörigen, Freunden und Lieben betrauernd verarbeiten müssen, müssen die Konsumenten von Rauschmitteln den Abschied von ihren (Hass-)Lieben verkraften. Trauerarbeit gelingt über das Vollziehen von Ritualen, welche den Abschied erleichtern. Ein hilfreiches Instrument zur Trennung von lieb gewonnenen Rauschdrogen ist der Abschiedsbrief. Er ist kein Allheilmittel, aber bei meinen jugendlichen Klienten, die ihren Abschied von

Cannabis oder Partydrogen bekräftigen möchten, hat sich das Ritual zigfach bewährt.

Stellvertretend für viele junge Frauen und Männer gebe ich den Abschiedsbrief eines 20-jährigen Studenten wieder, der sich nach sechs langen Jahren intensiver Beziehung zu Marihuana (Mary Jane) von seiner Liebe trennte:

Hey, Mary Jane,

seit vier Wochen haben wir jetzt keinen Kontakt mehr, und ich muss immer noch oft an dich denken und vermisse dich manchmal sehr. Irgendwie habe ich mir unseren Abschied anders vorgestellt, er kam sehr plötzlich und unangekündigt. Eigentlich gab es ja gar keinen richtigen Abschied. Wir haben uns einfach nicht mehr gesehen. Vielleicht bleibt ja deshalb das, was ich mir erhofft habe, aus, weil die Bedingung dafür eine endgültige Trennung in meinem Inneren ist, die ich nicht vollzogen habe. Schließlich mache ich mir immer noch Gedanken über ein Wiedersehen und über eine Gestaltung unserer zukünftigen Beziehung. Ich komme irgendwie einfach nicht über dich hinweg, will nicht einsehen, dass es so besser ist.

Obwohl ich mich schon so oft von dir trennen wollte! Aber wenn du dann weg warst, wollte ich nichts lieber als wieder mit dir zusammen sein. Und war es letzten Endes auch. Wir wären wohl auch jetzt wieder zusammen, wenn die Umstände nicht die wären, die sie sind. Wenn ich weiter mit dir zusammenbleibe, kracht mein Leben aus den Fugen.

Ich stelle mir gerade vor, du wärst hier und fragtest mich, was ich tun würde. Dich abweisen? Mich von dir in die Arme schließen lassen? Und dann? Würde ich die Welt um mich, meine Sorgen, meine Sehnsucht, meine Schmerzen vergessen? Oder würde ich mich schwach und elend fühlen, meinen persönlichen Kummer um den der Welt erweitern, dich am liebsten wegstoßen?

Ersteres habe ich nie bewusst von dir erwartet, und war deshalb auch nie enttäuscht … Na ja, unbewusst habe ich schon Dinge von dir gewollt, die du mir oft genug nicht geben konntest. Dann habe ich mich meistens noch fester von dir umarmen lassen, bis du mich manchmal fast erdrückt hast. Manchmal bin ich mit dir durch Märchenlandschaften gegangen und manchmal mit trockenen Tränen in den Augen durch Angst und Einsamkeit.

Früher war das irgendwie alles herzlicher. Wir waren zwar auch ständig zusammen, aber es waren noch andere da, wir haben mit ihnen zusammen gelacht und waren glücklich. Es gibt viele schöne Geschichten in meiner Erinnerung. Als du mir Musik gezeigt hast, die kein anderer hören kann, und Filme, die mit Sehen nichts mehr zu tun haben – aber mit Optik. Dafür sind andere Erinnerungen allerdings einfach zu heftig, wo du mich so draufgeschickt hast, dass ich an dir verzweifelt bin.

Irgendwie will ich trotzdem all diese Erfahrungen nicht missen, muss ich ganz ehrlich sagen. Aber ich habe den zunehmenden Eindruck, als hätte ich beim Herumhängen mit dir einfach zu viel Zeit investiert, die ich woanders gebraucht hätte.

Denn wenn du auch noch so schön bist, mit dir werde ich nicht glücklich werden und auch keine Kinder kriegen, das steht außer Frage. Und meine Familie hätte mich so manches Mal auch mehr interessieren können als du. Wenn ich es richtig sehe, hast du mir in meinem Leben auch viel vorenthalten, was ich gar nicht mehr richtig mitbekommen habe, und manche Chance versaut. Ohne dich hätte ich strotzen können vor Fähigkeiten.

Wie viel besser mein Leben ohne dich verlaufen wäre, vermag ich selber natürlich schwer zu sagen, aber es wäre zumindest anders verlaufen, wenn ich dich nicht getroffen und solchen Gefallen an dir gefunden hätte. Ich bin sehr froh, dir diesen Brief geschrieben zu haben, weil mir selbst jetzt auch einiges klarer ist. Und wahrscheinlich wird es nicht das letzte Mal sein, dass ich dir schreibe. Dafür gibt es noch zu viel zu sagen, ich bin noch nicht fertig mit dir. Aber eines ist mit klar: Ich werde mich von dir trennen. Ein Zurück darf es nicht mehr geben.«

Wie du der Zigarettenindustrie ein Schnippchen schlägst

Längst nicht alle Jugendlichen und jungen Erwachsenen greifen zu illegalen Drogen. Viele begnügen sich mit dem gewöhnlichen Gebrauch von Zigaretten, mit dem sie immer häufiger in immer jüngeren Jahren beginnen. Gleichzeitig sagen Jungen wie Mädchen, welche sehr frühzeitig zu rauchen anfangen, betont häufig: »Eigentlich möchte ich ja gar nicht rauchen.« An diesen Satz gilt es anzuknüpfen.

Falls du es als Junge oder Mädchen bis heute geschafft hast, nicht zu rauchen, gebührt dir alle Achtung. In Zeiten, in denen der Druck zu rauchen trotz der Diskussion um öffentliche Rauchverbote bei Jugendlichen nach wie vor enorm hoch ist, verdient es besondere Würdigung, dem Druck zu widerstehen. Es ist ein weiser Entschluss, sich gar nicht erst mit Zigaretten einzulassen. Bleibst du auf Dauer Nichtraucher, schlägst du damit weitere Fliegen mit einer Klappe. Du erhöhst gleichzeitig deine Chancen, weniger Alkohol zu trinken, weil sich der Nikotin- und Alkoholkonsum in zahlreichen Situationen wechselseitig anheizen. Außerdem kiffen Nichtraucher seltener oder weniger als jugendliche Zigarettenraucher. Wer wenig oder kein Cannabis gebraucht, greift auch seltener zu anderen illegalen Drogen. Nichtrauchen lohnt sich für dich also in vielerlei Hinsicht und es ist alles andere als langweilig oder uncool.

Gehörst du zu den Jungen und Mädchen, die bereits begonnen haben zu rauchen oder welche sich gar schon im Stadium des Gewohnheitsrauchens befinden, ist noch nichts verloren. Allerdings drängt die Zeit, wenn du nicht zum lebenslang süchtig rauchenden, häufig übel gelaunten Erwachsenen werden möchtest.

Die Tabakindustrie hilft dir dabei nicht. Deren einziges Ziel ist es, möglichst viel Geld mit dir zu verdienen. Deshalb versucht sie alles, dich zum Suchtraucher zu machen und dich lebenslang an sie zu binden. Dabei scheut sie selbst vor den miesesten Tricks nicht zurück. Sie verkauft dir Zigaretten, deren Suchtpotenzial sie durch Zusatzstoffe absichtsvoll steigert.

Wie hilfst du dir selbst, wenn du als jugendlicher Raucher den Wunsch verspürst, mit dem Rauchen wieder aufzuhören? In meinen Präventionsveranstaltungen spricht mich die Mehrzahl der rauchenden Jungen und Mädchen auf Tipps an, wie ihnen das Aufhören gelingen kann. Frage ich sie im Detail danach, weshalb und in welchen Situationen sie bevorzugt rauchen, antworten viele erst einmal: »Ich weiß das gar nicht so genau.« An dieser Stelle beginnt der erste Schritt des Aufhörens.

Mach dir zunächst klar, weshalb du persönlich rauchst. Vielleicht, weil alle deine Freunde rauchen und es dir schwer fällt, in der Clique dabeizustehen und nicht zu rauchen? Findest du Rauchen »cool« oder möchtest du mit einer Zigarette erwachsener wirken? Rauchst du aus Langeweile oder weil du Stress mit deinen Eltern, in der Schule oder auf deiner Lehrstelle hast? Greifst du verstärkt zu Zigaretten, wenn du ausgehst? Rauchst du gerne, weil es dir tatsächlich schmeckt oder weil du deine Befindlichkeiten über das Rauchen steuern kannst? Oder rauchst du ganz simpel bloß deswegen, weil du ein »Kamel« bist?

Wichtig, um mit dem Rauchen aufzuhören, sind gute Gründe, die so gewichtig sind, dass sie die empfundenen Vorteile des Rauchens überwiegen. Welches sind deine ganz privaten Gründe, mit dem Rauchen aufzuhören? Sagt dir dein Kopf, dass du durch das Rauchen ernsthaft krank werden kannst? Stehst du bereits jeden Morgen kotternd und hustend aus dem Bett auf? Geht dir beim Sport die Puste aus und sackt deine Kondition in den Keller? Möchtest du beim Küssen nicht mehr nach Rauch und Aschenbecher riechen? Werden dir Zigaretten zu kostspielig?

Welches auch immer deine triftigen Gründe sind, vom Raucher zum Nichtraucher zu werden, du triffst zweifelsfrei die richtige Entscheidung. Du wählst deine Unabhängigkeit, die Befreiung von der Versklavung durch ein höchst wirksames Suchtgift.

Wenn du mit dem Aufhören beginnst, mach Nägel mit Köpfen. Bleib nicht auf halbem Wege stehen, indem du dir ein Hintertürchen offen hältst. Das Rauchen bloß zu reduzieren ist zwar ein beachtlicher Fortschritt. Die Bindungswirkung des Rauchens reduziert sich dadurch aber nur unwesentlich. Dem Rückfall in alte Rauchgewohnheiten sind schnell Tür und Tor geöffnet. Weniger oder kontrollierter zu rauchen erfordert auf Dauer mehr Energie und Disziplin, als gar nicht mehr zu rauchen. Die Radikalkur, von heute auf morgen ganz auf das Rauchen zu verzichten, klingt vielleicht erschreckender. In der Realität ist sie aber die einfachste und erfolgreichste Methode, sich vom gewohnten Griff zur Zigarettenschachtel zu verabschieden.

Lege einen verbindlichen Tag fest, an dem du mit dem Rauchen aufhörst, je früher, desto besser. Jeder zusätzliche Tag des Rauchens gestaltet das Aufhören mühsamer. Nichts hindert dich, genau jetzt in diesem Moment des Lesens den unwiderruflichen Entschluss zu fassen: »Von heute an rauche ich nicht mehr.« Sag dir das innerlich immer wieder vor: »Nein, ich rauche nicht. Ich bin Nichtraucher.« Die innere Bekräftigung wirkt unterstützend in dem Moment, in welchem du dich wieder mit einer Kippe in der Hand sehen möchtest.

Stelle dich geistig-seelisch-moralisch darauf ein, dass du eine überschaubare Zeit lang mit einem machtvollen Gegner zu kämpfen hast, der sich nicht widerstandslos geschlagen gibt, den du jedoch unter allen Umständen besiegen möchtest. Überprüfe deshalb, wie stark deine Motivation ist, nicht mehr zu rauchen. Wenn du bloß halbherzig aufhören möchtest, sind deine Chancen auf Erfolg gering. Nur wenn du wirklich ernsthaft gewillt bist, das Rauchen aufzugeben, wirst du zum Nichtraucher. Eine missliebige Tatsache wird weitestgehend verkannt: Du solltest wissen, dass die Entwöhnung von Nikotin im Suchtmittelbereich zu den schwierigsten Entzügen überhaupt zählt. Deshalb kommen so viele junge wie ältere Raucher, kaum dass sie einen halbherzigen Versuch zum Nichtrauchen gestartet haben, zu dem Schluss: »Ich packe das nicht.« Mit diesem Alibi kehren sie nach dem Auftreten der ersten Entzugssymptome flugs zu ihren alten Gewohnheiten zurück. Innerhalb von Minuten sind alle guten Vorsätze ad acta gelegt.

Du meinst es ernst und hast dich ohne Wenn und Aber entschlossen, dem Rauchen Adieu zu sagen. Vernichte in dem Fall deine letzten Zigaretten nicht durch Aufrauchen. Symbolisch wirksamer ist es, wenn du die letzten Glimmstängel mit deinen Händen zerstörst, um dem Gegner »Zigarette« den Garaus zu machen. Du kannst sie wie etwas Liebgewonnenes auch vergraben, um Abschied zu nehmen. Das ist keine Magie, sondern Handeln in ritualisierter Form. Verschenke deine letzten Zigaretten nicht an Freunde. Das Übel, von dem du dich zu trennen beabsichtigst, darfst du nicht an andere weitergeben. Trenne dich zusätzlich von Begleitutensilien, die mit dem Rauchen verbunden waren. Wirf dein Feuerzeug als Akt der Befreiung weg.

Sobald du deinen löblichen Entschluss, nicht mehr zu rauchen, in die Tat umsetzt, mach allen Zweifeln von vorneherein ein Ende. Sage dir nicht: »Aufhören ist so schwer« oder »Ich bin mir nicht sicher, ob ich das schaffe«. Sage dir nur eines vor: »Ich schaffe das. 100 Prozent. Kein Zweifel.«

Informiere alle deine Freunde und Bekannten aus deiner Clique über dein Vorhaben. Fordere sie klar und bestimmt dazu auf, dich in deinem Vorhaben zu bestärken und nicht zu boykottieren, indem sie dich hänseln oder dich permanent in Versuchung führen, rückfällig zu werden. Kündige denen die Freundschaft, die Derartiges penetrant versuchen. Wahre Freunde unterstützen dich durch positive Bekräftigung. Alle werden dich beneiden, einige offen bewundern, weil du ihnen voraus bist, weil du etwas wagst und schaffst, das sie sich noch nicht zutrauen.

Es gibt auch die Möglichkeit, gemeinsame Sache mit Freunden zu machen. Jede Menge jugendliche Raucher möchten eigentlich aufhören zu rauchen, tun sich alleine aber schwer. Mit Sicherheit wirst du in deinem Freundeskreis Jungen und Mädchen finden, die gleichzeitig mit dir aufhören werden, wenn du für dein Vorhaben überzeugend wirbst. Gemeinsam seid ihr noch stärker. Für den eigenen Erfolg bleibt jedoch jeder selbst verantwortlich.

Mach dein Nichtrauchen ganz offiziell. Verleihe ihm zusätzliche Wichtigkeit, indem du einen verbindlichen Nichtrauchervertrag mit dir selbst abschließt. Ein entsprechendes Formular findest du hier im Kapitel. Deine eigenhändige Unterschrift unter den Vertrag mit dir selbst ist die erweiterte Garantie dafür, dass du die Sache ernst nimmst. Mit ihr besiegelst du deine persönliche Glaubwürdigkeit. Den Vertrag kannst du nicht brechen, ohne dass du dir eingestehen müsstest, dass deine Unterschrift nichts wert ist und du folglich nicht glaubwürdig bist. Du kannst den Vertrag wie jeden anderen rechtsverbindlichen Vertrag höchstens schriftlich kündigen. Setze dir mindestens eine Kündigungsfrist von 7 Tagen. So lange solltest du schon auf Biegen und Brechen durchzuhalten versuchen. Entsteht der Eindruck bei dir, unter unerträglichen Suchtdruck zu geraten, handele nach dem Motto »Tu etwas, und zwar sofort«. Gib dem gierigen Verlangen nach einer Zigarette gar nicht erst die Chance dich anzunagen, indem du länger darüber nachdenkst. Sobald du etwas tust und dich ablenkst, wirst du augenblicklich feststellen, wie der Suchtdruck nachlässt. Wenn du konsequent danach verfährst, braucht dich die Kündigungsfrist in deinem Vertrag nicht zu erschrecken. Sie macht Sinn, um dich noch fester an dein Vorhaben zu binden. Nach 7 plus x Tagen bist du in jedem Falle über den ersten Berg. Beabsichtigt ihr, in der Clique gemeinsam zu Nichtrauchern zu werden, bekräftigt eure Verträge wechselseitig durch eure Unterschriften als wohlwollende Zeugen.

Sobald du dein Ziel erreicht hast und zum Nichtraucher geworden bist, wirst du ein tolles Gefühl in dir finden: Gewachse-

Verbindlicher Vertrag
mit
mir selbst

Ich _____

(setze hier bitte deinen Namen ein)

erkläre mich mit diesem Vertrag ab dem

Datum _____

(setze hier bitte den von dir festgelegten Tag ein)

zum absoluten Nichtraucher.

Sobald ich unter Druck gerate, zu rauchen, verfahre ich nach dem Motto:

Tu etwas,
und zwar sofort!

Führe ich mein Vorhaben zusammen mit Freunden durch, spreche ich regelmäßig mit ihnen über meine Erfahrungen.

Der Vertrag kann nur schriftlich mit einer Kündigungsfrist von 7 Tagen aufgelöst werden.

Der Stolz darauf, Nichtraucher zu sein, ist meine Belohnung.

Mit meiner Unterschrift besiegele ich die Verbindlichkeit des Vertrages.

Ort: _____ Datum: _____

Unterschrift: _____

Zeugen: _____

nes Selbstbewusstsein mit berechtigtem Stolz auf deine vollbrachte Leistung. Genieße dieses Gefühl in vollen Zügen. Belohne dich nicht zusätzlich durch schnöden Mammon, indem du dir etwas kaufst. Eine materielle Belohnung entwertet deine großartige Leistung eher. Erstens würde sie hinderlich mit dem Auskosten des immateriellen Hochgefühls des Stolzes auf deine Person konkurrieren. Und zweitens wäre eine materielle Belohnung als Ausdruck der suchtartigen Kaufmentalität unserer Gesellschaft zu dicht an einem weiteren suchtnahen Verhalten dran.

Unterhaltsames mit Hintersinn

Wie Sie es erfolgreich vermeiden, sich selbst am geschicktesten auszutricksen!

Unser denkender Geist wie unser Unterbewusstes sind überaus erfolgreich darin, uns Überlegungen, Begründungen, Motive und Gefühle anzubieten, mit deren Einsatz wir uns selbst geschickt austricksen, wenn es darum geht, Farbe zu bekennen, wie wir es persönlich mit Suchtmittelgebrauch und suchtartigen Tätigkeiten halten.

Zeitschriften, Lebensratgeber und Broschüren über Drogen und Sucht sind voll mit Fragebögen und Psychotests, über deren Sinn und Zweck oder Tiefgang sich trefflich streiten ließe. In der Regel bietet die Beschäftigung mit ihnen zumindest einen begrenzten Unterhaltungswert. Auswahlalternativen zu erwägen und anzukreuzen, um Punkte oder Symbole zu sammeln, macht neugierig auf das nachzulesende Testergebnis. Haben wir es gut getroffen, atmen wir erfreut durch und fühlen uns in unserem Selbstwertgefühl bestätigt. Entspricht das Testergebnis nicht unseren Erwartungen, mäkeln wir entweder an dem Test herum oder zucken für einen Moment innerlich zusammen, um sogleich zur Tagesordnung überzugehen. Das Ganze bleibt in aller Regel ein unterhaltsames Zwischenspiel ohne Konsequenzen.

Einen solchen Test nach dem Motto »Mehr desselben« biete ich Ihnen als Leser gewiss nicht an. Sie wissen mittlerweile entweder oder erfahren es täglich selbst an Leib und Seele, dass Suchtmittelgebrauch oder suchtartiges Verhalten den Eigengesetzlichkeiten der süchtigen Dynamik folgen. In der Verfolgung und Durchsetzung des eigenen Suchtmittelgebrauchs sind alle Konsumenten hochgradig kompetent und erfolgreich. Soweit Sie als Leser das Spiel auf der Klaviatur von Rauschmitteln oder Suchtverhalten nicht überblicken, werden Sie unweigerlich in alle Fallen tappen, die Ihnen Ihr eigenes oder fremdes Suchtverhalten stellt. Möchten Sie sich privat oder beruflich gegen süchtige Verstrickungen impfen lassen und weitestgehend immun gegen blinde Flecken werden, müssen Sie sich selbst auf die Schliche kommen. Im Sichaustricksen in vielen Lebenslagen sind Sie vermutlich bereits erfahren genug. Sollten Sie davon genug haben, weil Sich-selbst-Austricksen oder Ausgetrickstwerden keine besonders erfolgreichen Lebenserfahrungen mit sich bringen, wenden Sie sich nachstehenden Denkanstößen zu. Nicht jeder wird sich gleichermaßen von den Fragen angesprochen fühlen. Hat jemand seiner Überzeugung nach einen ausreichenden Abstand zu Suchtmittelgebrauch oder Suchtverhalten, werden ihm die Fragen womöglich zu suchtbetont erscheinen. Nähern Sie sich den Fragen auf Ihre Weise und in Ihrem Tempo, aber nehmen Sie sich ausreichend Zeit dafür.

Betätigen Sie sich in der Orientierung an den Fragen als Ihr eigener Spurensucher, ermöglicht Ihnen das private Fährtenlesen eine Mindestannäherung an eigene Suchtstrukturen. Privat vermag deren Verständnis Sie zu unterstützen beim eigenen Einstieg in den Ausstieg aus einem möglicherweise überzogenen Gebrauch eigenmächtiger Suchtmittel; oder Ihre Kompetenz, auf Suchtmittelgebrauch im familiären Umfeld angemessener zu reagieren erfährt eine Steigerung. Beruflich werden Sie spürbar weniger anfällig für manipulative, süchtig gefärbte Beziehungsangebote Dritter. Passieren kann Ihnen mit den klarheiteröffnenden Fragen nichts, außer dass Sie eine heilsame Erkenntnis trifft.

Fragenkatalog zu Suchtmittelgebrauch, Suchtverhalten und Abhängigkeit:

1. Ist-Zustand bezüglich Stoffen, Verhalten und Gefühlen

1.1 Stoffliche Ebene

- Welchen potenziellen Suchtmitteln gewähre ich einen Platz in meinem Leben?
- Auf welche Stoffe kann ich problemlos verzichten?
- An welche Stoffe bin ich so stark gewöhnt, dass mir bereits ein vorübergehender Verzicht nicht mehr leicht fällt?
- Von welchen Stoffen fühle ich mich möglicherweise süchtig abhängig?
- Habe ich eher das Gefühl, Stoffe zu genießen, sie als gelegentliches Mittel zum Zweck zu benutzen oder sie gar regelmäßig zu missbrauchen?

1.2 Verhaltensebene

- Welches Verhalten in meinem Leben betrachte ich als lieb gewonnene Gewohnheit?
- Welches Verhalten oder welche Handlungen und Tätigkeiten haben für mich suchtartigen Charakter?
- Fühle ich mich getrieben von einem Verhalten, das ich als Zwang erlebe? Gibt es Handlungsimpulse, die mich so stark beherrschen, dass ich sie nicht mehr oder nur noch unter größter Anstrengung willentlich zu steuern vermag?

1.3 Gefühlsebene

- Welche Gefühle sind mir im Leben die wichtigsten?
- Welche Gefühle versuche ich immer wieder aufzusuchen?
- Welche Gefühle versuche ich am liebsten zu vermeiden?
- Welche Gefühle sind für mich existenziell notwendig?
- Von welchen Gefühlen fühle ich mich abhängig?

- Ist meine innerste Grundstimmung vorherrschend positiv oder negativ, eher farbig oder grau getönt?

1.4 Kognitive Begründungsebene

- Mit welchen wissentlichen und bewussten Argumenten rechtfertige ich meinen Gebrauch stofflicher Mittel oder meines suchtartigen Verhaltens?
- Welche bewussten Argumente ziehe ich heran, um vor mir selbst und anderen zu begründen, weshalb ich meinen Konsum potenzieller Suchtmittel oder die Verfolgung meines suchtartigen Verhaltens nicht aufgebe?
- Wen mache ich bevorzugt für meine Gefühle und Verhaltensweisen verantwortlich? Mich selbst oder andere Personen?

1.5 Situationen und Umstände

- In welchen Situationen greife ich bevorzugt zu den Stoffen, welchen ich einen Platz in meinem Leben einräume?
- In welchen Situationen fällt es mir schwer, auf ein bestimmtes Mittel oder Verhalten zu verzichten?
- Wie fühle ich mich, wenn ich dem Druck zum Konsum meines bevorzugten Mittels oder zur Ausübung meines suchtartigen Verhaltens nachgebe?
- Wie fühle ich mich, wenn ich dem Druck widerstehe?
- Wie steuere ich mit Hilfe meines psychoaktiven Mittels oder meines Suchtverhaltens meine Grundbefindlichkeiten und situativen Gefühle?

2. Suchtbiografie

- Gab oder gibt es stoffliche Abhängigkeit oder Suchtverhalten in meiner Herkunftsfamilie? Falls ja, bei welchem Familienmitglied?

- Was hat das in meiner Erinnerung für mich als Kind bedeutet?
- Was hat das für meine Mutter und für meinen Vater bedeutet?
- Wie hat sich das auf die Beziehungen aller Familienmitglieder untereinander und nach außen ausgewirkt?
- Wie hat mein soziales familiäres Erbe meine persönliche Einstellung gegenüber Suchtmitteln und Suchtverhalten geprägt?
- Wo lasten familiäre Verstrickungen bezüglich Suchtmittelgebrauch und Abhängigkeit auf mir, von denen ich mich gerne befreien würde?
- In welcher Weise fühle ich mich innerlich an ein bereits verstorbenes oder noch lebendes süchtig abhängiges Familienmitglied gebunden?
- Wie wurde oder wird in meiner Herkunftsfamilie generell mit Bestrebungen nach Eigenständigkeit oder mit Halten in Abhängigkeiten umgegangen?
- In welcher Weise wirkt sich mein soziales familiäres Erbe auf meine privaten wie beruflichen Beziehungen aus?

3. Aktuelle Bedürfnis-, Beziehungs- und Problemebene

- Wo bzw. in welcher Weise fühle ich mich durch den Gebrauch psychoaktiver Substanzen oder durch mein suchtartig ausgeübtes Verhalten in meinem Leben bereichert?
- Für welche tieferen Bedürfnisse ist mein Suchtmittelgebrauch oder mein Suchtverhalten kompensatorische Ersatzbefriedigung?
- Welche Probleme und Lebensthemen versuche ich durch mein Suchtverhalten abzumildern? Welchen möchte ich am liebsten ganz entfliehen?
- Wie wirkt sich mein Konsum von Suchtmitteln oder mein nichtstoffliches Suchtverhalten in meiner Paarbeziehung, auf meine Kinder, auf Freunde oder am Arbeitsplatz aus?
- Reagiere ich eher mit Nachdenklichkeit und Akzeptanz oder

mit Rechtfertigung und Ablehnung auf Rückmeldungen von außen zu meinem Gebrauch von Suchtmitteln?

- In welchen Lebensbereichen fühle ich mich so stark, kompetent und eigenständig, dass ich den Lauf der Dinge wirksam zu beeinflussen vermag?
- In welchen Lebensbereichen fühle ich mich vorzugsweise kontrolliert und fremdbestimmt?
- Wie reguliere ich persönlich den menschlichen Grundkonflikt zwischen Eigenständigkeit und Abhängigkeit? Wie finde ich mein inneres Gleichgewicht für dieses durchgängige Lebensthema?
- Welchen inneren Preis bezahle ich für die gelebte Betonung meines Bedürfnisses nach Unabhängigkeit und Autonomie? Und umgekehrt: Wie hoch ist der Preis für mein Festhalten an relativer Unselbstständigkeit und Abhängigkeit?
- Wie reagiere ich innerlich auf Wertschätzung bzw. Missachtung?
- Gehe ich Konflikte bevorzugt passiv oder aktiv an?
- Wie achtsam und selbstfürsorglich gehe ich mit mir und meinem Leben grundsätzlich um?

Falls Sie nach der gewissenhaften Prüfung obiger Fragen und Denkanstöße der Meinung sind, einen Anlass zum Reagieren zu haben, reagieren Sie. Lassen Sie sich durch nichts und niemanden davon abhalten.

Wider den tierischen Ernst –
Ein Familienversuch

Diskussionen in Familien, welche um Suchtmittelkonsum oder Suchtverhalten kreisen, verlaufen meist nur in eine Richtung: in die unerfreuliche. Vor allem Auseinandersetzungen nach dem Motto »Meine Droge, deine Droge« oder »Dein Suchtmittel und meine Antwort darauf« sind geeignet, eine verhängnisvolle Eskalationsspirale in Gang zu setzen. Die Unerfreulichkeit des Themas liegt zum einen an der Bedrohlichkeit, die es anzunehmen vermag, zum anderen an dem Grad von Verbissenheit, Sturheit und Einfallslosigkeit, mit dem in vielen Situationen um die eigene Position gekämpft wird.

Starten Sie das »Spiel« in Ihrer Familie neu oder ändern Sie die Spielregeln. Gehen Sie frühzeitig und mit einem höheren Maß an Gelassenheit ins Spiel. Sofern Suchtmittel oder Suchtverhalten noch nicht ein unerbittliches Regiment über Ihre Familie führen, versuchen Sie aus dem Ernst des Themas doch einmal ein gemeinsames Familienunternehmen zu machen. Nutzen Sie dabei einen Mechanismus, den sehr umsichtige Konsumenten potenzieller Suchtmittel wie selbstverständlich als Eigensicherung in die Beziehung zu den Stoffen ihrer Wahl eingebaut haben. Einmal im Jahr legen sie in der erklärten Absicht, Leib und Seele eine Erholungspause zu gönnen, eine mehrwöchige Konsumpause ein.

Setzen Sie sich als Familie (oder in Einrichtungen der Jugendarbeit sowie in überschaubaren Betrieben und Institutionen) zusammen und überlegen Sie gemeinsam, welchen präventiven Nutzen Sie daraus ziehen können, wenn alle Familienmitglieder für die Dauer von 6–8 Wochen auf ein Genuss- bzw. Suchtmittel, ein bestimmtes Verhalten oder eine Tätigkeit verzichten. Ziehen bei einem derartigen Unterfangen alle Familienmitglieder an einem Strang, bringt das hohen Unterhaltungswert für die Familie als Ganzes mit sich. Nahezu allen Menschen fällt auf Anhieb etwas ein, worauf sie gerne einmal versuchen würden zu verzichten: Kaffee, Zigaretten, Alkohol, Gummibärchen, Schokolade, Kiffen, Partydrogen, Fernsehen, Computerspielen, Internetsurfen, Kaufen, Herumkommandieren und vieles mehr. Der Phantasie sowie den persönlichen Vorlieben sind dabei keine Grenzen gesetzt. Manche, die augenblicklich wissen, worauf zu verzichten ihnen gut täte, können es kaum erwarten, ihren Vorsatz in die Tat umzusetzen. Andere zeigen sich eher zögerlich oder stellen entschieden fest: »Ich bin dazu noch nicht bereit.«

Erwägen Sie zunächst eine Handlungsprobe bezüglich Abstinenz von einem Mittel oder Verhalten Ihrer Wahl für sich selbst. Tragen Sie die Idee anschließend in Ihre Familie und lassen Sie das Pflänzchen dort gedeihen. Vielleicht finden einige Familienmitglieder die Idee zunächst überflüssig, albern oder gar ausgesprochen blöde. Sie mögen Sinn und Zweck nicht einsehen oder schrecken innerlich umgehend zurück vor dem Opfer, welches sie bringen müssten. Möglicherweise müssen Sie für ein solches Gemeinschaftsprojekt erst werben und Überzeugungsarbeit leisten. Genauso gut ist es möglich, dass Sie offene Türen einrennen, weil die Idee bei allen Familienangehörigen heimliche Zweifel am gewohnten Verhalten anspricht. Sie lassen sich augenblicklich auf das Unterfangen ein, weil sie sich von ihrer eigenen großen Lust auf Veränderung gelockt fühlen.

Einen Verlust einfahren kann bei einem solchen Familienversuch niemand. Alle können bloß profitieren. Außerdem bleibt ein Hintertürchen: Spätestens nach Ablauf des vereinbarten Zeitraums für den Familienversuch ist alles vorbei. Alle, die das wünschen, können weitermachen, als hätte es den Versuch nie gegeben. Wer in der Zeit indes den Kopf für Neues frei bekommen hat, kann die neu gewonnenen Erfahrungen vertiefen und ausbauen.

Jedes Mitglied in der Familie darf selbst darüber entscheiden, worauf es verzichten möchte. Sie können sich als Familie allerdings auch auf etwas Gemeinsames einigen, falls das für das Gemeinsamkeitserleben Sinn macht. Nur vor einem muss ich Sie fairerweise warnen: Sollten Sie sich als Familie darauf verständigen, für 6–8 Wochen ohne Fernseher leben zu wollen, seien Sie sich des nicht unbeträchtlichen Risikos bewusst. Eine Zeit ohne Fernsehen kann eine hochexplosive Zeit werden, die Ihre Familienbande sprengt. In manchen Familien ist das Medium Fernsehen der einzige Kitt, der die Familienmitglieder noch zusammenhält. Entfällt dieser Zeitvertreib, werden sie unter Umständen mit der harten Realität konfrontiert, dass sie sich eigentlich bereits seit längerem nichts Wichtiges mehr zu sagen haben. Dieser Realität ins Auge zu sehen böte allerdings Chancen, den unterbrochenen Dialog wieder aufzunehmen oder gänzlich neue Wege zu gehen. Familien, die Vergleichbares nicht befürchten müssen, gewinnen über eine fernsehfreie Zeit ein lohnendes Mehr an persönlichem Miteinander und Lebensqualität.

Entschließen Sie sich mit Ihrer Familie zusammen, einen zeitlich begrenzten Versuch zu wagen, auf potenzielle Suchtmittel oder auf stark gewohnheitsmäßiges bzw. suchtartiges Verhalten zu verzichten, schlage ich vor, dass alle Familienmitglieder symbolisch einen Vertrag mit sich selbst und mit der Familie abschließen. Mit ihrer Unterschrift unter den entsprechenden Vertrag besiegeln sie die Ernsthaftigkeit des Familienversuches und beugen Halbherzigkeiten vor. Nimmt jemand seine Unterschrift nicht ernst, ist das gleichbedeutend damit, dass er sich als Mensch nicht ernst genug nimmt. Das wäre in der Tat eine ernst zu gewichtende Selbsterkenntnis.

Zu verlieren gibt es bei dem Familienversuch nichts, zu gewinnen dagegen einiges: Erfahrungen mit einem verbindenden familiären Vorhaben mit Unterhaltungswert, eine Bereicherung oder zumindest Klärung der innerfamiliären Beziehungen, einen Gewinn an inneren Entscheidungsfreiheiten sowie nicht zuletzt die mögliche dauerhafte Unabhängigkeit von potenziellen Suchtmitteln oder von suchtartigem Verhalten.

Nur Mut!

Verbindlicher Vertrag
mit mir selbst und meiner Familie
für einen Familienversuch

Ich: _____

(bitte hier den Namen einsetzen)

verpflichte mich mit diesem Vertrag in der Zeit

vom: _____ bis: _____

(hier bitte den vereinbarten Zeitraum einsetzen)

auf folgendes Genuss- bzw. Suchtmittel/Verhalten zu verzichten:

_____

(hier bitte das gewählte Mittel oder Verhalten einsetzen)

Sobald ich rückfällig zu werden drohe, verfahre ich nach dem Motto:

Tu etwas,
und zwar sofort!

Über mein Erleben tausche ich mich mit meinen Familienmitgliedern aus.

Mit meiner Unterschrift besiegele ich die Verbindlichkeit des Vertrages.

Ort: _____ Datum: _____

Eigenhändige Unterschrift: _____

Unterschriften der übrigen Familienmitglieder: _____

_____

16
Frühe Einmischung tut Not – Wirksame Suchtprävention im Lebens- und Arbeitsfeld Schule

Was hat die Beschreibung eines Projektes der schulischen Suchtprävention in einem »Suchtbuch« für Familien zu suchen? Ganz klar: Eltern vermögen die schwierige Last der Drogen- und Suchtprävention in unserer Gesellschaft nicht alleine zu stemmen. Sie bedürfen der Bündnispartner, die mit ihnen gemeinsam an einem Strang ziehen. Kinder und Jugendliche verbringen einen Großteil ihrer Lebenszeit in der Schule. Je nach den Bedingungen und dem Klima, die an einer Schule herrschen, kann die Institution ein Risikofaktor für den Einstieg in den Rauschmittelgebrauch junger Menschen sein, oder sie verfährt nach der Devise: »Wir kennen die Probleme und packen sie entschieden an, also spielen wir auch konsequent die präventive Karte.«

Legale wie illegale Suchtstoffe finden sich an jeder beliebigen Straßenecke, und auf dem Gelände von unzähligen Schulen jeglichen Typs findet für immer mehr Jugendliche der Erstkontakt zu potenziellen Suchtstoffen statt. Folglich kann auch Prävention als politische wie gesamtgesellschaftliche Herausforderung nicht vor den Toren von Schulen und sozialpädagogischen Einrichtungen Halt machen. Einerseits ist institutionalisierte Prävention dabei ein Bestandteil der generellen Gesundheitserziehung, andererseits geht sie vor allem im professionellen sekundärpräventiven Bereich mit ureigenen Konzepten und Methoden, welche der Eigendynamik süchtiger Prozesse Rechnung tragen, weit über eine allgemeine Gesundheitsvorsorge hinaus.

Allerorten in unserer Republik wird händeringend nach gangbaren Wegen zur präventiven Frühintervention gesucht. Welche drogen- und suchtpräventiven Maßnahmen finden bei Jugendlichen Anklang, welche prallen an ihnen ab? Auf dem bunten und vielfältigen Markt der suchtprophylaktischen Möglichkeiten tummelt sich eine Fülle primär- wie sekundärpräventiver Maßnahmen und Projekte: teure, massenmediale Aufmerksamkeit suchende Kampagnen, welche sich leider in schöner Regelmäßigkeit als grandiose Flops entpuppen, kreative Projekte mit nachahmenswertem Modellcharakter, aufgepeppte Blender und Eintagsfliegen ohne fundierte konzeptionelle Grundlagen sowie seriöse Dauerbrenner und fachlich erprobte Langzeitmaßnahmen. Manche Projekte kommen hochtrabend und mit hohem evaluativem Aufwand daher, vermögen aber dennoch keinen sichtbaren Erfolg zu erzielen. Andere Maßnahmen blühen eher still und leise vor sich hin und entwickeln völlig selbstverständlich aus ihrer Akzeptanz heraus allseits bestätigte Langzeitwirkungen.

Von nichts kommt allerdings nichts. Wenn Ihnen als Eltern heranwachsender Kinder das Lebens- und Arbeitsfeld »Schule« als Bündnispartner in der Vorbeugung wichtig ist, sind Sie gehalten sich einzumischen. Verständigen Sie sich mit anderen Eltern und treten Sie an Schulleitungen, Schul- und Kostenträger sowie örtliche Suchtpräventionsfachstellen heran, damit Ihre Kinder von dem Genuss wirksamer präventiver Projekte profitieren können. Oft geschieht erst dann etwas, wenn von unten her Druck und Nachfrage aufgebaut und Forderungen gestellt werden. Ein präventives Projekt erster Wahl zur Frühintervention ist die Einzel-, Kleingruppen- und Familienberatung vor Ort in Schulen. Diese Art von Primär- wie Sekundärprävention ist eine der sinnvollsten und ergiebigsten Methoden, schulische Präventionsarbeit zu gestalten.

Das Angebot, welches im tragenden Grundgerüst in Form offener Sprechstunden stattfindet, ist für die Teilnehmenden vollkommen freiwillig. Es kommt ebenso unspektakulär wie unaufdringlich daher.

Eine erfolgreiche Zusammenarbeit in dieser Form existiert zwischen: der »Fachstelle für Suchtprävention« der »Aktionsgemeinschaft Drogenberatung e.V.« in Saarbrücken als durchführender Präventionsstelle sowie einigen Schulen des Stadtverbandes Saarbrücken als kooperierenden Einrichtungen. Insbesondere eine an zwei Standorten angesiedelte Erweiterte Realschule nutzt die Chancen der angebotenen Zusammenarbeit, um in den Köpfen aller Beteiligten langfristig ein suchtpräventives Klima zu schaffen und fest zu verankern. Gestartet wurde das Projekt in besagter Schule im Jahre 1999 durch so genannte Tagesseminare für alle einzelnen Klassen der Klassenstufen 7 und 8. Sie hatten die Funktion von »Türöffnern«, um die Person des Beraters bei den Schülerinnen und Schülern als »Gesicht« bekannt zu machen. Seither leistet die Schule die erforderliche organisatorische Vorarbeit zur Durchführung der regelmäßigen offenen Sprechstunden sowie aller begleitenden Maßnahmen für Eltern beziehungsweise Lehrerinnen und Lehrer. Die Organisationsarbeit in der Schule wird vorwiegend getragen von einer hauptamtlichen Sozialarbeiterin des an beiden Schulstandorten verankerten School's-in-Projektes sowie einer überdurchschnittlich engagierten Lehrerin. Sucht- und Drogenprävention ist in Theorie und Praxis der auf gute Außendarstellung bedachten Schule eine wesentliche Säule im Gesamtkonzept von »Miteinander Schule bauen«. Die Existenz von Rausch- und Suchtmitteln in unserer Gesellschaft und die daraus resultierenden Probleme im schulischen Leben werden weder verleugnet noch verniedlicht, sondern offensiv behandelt. Rechtliche Grundlagen des Projektes sind die »Richtlinien zur Suchtprävention an den Schulen des Saarlandes«. Die Schülerinnen und Schüler nehmen das ihnen zur Verfügung gestellte offene Beratungsangebot bereitwillig an. Die Erfahrungen der ersten fünf Jahre übertreffen die kühnsten Erwartungen und Prognosen. Eine für die Teilnehmenden ebenso wichtige wie unverzichtbare Sicherheit im Abhängigkeitsgefüge der Institution »Schule« ist die ihnen zugesicherte Schweigepflicht der von außen kommenden Beratungsperson, die sie von jeder noch so akzeptierten Vertrauensperson in der Schule von vorneherein unterscheidet. Hinzu kommt, dass auf keine Schülerin und keinen Schüler, die das Beratungsangebot wahrnehmen, mit dem Finger gezeigt wird. Eine Stigmatisierung der Ratsuchenden erfolgt schon alleine deswegen nicht, weil im Laufe der Zeit nahezu alle Schüler ab Klassenstufe 7 die offenen Gespräche aufsuchen. Sie finden während der normalen morgendlichen Unterrichtszeit statt. Teilnahmelisten, welche zu jedem Termin erstellt werden, gewährleisten vorab, dass die Lehrkräfte, die Schüler und natürlich die Beratungsperson genau wissen, wer wann zu welchem Termin an der Reihe ist. Die Lehrkräfte akzeptieren die befristete Abwesenheit der Ratsuchenden aus dem Unterricht problemlos und ohne Widerspruch, zumal die Beratungstermine mit schulischen Belangen exakt abgestimmt werden. Mehr noch: Sie tragen das Projekt in wachsendem Maße innerlich aktiv mit, weil sie die Erfahrung gemacht haben, dass sie als Lehrkräfte durch Entlastung davon profitieren. Lehrpersonen, welche neu an die Schule kommen, werden umgehend mit den Zielen des Projektes vertraut gemacht und wachsen in dessen Strukturen hinein. Eine solche Akzeptanz ist für die reibungslose Organisation und die erfolgreiche Durchführung des Projekts unverzichtbar. Alle Beteiligten wissen, dass die persönliche Inanspruchnahme der offenen Sprechstunden durch die Schüler nicht gleichbedeutend mit dem Eingeständnis eines eigenen Drogengebrauchs ist. Die Beratungstermine sind mit Absicht sehr offen gehalten.

Schüler kommen durchweg mit ernsthaften Anliegen in die Beratung und nicht bloß, um dem regulären Schulunterricht zu entfliehen. Die Bandbreite ihrer Fragen, Interessen, Schwierigkeiten, Sorgen und Nöte ist ein trauriger Beweis dafür, wie alleine gelassen von den Erwachsenen sich zahlreiche junge Menschen im Alltag mit ihren Problemen fühlen.

Eher wenige der jungen Leute kommen alleine in die offene Beratung. Die meisten erscheinen mit vertrauten Freundinnen und Freunden aus der Clique. Sehr häufig kommen sie zu viert oder zu fünft zu einem Gespräch. Nach dem Motto »Was ich schon immer über Drogen und Sucht wissen wollte« suchen einige von ihnen ebenso ehrliche wie sachgerechte Antworten auf ihre neugierigen Fragen. Andere beabsichtigen zu überprüfen, ob Informationen, welche sie irgendwo gelesen oder gehört haben, tatsächlich der Wahrheit entsprechen oder wie sie zu bewerten sind. Viele verleihen ihrer Unsicherheit oder gar ihren Ängsten im Umgang mit dem Thema »Drogen und Sucht« Ausdruck und wünschen sich konkrete Hilfestellungen zur Erlangung größerer Verhaltenssicherheit in bestimmten Situationen. Natürlich sind auch zahlreiche Probierer, Experimentierer und bereits gewohnheitsmäßige Rauschmittelkonsumenten unter den Ratsuchenden. In 95 Prozent der Fälle von Eigenerfahrungen mit illegalen Drogen geht es um den Gebrauch von Haschisch und Marihuana. Aber auch Amphetamine, Ecstasy, sonstige Designerdrogen, LSD sowie heimische pflanzliche und eher »exotische« ethnobotanische Rauschmittel mit ihrem breiten Wirkungsspektrum spielen eine Rolle. Bei den vielen Gesprächen um ihren eigenen Drogengebrauch zeigen die Jugendlichen eine bemerkenswerte Fähigkeit zur Ernsthaftigkeit. Sie geben sich weit weniger »cool«, wie sie es besonders als männliche Jugendliche für gewöhnlich nach außen hin für notwendig erachten. Quasi durch die Hintertür fließt auf diesem Wege sogar noch eine bedeutende geschlechtsspezifische Variable in das präventive Angebot mit ein. Die Jugendlichen sind bei weitem nicht nur an den sie faszinierenden Wirkungen psychoaktiver Rauschmittel interessiert, sondern ebenso an deren Risiken. Insbesondere das trügerische Unverletzlichkeits- und Grandiositätsgefühl des »Mir kann nichts passieren, ich habe alles im Griff« wird als absolut unterschätztes Überheblichkeitsrisiko ernsthaft überdacht. Es gibt für die Jugendlichen dabei nur eine unverzichtbare Bedingung: Die Beratungsperson muss sachlich wie menschlich als absolut glaubwürdig erlebt werden.

Wenn es nicht um illegale Substanzen geht, sind die Gesell-
schaftsdrogen Alkohol und Zigaretten die dominierenden Themen. Vor allem männliche Jugendliche geben wiederholt unum-
wunden zu, selbst der Meinung zu sein, viel zu viel Alkohol zu
trinken, insbesondere beim regelmäßigen Partyfeiern am Wochenende. Sie fragen gezielt nach realistischen Möglichkeiten,
wie sie anders als bisher mit alkoholischen Getränken und Situationen, welche zum Trinken animieren, umgehen können,
ohne sich als »Loser« zu fühlen, wenn sie aus dem gewohnten
Treiben der Clique ausbrechen. Jungen wie Mädchen gleichermaßen erhoffen sich praktisch umsetzbare und zum Erfolg führende Tipps und Strategien, wie sie sich das Rauchen wieder abgewöhnen können. Da dieses Ziel mittlerweile immer öfter ganz
oben auf der Wunschliste der Heranwachsenden steht, wird dazu im Projekt ein spezielles klassenübergreifendes Anti-Nikotin-
Programm angeboten, welches sich durch Mundpropaganda
weitergetragen reger Nachfrage erfreut. In kleinen Gruppen
können sich die teilnehmenden Schüler gegenseitig in ihrem
Vorhaben bestärken. Nebenbei hat das Programm für sie sogar
einiges an Unterhaltungswert zu bieten.

Das Programm zum Nichtrauchen ist keine medial angelegte
Kampagne, welche von oben kommt und künstlich motivierend
mit zu gewinnenden Geldpreisen wirbt. Es ist von unten aus
dem Eigeninteresse der Schüler gewachsen. Deshalb kommt es
an und zeigt unmittelbaren Erfolg. Das eigene Interesse der Teilnehmenden wird bloß methodisch durchdacht unterstützt. Wer
aufhören möchte zu rauchen, schließt je nach Wahl einen be-
fristeten oder unbefristeten verbindlichen Eigenvertrag mit sich
selbst ab. Die oft gewählte Befristung auf zunächst sechs Wochen hat sich bewährt, weil es sich um einen für Jugendliche
überschaubaren Zeitraum handelt. Zudem bleibt nach Ablauf
des Vertrages die innere Entscheidungsfreiheit, in welche Richtung es weitergehen soll. Die eigenhändige und von einer Zeu-
gin oder einem Zeugen aus der Gruppe bekräftigte Unterschrift
unter den Vertrag zum Nichtrauchen entfaltet eine weitaus größere innere Bindungswirkung als beispielsweise ein unverbindli-

cher Silvestervorsatz. Alle Mädchen und Jungen, die bisher aus freien Stücken an dem Eigenversuch teilnahmen, haben ernsthaft darum gerungen, ihren Entschluss, nicht mehr zu rauchen, durchzuziehen. Das haben nicht alle beim ersten Anlauf ohne Rückfälle geschafft. Aber ausnahmslos allen ist es gelungen, ihr Rauchen deutlich einzuschränken und die Situationen zu überdenken, in denen sie rauchen und die ihnen das Nichtrauchen erschweren. Etliche haben das Rauchen ganz aufgegeben und widmen ihre Energie bereits anderen Vorhaben. Methodisch ist ein solches Nichtraucher-»Training« leicht umsetzbar. Da es darüber hinaus überaus variabel gehandhabt werden kann, lässt es sich auch für Projektwochen in Schulen oder vergleichbare Anlässe maßschneidern.

Eines der von Schülern in der offenen Beratung am häufigsten geäußerten Anliegen ist die eindringliche Bitte um Hinweise, wie sie Freundinnen und Freunden helfen können, bei denen sie einen zu Persönlichkeitsveränderungen führenden Suchtmittelgebrauch beobachten. Ihrem Anliegen wird auf der Sachebene mit dem nötigen Basiswissen und auf der Beziehungsebene mit detaillierten Hinweisen zur Gesprächsführung entsprochen. Außerdem werden Chancen wie Grenzen solcher Hilfeversuche aufgezeigt. Großes Vertrauen wie große innere Not beweisen diejenigen Schüler, die Hilfe im Zusammenhang mit dem Suchtmittelkonsum eines engen Familienmitglieds suchen. Sind Vater oder Mutter alkoholabhängig, liegt das Problem offen. Handelt es sich dagegen um illegale Drogen gebrauchende Brüder oder Schwestern, sind die Unterstützung suchenden Jugendlichen nicht selten fassungslos darüber, dass die Eltern den Drogenkonsum eines ihrer Kinder oft lange Zeit überhaupt nicht wahrnehmen oder dass sie nicht angemessen darauf zu reagieren wissen. Wollen die Jugendlichen ihre Geschwister nicht »verpetzen«, geraten sie in heftigste innere Konflikte, wenn sie sich um deren Wohlergehen und Entwicklung sorgen. Mit diesen Jugendlichen wird intensiv über förderliche wie schädigende Loyalitätsgefühle gesprochen, damit sie eine Entscheidungsgrundlage für ihr eigenes Verhalten finden.

Bemerkenswert oft äußern die Rat suchenden Schüler Anliegen, die zunächst einmal überhaupt nichts mit Rauschmitteln
zu tun haben. Viel Unmut wird gezeigt in Bezug auf die »Schule« als System. Die nicht selten täglich erfahrene (Über-)Dosis
von Respektlosigkeit zwischen vielen Jugendlichen untereinander sowie zwischen Jugendlichen und Erwachsenen, die einen
konstruktiv-förderlichen Umgang der am schulischen Leben beteiligten Gruppen miteinander erschwert, ist geeignet, das
Selbstwertgefühl von Jugendlichen nachhaltig zu untergraben.
Gerade dies ist aber ein idealer Nährboden für den sich möglicherweise anschließenden Griff zu Suchtmitteln, welche ebenso
vorübergehende wie trügerische seelische Erleichterung bewirken können. Unterschiedlich verursachte familiäre oder persönliche Schwierigkeiten, vielfältige Ängste, verunsichernde Krankheiten, bisher verschwiegene Erfahrungen mit Gewalt und
Erpressung sowie nicht zuletzt Verlusterlebnisse und Todesfälle
nehmen die Gedanken und Gefühle der Orientierung suchenden Heranwachsenden gefangen; mithin alles Probleme, die zunächst völlig anders gelagert sind, welche sich aber zu Ursachen
eines späteren Drogengebrauchs auszuwachsen vermögen, wenn
kein Weg gefunden wird, sie erfolgreich zu bewältigen und zu
bemeistern. In solchen Fällen funktioniert die offene Sprechstunde als »Clearing«-Stelle, die zu denjenigen Einrichtungen
im sozialen Hilfesystem weiterverweist, welche für das benannte
Problem die geeignetste Unterstützung anzubieten vermögen.
»Fälle« mit dringendem Handlungsbedarf wandern mit in den
präventiven »psychosozialen« Bereich der Drogenberatung. Sofern es für den Erfolg der Arbeit angeraten erscheint, stimmen
spätestens an dieser Stelle viele Rat suchende Schüler zu, ihre
Eltern mit in die Arbeit einzubeziehen.

Bei zahlreichen Gelegenheiten nehmen die Schüler aus der
Einzel- und Gruppenberatung gemeinsam besprochene, direkt
erprobbare Verhaltensalternativen mit. Ist die Beratungsperson
von ihnen als Mensch akzeptiert, trifft sie die Themen und die
Sprache der jungen Menschen, ohne sich jedoch anzubiedern,
und wird sie als ebenso aufmerksam für die leisen Zwischentöne

im Gespräch wie fähig zur dosierten Konfrontation erlebt, fragt ein Großteil der Schüler nach Wiederholungsterminen. Insofern hat sich das Projekt zu einem absoluten Selbstläufer entwickelt. Regelmäßige Wiederholungstermine bieten die Gelegenheit, früher Besprochenes zu vertiefen sowie Verhaltensalternativen und getroffene Absprachen auf ihre Erfolge hin zu überprüfen. Das ist unmittelbare, hautnahe Projektevaluation »auf Sicht«. Es zeigt sich überraschend schnell, zu welchen Änderungen junge Menschen von sich aus in der Lage sind, wenn sie sich einerseits ernst genommen fühlen und andererseits lernen, sich selbst als Menschen mehr zu achten.

> **Wer sich einen höheren Selbstwert beimisst, geht fürsorglicher mit seinem endlichen Leben um. Verräterische Sätze mit hohem Signalcharakter wie »Das ist mir doch egal«, aus provozierender Hilflosigkeit geborene »Fertigmacher« wie »Du kannst mir gar nichts« oder Äußerungen mit selbstschädigendem Gehalt wie »An irgendwas muss ich ja doch sterben« werden deutlich seltener und weichen einem respektvolleren Umgang mit sich selbst und anderen.**

Nahezu alle Schüler, welche die offene Sprechstunde »angetestet« haben, drängen nach einer Ersterfahrung zu Wiederholungsterminen. Auf solche Weise erfahren sie eine kontinuierliche Begleitung auf ihrem Weg durch die Schuljahre. Viele berichten zufrieden oder gar zu Recht stolz auf sich selbst über gelungene Fortschritte, seien sie unspezifischen »psychosozialen« Charakters oder suchtmittelspezifischer Art durch Aufgeben oder zumindest Einschränken von Nikotin-, Alkohol-, Cannabis- und »Partydrogen«-Gebrauch. Methodisch gelangen im Hinblick auf den Gebrauch von Suchtmitteln immer häufiger die bereits erwähnten »Verträge mit sich selbst« zum Einsatz, nicht nur bei den Jugendlichen, sondern auch bei deren Eltern. Binnen weniger Wochen sind mit dieser Form schulischer Beratungsarbeit in zahlreichen Fällen sichtbare Ergebnisse zu erzielen. Nicht nur die Jugendlichen bestätigen sich untereinander die Erfolge. Auch deren Eltern sowie die Lehrer nehmen die sichtbaren Veränderungen vieler Einzelner wahr und unterstreichen, dass manches »Sorgenkind«, welches in seinem Leben bereits heftig am Schwimmen war, wieder Boden unter den Füßen erreicht hat. Unredlich wäre es, vorzugeben, dass die offene Beratung in wirklich allen Einzelfällen heilsame Effekte bewirken könnte. Bei manchen »verlorenen« Jugendlichen bleiben die Beratungsgespräche ohne sichtbare Erfolge. Die vorwiegend männlichen Jugendlichen gehen ihren »Weg nach unten« augenscheinlich unbeirrbar weiter, da sie in derart kalten und harten gesellschaftlichen Realitäten zu leben gezwungen sind, dass bloße Beratungstätigkeit diesen Bedingungen nichts wirklich Hilfreiches entgegenzusetzen vermag.

Perspektivisch ist die Einzel- und Kleingruppenberatung vor Ort jedoch fraglos eine präventive Methode erster Wahl. Ihr unschätzbarer Vorteil ist, dass sie drogen- und suchtgefährdete Kinder und Jugendliche erreicht, die von sich aus niemals einen Fuß in eine Beratungsstelle setzen würden, weil die Schwelle für sie viel zu hoch wäre.

Außerdem vernetzt und bestärkt sie die präventiv nutzbaren Ressourcen direkt an dem Ort, an welchem sie täglich gebraucht werden.

Bis heute (Stand Juli 2007) gab es über Erst-, Wiederholungs- und Folgegespräche über 5.000 Kontakte zu Schülern der Klassenstufen 7, 8, 9 und 10. Begleitet wird die Arbeit mit ihnen durch direkte Elternberatung sowie allgemeine offene Elternabende und -seminare für die Mütter und Väter aller Schüler. Für die Eltern der jeweils neuen Klassenstufe 5 werden frühzeitig primärpräventive Veranstaltungen angeboten. Zum einen wird den Müttern und Vätern bei dieser Gelegenheit das Projekt vorgestellt. Zum anderen werden sie in ihrer eigenen suchtpräventiven Vorbildfunktion angesprochen. Das ist nicht immer einfach für die Eltern, denn das Kehren vor der eigenen Haustür ist immer unbequem. Es ist eine der am häufigsten geäußerten Klagen von Kindern und Jugendlichen, dass sie sich zu Hause durch das Zigarettenrauchen von Müttern und Vätern oder Geschwistern belästigt fühlen. Die Eltern werden somit frühzeitig darauf vorbereitet, dass spätestens ab Klassenstufe 7, wenn das offene Beratungsangebot für die Jugendlichen greift, ihre Kinder mit dem Wunsch oder gar dem Kinderrecht an sie herantreten könnten, auf sie Rücksicht zu nehmen und in ihrer Gegenwart nicht zu rauchen. Da der Appell an die elterliche Erwachsenenverantwortung zwar klar, aber in wertschätzender und humorvoller Atmosphäre erfolgt und die Eltern überdies konkrete Hinweise darauf erhalten, wie sie im Alltag »kleine präventive Brötchen backen« können, gehen sie in der Regel von einem solchen Elternabend bereichert und nachdenklich nach Hause. Eltern, welche trotz aller präventiven Bemühungen Schwierigkeiten mit Drogen gebrauchenden Söhnen oder Töchtern bekommen, werden unmittelbar in die gut funktionierenden Elterngruppen der Drogenberatungsstelle eingebunden, was sie als überaus hilfreich erleben.

Auch die Lehrkräfte der Schule bleiben nicht außen vor. Die präventiven Maßnahmen für sie umfassen pädagogische Tage, Teamberatungen, Fachkonferenzen, persönliche Beratungen mit Supervisionscharakter und »Klimapflege«. Letztlich sollen möglichst viele Lehrpersonen in die Lage versetzt werden, auf der Sach- wie Beziehungsebene rechtzeitig, kompetent und angemessen zu reagieren. Ergänzend nimmt daher eine ganze Reihe von Lehrern besagter Schule an dem vom Lions-Club gesponserten Life-Skills-Programm »Erwachsen Werden« teil. Der regelmäßige Einsatz dieses Programms in den Klassengemeinschaften fördert mannigfaltige soziale Lernprozesse. Die Präventionsstelle sichert die begleitende Praxisberatung und Supervision. Auch an dieser Stelle funktioniert folglich die Verzahnung der Ressourcen und Kompetenzen.

Im Teststadium befindet sich ein Projektbaustein, in welchem Sportlehrer im Unterricht ganz gezielt mit ausgewählten »Spielen« und »Wahrnehmungsübungen« arbeiten, die nichtstofflichen Verhaltensüchten, insbesondere chronifizierten Ess-Störungen, vorbeugen sollen. So greift in diesem schulischen Präventionsprojekt ein Puzzlestein in den anderen. Eine Idee befördert die nächste, und trotzdem bleibt der Aufwand überschaubar, wenn er sich auf zunehmend mehr Schultern verteilt. Das Gesamtbild des präventiven Puzzles zeigt Erfolg. Das Projekt steht auf soliden konzeptionellen Grundlagen, ist organisch gewachsen und in sich schlüssig. Wie alle sozialen Maßnahmen ist es jedoch nicht zum Nulltarif zu haben, sondern muss finanziert werden. Rechnet man jedoch die möglichen langfristigen Folgekosten gegen, die entstehen, wenn sich das »süchtige Virus« ungehindert ausbreitet und viele »Kinder in den Brunnen gefallen sind«, so ist es unter finanztechnischen Gesichtspunkten geradezu lächerlich billig.

Da das Projekt »Einzel-, Kleingruppen- und Familienberatung« vor Ort in der Schule wohltuende Früchte trägt, ist nicht beabsichtigt, die Arbeit in absehbarer Zeit einzustellen. Im Gegenteil: Für beide Kooperationspartner ist das Projekt auf Langfristigkeit und Kontinuität angelegt. Diese präventiven Eckpfeiler garantieren seine Wirksamkeit. Die Nachahmung des Projekts an den Schulen Ihrer Kinder schadet mit Sicherheit nicht.

Ein Schluss, der kein Ende ist

»Um klar zu sehen,
genügt oft ein Wechsel der Blickrichtung.«
(Antoine de Saint Exupéry)

Einen Schlusspunkt dieses Buches kann es genau genommen gar nicht geben, bestenfalls ein Nachwort. Das Thema »Drogen und Sucht« gewährt uns kein gefälliges Ende. Es wird uns mit seiner ihm innewohnenden Dynamik erhalten bleiben und uns als individuelles, familiäres, institutionelles und gesellschaftspolitisches Problem ohne Pause, geschweige denn Unterlass vor neue, drängende Herausforderungen stellen.

Wir haben als junge wie erwachsene Menschen hierzulande die Wahl, die Entscheidungsfreiheit und gelegentlich auch die Qual, unser Leben möglichst erfüllend und sinnvoll zu gestalten, es achtlos verstreichen zu lassen oder es gar mehr oder weniger bewusst wegzuwerfen. Dabei bleibt uns nichts anderes, als im Hier und Heute zu leben und uns mit unseren menschlichen, geistig-seelischen und lebenspraktischen Möglichkeiten zu sehen. »Gedankenvirtuosen« mögen solche Worte zu unbefriedigend erscheinen. Doch »große Entwürfe« für eine andere, wünschenswerte Realität verhindern nicht selten die sinnhafte Ausfüllung dessen, was gerade im Augenblick möglich ist. Die Hoffnung auf ein zukünftiges besseres Leben im Morgen bedingt in der Gegenwart ein Leben in einem illusionären, trügerischen oder verzehrend sehnsüchtigen Wartezustand. Den Blick dagegen immer wieder nach hinten zu richten und die eigene Vergangenheit zu recyceln hält in derselben gebunden und behindert dadurch unsere Gestaltungskräfte für das Leben im Heute. Wir haben nichts Besseres zu erwarten, außer unserer persönlichen Entwicklung in ein anderes Heute. Wie sich unser

Lebensprozess gestaltet, hängt davon ab, was wir gezielt dafür tun, wie wir als soziale Wesen in bereichernde zwischenmenschliche Beziehungen und soziale Netzwerke eingebunden sind und in welcher Weise wir die sich uns bietenden Lebenschancen ergreifen und nutzen.

Suchtmittel bzw. Rauschdrogen sind wenig geeignet, uns bei der Wahrnehmung und Realisierung von Lebenschancen tatkräftig zu unterstützen. Eigenmächtige psychoaktive Drogen vermögen im günstigsten Falle für kurze Augenblicke den inneren Blick auf eine unbekannte Welt jenseits unserer vertrauten Realität zu eröffnen. Geschieht das im Dienste unserer geistig-seelischen Weiterentwicklung, vermögen wir von derart visionären Drogenreisen eine Erfahrung, eine Einsicht oder eine veränderte Perspektive in unsere alltägliche Lebensrealität hinüberzuretten. Mit dem genussvollen Einsatz beherrschbarer Rauschmittel können wir auf durchaus angenehme oder lustvolle Weise eine Spanne Zeit verbringen, um die bisweilen graue Realität mit einigen Farbtupfern zu versehen. Meistens vergeuden wir mit einem profanen oder gar problembeladenen Drogengebrauch jedoch schlicht und ergreifend kostbare Lebenszeit. Im ungünstigsten Falle schneiden wir uns durch den selbstzerstörerischen Missbrauch potenter Rauschdrogen den Lebensfaden ganz ab. In keinem Falle erweist sich der gewohnheitsmäßige Gebrauch psychoaktiver Substanzen als ein gangbarer Weg in eine bessere Zukunft unserer realen Alltagswelt mit ihren allzeit wechselnden Herausforderungen an unsere Lebensbewältigungsstrategien. Der Realität, in der wir leben, vermögen wir nicht zu entkommen, solange wir atmen und leben. Uns selbst nehmen wir überallhin mit, gleichgültig, wohin wir uns bewegen oder tragen lassen. Suchtmittelmissbrauch oder Suchtverhalten lenken unsere Schritte auch niemals ins lebendige, reif und verantwortlich gestaltete Leben hinein. Viel eher ziehen sie die charakteristischen Schrittfolgen nach sich, welche bewirken, dass die Lebensgestaltungskräfte blockiert und eingefroren werden. Über den suchttypischen Prozess der Verengung der Lebensführung wird der Weg aus dem Leben heraus angetreten.

Wir haben als junge wie erwachsene Menschen die Wahl und manchmal die Qual, welchen Platz wir Stoffen und Verhaltensformen mit Abhängigkeitspotenzial in unserem Leben einräumen.

Kehren wir zum Abschluss noch einmal an den Anfang zurück: Lesen Sie ein zweites Mal die Einstiegsübung »Meine Position zu Drogen und Sucht«, mit der Sie in die Lektüre des Buches gestartet sind. Das innere Polaroidbild, welches Sie gegen Ende der Übung von sich selbst angefertigt haben, tragen Sie noch in der Erinnerung. Rufen Sie das Bild vor Ihr geistiges Auge. Anschließend wiederholen Sie bitte die Übung. Regulieren Sie in einem zweiten Anlauf Ihre Nähe beziehungsweise Distanz zu »Sucht und Drogen«, und nehmen Sie mit Ihrem Körper eine Haltung ein, die Ihrer inneren Haltung zum Thema am ehesten entspricht. Was drückt Ihre Körpersprache bei der Wiederholung der Einstiegsübung aus? Sind die Bilder, Einstellungen, Positionen und Blickwinkel zu »Sucht und Drogen« identisch oder stellen Sie Unterschiede fest? Welche Wandlungen haben sich im Zuge der Lektüre des »SuchtBuches« vollzogen beziehungsweise welche Veränderungen beabsichtigen Sie in näherer Zukunft zu tätigen?

Nichts muss so bleiben, wie es ist. Es sei denn, es ist so gut und stimmig für das Leben, dass es keines Wechsels der Blickrichtung und keiner Weiterentwicklung oder Verbesserung bedürfte.

Kontaktadresse des Autors:
Helmut Kuntz
Fachstelle für Suchtprävention
Saargemünderstraße 76
D – 66119 Saarbrücken

Tel.: 0681/98541-17

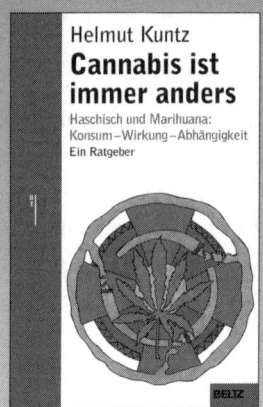
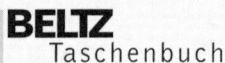